0~18세 성장과
학습의 포인트

59가지
아동 청소년 질환

×

130종
성장발육 문제. 전면 예방 치료 대책

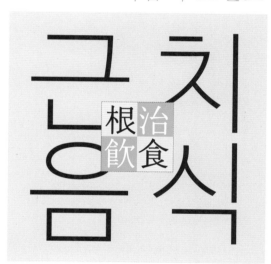

根治
飲食

그치
느식
음

赖宇凡 著
劉麗雅 송현호 翻譯

근치음식

0~18세 성장과 학습의 포인트 식육편

첫째판 1쇄 인쇄 | 2021년 4월 1일
첫째판 1쇄 발행 | 2021년 4월 9일

지 은 이   Sara LYE (賴宇凡)
옮 긴 이   劉麗雅 宋賢鎬
발 행 인   장주연
출 판 기 획   임경수
책 임 편 집   김수경
편집디자인   최정미
표지디자인   김재욱
제 작 담 당   이순호
발 행 처   군자출판사
          등록 제4-139호(1991. 6. 24)
          본사 (10881) 파주출판단지 경기도 파주시 회동길 338(서패동 474-1)
          전화 (031) 943-1888   팩스 (031) 955-9545
          홈페이지 | www.koonja.co.kr

ISBN 979-11-5955-687-6

정가 18,000원

저자 소개

Sara LYE(賴宇凡) 타이완에서 태어났으며 원래 정신건강 업무에 종사하다가 자연의학 분야로 전환하여 미국에서 2,000명분인 자연의학 영양치료사가 되었다. 미국 NTA 인증 자연의학 영양치료사.

캘리포니아대 결혼과 가족문제 상담사 및 학교 심리상담사 이중 마스터, 미국 풀브라이트 펠로우, 중국 화동사범대의 특별 심리상담교사 및 강사, 심리상담사를 맡는 동안 심리적·정서적 문제가 음식과 밀접한 관련이 있음을 발견하였다.

『너의 정서적 경계선을 지켜라』, 『근치음식은 당신을 만성병에서 벗어나게 합니다』 등이 출간될 때마다 보커라이, 청핀, 금석당 서점의 베스트셀러 순위에 올랐고, 2015, 2016, 2017년 3년 연속 보커라이 (대만 최대 온라인 서점) 선정 올해의 중국어 베스트셀러 작가.

유튜브 단편 비디오에 623만 관객 돌파.

역자 소개

劉麗雅 타이완에서 태어나 1982년 서울대 대학원 국어국문학과에 입학하여 석사학위를 받고 한국학 중앙연구원 한국학 대학원에서 박사학위를 받았다. 충남대학교 중어중문학과 교수와 명지대학교 중어중문학과 교수를 역임했다.

宋賢鎬 1980년 서울대 대학원 국어국문학과에 입학하여 석, 박사학위를 받고 아주대 국어국문학과 교수로 재직하면서 인문대학장, 인문과학연구소장, 학생처장, 절강대, 서울대, 연변대, 중앙민족대 교환교수, 한국 인문학 회장, 한국 현대소설 학회장, 한국학 진흥사업 위원장을 역임했다.

현재는 남부대 석좌교수로 재직하고 있다.

역자 서문

『근치음식 당신을 만성질환에서 벗어나게 합니다 』를 번역하면서 늦게나마 음식조합의 중요성을 깨닫게 되어 다행스럽게 생각했습니다. 그 책의 교정 작업을 하고 있을 때 군자출판사의 임경수 선생이『근치음식 0~18세 성장과 학습의 포인트 식육편』을 보내왔습니다. 알레르기, 천식, 위장병을 앓던 몸이 약한 소년 소덕이 근치음식으로 건강을 되찾고 대만의 명문 高雄高(가오슝고)와 臺灣大(타이완대학)에 진학한 사례는 교육열이 높은 한국의 학부모들에게 큰 도움을 될 것이라고 확신했습니다.

아이가 학교에서 공부에 전념하고, 어려운 일들을 인내력으로 이겨내려면 풍부한 영양과 평온한 에너지가 무엇보다도 중요합니다. 아이의 건강과 학습의 포인트는 음식에 있습니다. 소덕은 행운아였습니다. 그에게 균형 잡힌 식사와 좋은 지방을 먹이기로 한 엄마가 있었습니다. 소덕의 사례담은 아이들을 키우는 부모들에게는 희소식이 아닐 수 없습니다. 이 책은 갓난아이로부터 청소년들에게 아주 유용한 책입니다. 자신이 직접 상담한 0~18세 아이들의 사례를 통해 그들에게 어떻게 먹일 것인가와 그들의 병이 음식의 불균형과 어떤 관계가 있는가에 대해 상세히 설명하고 自然医学(자연의학)에 바탕을 두어 처방까지 하고 있습니다.

아이의 몸에는 자가 치유 능력이 있습니다. 아이들은 본질적으로 약하지 않습니다. 그러나 어른들의 연약함이 아이들의 자가 치유 능력을 믿지 못하여 몸의 작동을 막았습니다. 아이들이 아픈 것은 연약한 것이 아니고 어떤 것이 부족한지 알려주는 신호입니다. 아이가 잘 먹고, 잘 자고, 햇빛을 충분히 받고, 물을 충분히 마시고, 스트레스를 푸는 방법을 안다면, 아이는 병을 이겨내고 자연적으로 치유될 수 있습니다.

　작가는 각각의 증상에 따른 최신 연구들을 통해 아이들의 부족한 부분들을 지원하여, 몸이 자가 치유 능력을 작동시킬 수 있는 길을 안내하고 있습니다. 질병의 이면에 있는 원인을 밝히고 새로운 치료 경로를 안내해 주고 있습니다. 작가는 자연에서, 천연 음식으로, 균형잡힌 식사를 할 것을 강조하고 있습니다. 사람들은 잘못 먹어서 병이 납니다. 이 책의 처방에 따라 누구나 쉽게, 바로 실천하여 개선할 수 있습니다.

　'약보다는 잘 먹는 게 좋고, 잘 먹는 것보다는 마음 편한 게 좋다(藥補不如食補 食補不如心補, 약보불여식보 식보불여심보)'는 옛 사람들의 지혜는, 어느 시대에나 적용됩니다. 만병의 근원은 마음에 있습니다. 작가는 심리학자이면서 영양의학자입니다. 근치음식을 통해 치료도 하고 예방도 할 수 있습니다. 자신의 건강을 스스로 지킬 수 있는 간편한 방법입니다.

　좋은 책을 한국의 독자들에게 소개할 수 있도록 협조해 준 군자출판사의 장주연 사장님과 임경수 선생님 그리고 편집 작업을 해준 분들께 이 자리를 빌려서 감사 드립니다.

2021. 1.

劉麗雅 宋賢鎬

저자 서문

아이의 몸을 믿는다

당신의 아이는 결코 약하지 않습니다. 아이의 몸에 내장된 자가 치유 능력은 아주 경이롭습니다. 당신은 그것을 믿어야만 합니다. 저는 예전에 미국의 학교에서 심리상담사로 일했습니다. 개인 클리닉에서 가장 심각한 우울증 환자들이 모두 채식자임을 발견하고 나서야 자연의학 분야로 관심을 돌렸습니다. 학교 상담사로 있으면서 가장 크게 깨달은 것은 아이들이 어떤 어려움을 겪더라도 극복할 수 있는 무한한 잠재력을 지니고 있다는 사실입니다. 아이의 몸에 내재되어 있는 자가 치유 능력 또한 놀랍습니다.

하지만 우리는 종종 아이가 이겨낼 수 있다고 생각하지 않습니다. 우리는 그것을 믿지 않기 때문에, 여러 가지 수단을 써서 자가 치유 과정을 차단시켰습니다. 원래 아이의 몸은 저절로 극복할 수 있고, 자가 치유 후 더 강해집니다. 하지만 치유과정이 차단되고 나서, 몸은 이러한 어려운 기능을 단련할 기회가 없어지기 때문에, 외부의 적을 물리치는 방법을 모를수록 점점 더 약해지게 됩니다. 이것은 아이의 본질이 약해서가 아니라, 아이에게 충분한 연습의 기회를 주지 않았기 때문에 약해 보이는 것입니다. 학교에서 여러 해 동안 상담사로 일하면서, 나는 약한 아이를 본 적이 없고, 약한 어른만 보았습니다. 어른의 연약함 때문에 아이의 자가 치유 능력을 믿지 못하고, 항상 지나치게 개입해 아이들의 몸의 작동을 막았습니다.

　아이가 아프다는 것이 당신의 아이가 연약하다는 것을 알려주는 것은 아닙니다. 아이가 아픈 것은, 아이의 환경에 무엇인가 부족한 것을 알려주는 것입니다. 만약 아이의 환경이 맞아서, 잘 먹고, 잘 자고, 햇빛을 충분히 받고, 물을 충분히 마시고, 스트레스를 푸는 방법을 안다면, 아이는 일시적으로 아프더라도 이겨내고 치유될 수 있습니다.

　심리학에서 영양학으로 바꿀 때 자연 의학의 길을 택한 것은, 자연 의학이 천연 음식을 '약'으로 삼아 몸의 자가 치유 능력을 일깨워주는 것을 알았기 때문입니다. 천연 원소로 지원하는 것은, 몸이 아플 때, 그것이 부족한 것은 화학 원소가 아니라, 포괄적인 영양 생화학 지원이 부족하기 때문입니다. 부족하기 때문에 증상이 있습니다. 이 증상들은 우리에게 아이가 필요한 것을 완벽하게 보충하도록 도와줄 것을 일깨워줍니다.

　그러므로 이 책은 각각 다른 증상에 따라, 최신 연구를 통해 그 배후의 결핍을 분석합니다. 그런 후에 가장 자연스럽고 근본적인 방법으로 아이의 부족한 것을 지원하고, 몸의 자가 치유 능력을 작동시키는 데 필요한 힘을 키워주고, 아이가 이길 수 있도록 도와줍니다.

　예를 들어, 최신 연구에서 빈혈이 철분 결핍만큼 간단한 것이 아니라는 것을 발견했습니다. 철분 보충은 종종 더 심각한 철분 결핍을 유발합니다. 종종 철이 부족한 것은 아이가 철분을 소화할 수 없고, 흡수하지 못하기 때문이었습니다. 이때 아이에게 정말 필요한 지원은 철을 보충하는 것이 아닙니다. 아이에게 정말 필요한 지원은 소화입니다.

또 다른 예로 최신 연구에 의하면, 음식 알레르기는 알레르기 항원에 의해 발생하지만 알레르기의 근본 원인은 실제로 장루에서 비롯됩니다. 따라서 맹목적으로 아이들의 음식에서 알레르기 항원을 제거하면, 근본적인 치료는 불가능합니다. 알레르기를 치료하려면 장의 치료부터 해야 합니다.

다시 예를 들자면, 우리는 지금 오줌이 사실 무균이 아니라는 것을 알고 있습니다. 요로 감염은 종종 자체 균종의 생태계 불균형에 의해 발생합니다. 끊임없는 살균이 도움이 되지 않고, 균종 생태의 균형을 유지해야 반복적인 염증을 종식시킬 수 있습니다. 치아에서 충치가 생기는 것은 단지 세균이 너무 많이 번식해서가 아니라, 림프 조절이 부실하여 치아의 작은 구멍을 통해 균이 상아질 세관에 침입하여 충치를 만든다는 사실을 알게 되었습니다. 그래서 필사적으로 양치질을 하거나 살균 구강제를 사용해도 충치를 막지 못하는 경우가 많습니다. 새로운 연구는 질병의 이면에 있는 원인을 밝히고 우리에게 새로운 치료 경로를 안내해 주었습니다.

이 책은 편집자가 원고를 마감하려 할 때까지, 나는 여전히 여기저기를 고치고 있어서, 편집자를 매우 난처하게 만들었습니다. 처음에는 연구를 반복 확인하고 싶었기 때문이라고 생각했죠. 나중에 나는 펜을 내려놓기가 아쉽다는 것을 알게 되었습니다. 이 책은, 저의 열 번째 책이며, 글쓰기 생리 주제의 마지막 책이기도 합니다. 최근 10년 동안 독자와 어깨를 나란히 하고 있습니다. 나는 다행히 모두의 치유 과정에 참여할 수 있도록 초대되었습니다. 균형 잡힌 식사를 완전한 '근치 음식법'으로 발전시켰습니다.

　나는 몇몇 가정의 아이들을 초등학교부터 대학까지 지켜보았습니다. 나의 독자들과의 이 감정의 연결고리가 원고를 좀처럼 마무리하지 못한 가장 중요한 이유라고 생각합니다.

　만약 당신이 지금 근치음식 가족으로 가입했다면 진심으로 환영합니다. 이 책의 마지막 페이지를 닫았을 때 아이가 사실 강하다는 것을 믿어주셨으면 합니다.

　나는 모든 아이들의 자가 치유 능력이 더욱 강해지기고, 엄마 아빠들이 아이의 성장을 제대로 즐길 수 있기를 바랍니다.

차례

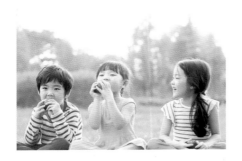

PART 1 아이는 어떻게 먹어야 할까?

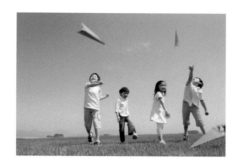

PART 2 아이의 이 병들은 어떻게 생기나?
어떻게 개선해야 하나?

아이는 어떻게 먹어야 할까?

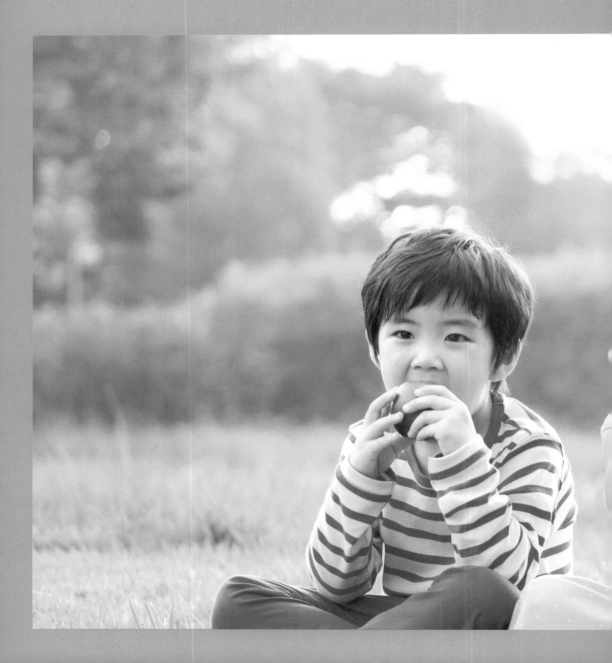

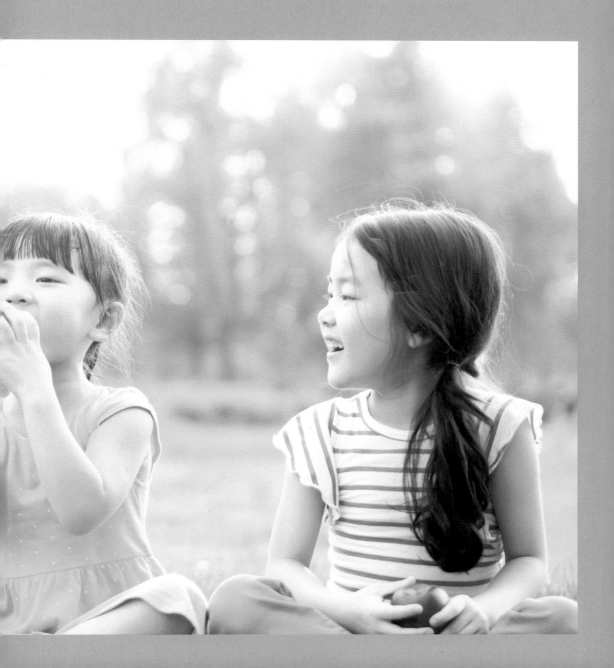

아이가 젖을 뗀 후 부모로서 아이를 어떻게 가르칠 것인가에 대한 관심 외에 가장 큰 고민거리는 도대체 무엇을 먹여야 건강하고 즐겁게 성장할 수 있을까 입니다.

왜 우리는 아이들의 음식 때문에 이렇게 골머리를 앓고 있을까요? 그것은, 아이가 자랄 때, 뇌와 사지, 각종 장기 발달의 원료가 전부 음식으로부터 나오기 때문입니다. 따라서 자녀에게 적합한 음식을 선택하면 성장에 필요한 에너지와 영양이 됩니다. 하지만 잘못 먹으면 병이 날 수 있습니다.

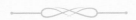

1 음식을 잘못 배합하면 아무리 잘 먹어도 영양가를 얻지 못한다

대부분의 학부모들은 아이에게 최선을 다하기 위해, 먹는 것이 유기농 음식인지? 농약이 들어 있지 않은지? 화학성분이 많지 않은지? 등에 신경을 많이 씁니다.

음식에 영양이 있어야 아이가 영양을 얻을 수 있습니다. 그러나 아이들이 영양을 얻으려면, 우선적인 조건은 음식 조합이 정확해야 합니다. 음식 조합이 부정확하면 오히려 영양이 빠져나갈 수 있습니다.

예를 들어, 이것은 흰죽에 肉鬆(로우쏭. 돼지, 소 등의 살코기를 가공하여 분말 또는 풀솜 모양으로 만든 식품) 고기가루를 곁들인 한 유치원의 오후간식입니다.

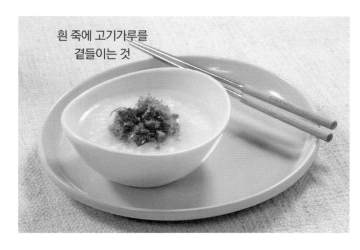

흰 죽에 고기가루를 곁들이는 것

흰죽에 고기가루를 곁들이는 것은 설탕에 설탕을 넣는 것과 같습니다. 밖에서 파는 고기가루는 대부분 설탕이 들어 있다는 것을 잊지 마세요. (이것은 재작성을 위한 의미도입니다. 泰坦 촬영)

비록 이 흰죽을 유기농 쌀로 끓이고, 로우쏭을 좋은 고기로 만든다고 해도 이 식사를 하고 나면, 아이들은 여전히 흡수되는 영향보다는 유실되는 영양이 더 많습니다. 왜 그럴까요?

그것은 흰밥 한 그릇에 이렇게 많은 천연 당분이 들어있기 때문입니다.

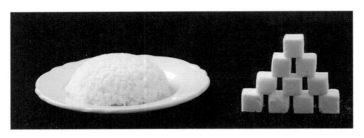

밥 46g, 설탕 함유량 = 각설탕 10개(작가 제공)

만약 그 식사가 충분한 지방과 단백질(고기, 달걀 또는 식물성 단백질)이 없다면, 이 당분들은 빠르게 분해되어 몸에 흡수됩니다. 설탕이 빠르게 아이의 몸에 들어가면, 처음에는 아이의 기분이 아주 좋을 수도 있고, 매우 흥분될 수도 있습니다. 그러나 설탕이 너무 많으면 몸에 해롭습니다. 그래서 몸은 설탕을 다른 원소들과 결합해야만 혈액을 떠날 수 있는데, 이 원소들이 바로 영양입니다. 음식 조합이 잘못되면 한 끼 식사로 영양이 덜 흡수될 뿐 아니라 오히려 더 많이 빠져나가는 이유가 여기에 있습니다.

또 다른 학교의 채식일 메뉴를 살펴봅시다. 귀리밥 + 두부피조림(soy stewed tofu skin) + 토마토소스 콩주머니 + 청강채 + 토란 수프(taro sago)

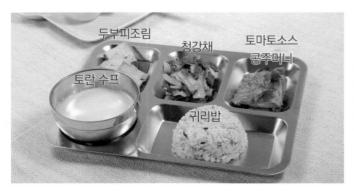

두부피조림 청강채 토마토소스 콩주머니 토란 수프 귀리밥

한 학교의 채식일 메뉴 : 귀리밥+두부피조림(soy stewed tofu skin)+토마토소스 콩주머니+청강채+토란 수프. 이 중 두부피와 콩주머니만 겨우 식물성 단백질이 조금 있지만 가공식품입니다. 귀리밥과 토란 수프는 모두 고당분입니다.(이것은 재작성을 위한 의미도 있습니다. 泰坦 촬영)

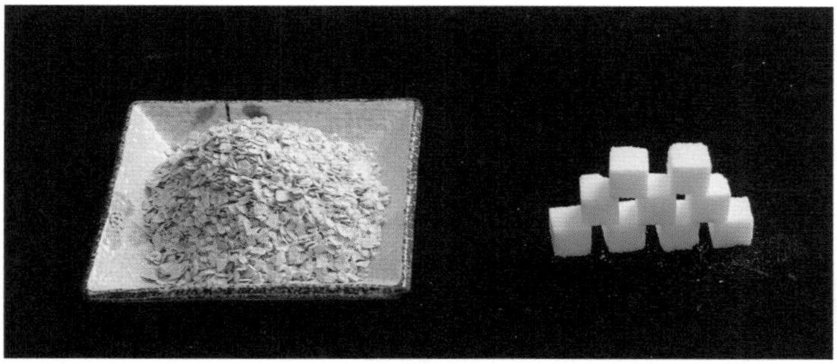

50그램의 무설탕 귀리, 설탕 함유량 = 9개의 각설탕 (작가 제공)

오트밀 한 공기에 약 50그램, 각설탕 9개가 들어있는 천연 당분을 함유하고 있습니다. 토란에도 천연당분이 적지 않아서, 한 컵의 토란에는 각 설탕 10개 정도의 천연 당분이 들어 있습니다. 이 전체 세트에서 두부피만이 식물성 단백질이지만, 지방이 적고 가공 식품입니다. 다른 것들은 채소와 높은 설탕을 함유한 귀리밥, 토란 수프입니다. 그런데 당분 분해 속도를 늦추는 단백질과 지방이 충분하지 않습니다. 아이가 이 식사를 하고 난 후, 설탕이 빨리 혈액에서 빠져나가기 위해서는 중요한 영양분이 몸에서 흘러나와야만 합니다.

밑에 있는 식단은 유명한 대만의 어떤 초등학교 영양 점심식단입니다. 영국학생들이 부러워서 인터넷에 올려놓았습니다. 하지만 자세히 보면, 이 식사의 진짜 단백질은 산라탕에 있는 잘게 썬 고기와 양파 스크램블 에그에 들어있는 달걀뿐입니다.(영미 학생들이 학교에서 얼마나 빈약하게 먹고 있는지 알 수 있습니다) 이런 단백질 함량으로는 각설탕 10개에 해당하는 천연 당분이 들어간 흰

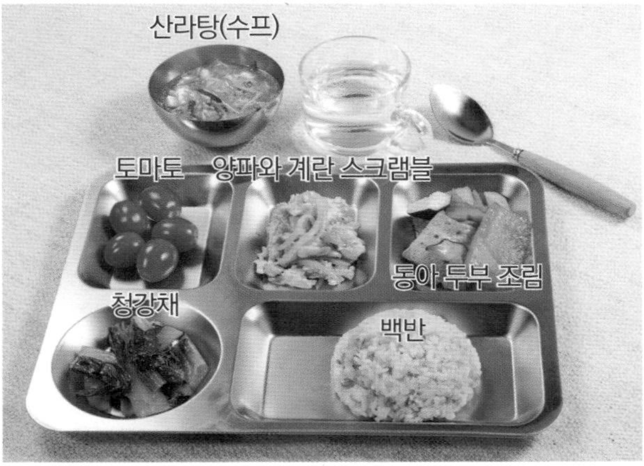
산라탕(수프)
토마토
양파와 계란 스크램블
동아 두부 조림
청강채
백반

영국학생들이 부러워서 인터넷에 올려놓은 대만 한 초등학교 영양 점심식사는 사실 매우 불균형적입니다.(이것은 재작성을 위한 의미도입니다. 泰坦 촬영)

밥 한 그릇의 균형을 잡을 수 없습니다.

　이 식사는 푸짐해 보이지만 비율의 불균형이 심합니다. 혈당이 요동칠 때 설탕이 너무 많이 들어 있어서 혈당이 너무 빨리 올라가고, 몸은 혈당의 균형을 맞추기 위해 더 많은 영양을 희석해서 조절해야 합니다.

　이 식사를 하는 학생들은 잠깐 동안만 에너지를 얻을 수 있고 곧 배가 고플 것입니다. 음식 조합이 잘못되어서 배를 채웠지만, 사실 영양을 얻지 못할 뿐만 아니라, 대량의 영양이 손실될 수도 있습니다. 에너지와 정신도 안정되지 못합니다.

2 너무 쉽게 흥분하는 아이가 확실히 문제를 일으킬 것이다

왜 어린아이들이 설탕을 많이 먹으면 좋지 않을까요? 어디가 안 좋습니까? 사실 설탕은 우리 몸의 주 에너지원입니다. 몸의 작동은 주로 설탕을 태워서 생명을 유지하는데, 마치 전기가 전기제품을 작동시키는 에너지원인 것과 같습니다. 그러나 전기의 공급이 불안정하고, 많아졌다 적어졌다 하면 전기는 쉽게 망가집니다. 이것이 바로 중요한 기기 헤드에 전압 조절기를 설치하는 이유입니다. 설탕은 몸의 전기입니다. 설탕이 너무 높거나 낮을 때, 사람의 몸도 나빠집니다. 그래서 아이가 설탕을 너무 많이 먹으면 쉽게 '폭발'합니다.

어린아이가 설탕을 너무 많이 먹으면, 마치 전기가 너무 많은 것처럼 순식간에 치솟아 올라가서 너무 흥분한 나머지 과잉행동을 하지 않을 수 없습니다. 그런데 설탕을 태우는 것은 종이를 태우는 것과 같아서 금방 다 타버립니다. 다 타면 전기가 없어집니다. 전기가 없으면 몸의 작동이 안 됩니다. 이때 아이는 전신이 불편하여 소란을 피우기 시작합니다. 어른이 아무리 달래도 소용이 없습니다. 그것은 아이의 몸속에 무엇인가가 파괴되고 있기 때문에 몹시 괴로워하는 것입니다.

문제는 여러분이 초콜릿, 사탕, 케이크에 설탕이 들어있다는 것을 알고 있지만, 우리가 '건강하다'고 생각하는 많은 음식에도 설탕이 들어있다는 것을 잘 모릅니다.

예를 들어, 다음과 같은 학교 영양점심은 옥수수 치킨 리조또를 주메뉴로 하고

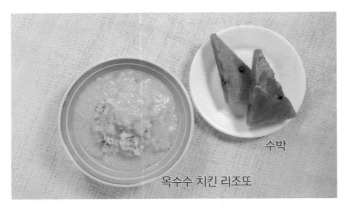

옥수수 치킨 리조또

수박

대만의 한 학교 영양 점심 : 옥수수 치킨 리조또 + 수박. 이 식사에서는, 옥수수, 밥, 수박이 모두 고당분로 되어 있는데, 약간의 닭고기만 단백질로 되어 있어서 매우 불균형합니다.(이것은 재작성을 위한 의미도입니다. 泰坦 촬영)

있습니다. 밥은 고당분 음식입니다. 밥 한 공기에 각설탕 10개 정도의 천연 당분이 들어 있습니다. 100g의 옥수수는 각설탕 15개 정도의 천연 당분이 있습니다. 게다가 수박 두 조각은 각설탕 5개 정도의 천연 당분이 있습니다. 이 식사를 하고 나면 각설탕 30개를 피할 수 없습니다. 고기는 별로 없습니다. 고기 안의 기름과 단백질은 마치 전압 조절기와 같습니다. 기름이나 단백질 없이 그렇게 많은 설탕을 먹으면 몸에 전기가 너무 많아졌다 적어졌다 해서 결국 몸이 망가집니다.

3 불균형하게 먹고 순서가
잘못되어도 헛일이다

아이가 정식을 먹으면서 단 것을 먹지 못하면, 어른들은 간식 시간에 아이에게 보상을 하고 싶어 합니다. 사실 신체가 영양분을 흡수하는 방식은 먼저 들어오는 것을 즉시 분해합니다. 하루 종일 섭취하는 모든 음식들을 저녁이 되어야 여기저기 나눠 처리하는 것은 아닙니다. 지금 단 것을 먹으면, 나중에 분해될 때까지 기다리지 않고, 바로 분해하고 설탕이 되어, 몸에 즉시 영향을 미칩니다. 그래서 끼니마다 균형 잡힌 식단이 아니면 아무리 잘 먹어도 헛일입니다.

어느 유치원의 오후 간식입니다. 잼 토스트 + 우유, 유기농 잼, 천연 발효 빵을 게시했습니다.

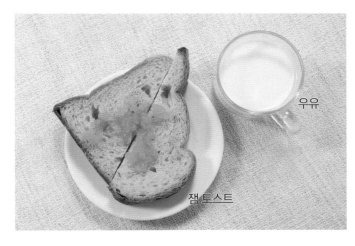

대만 어느 유치원의 오후 간식: 잼 토스트 + 우유. 우유 속의 약간의 단백질은 빵과 잼 속의 당분을 균형 잡기에 태부족입니다.(이것은 재작성을 위한 의미도입니다. 泰坦 촬영)

하지만 빵의 천연 당분은 이렇습니다.

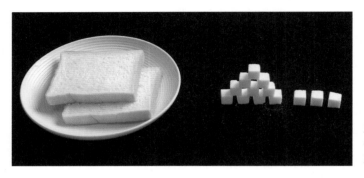

토스트 두 조각은 약 74g, 천연
설탕 함량 = 각설탕 13개(작가
제공)

잼의 설탕 함유량은 다음과 같습니다.

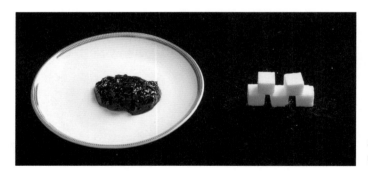

잼 30g, 천연 설탕 함량 = 각설
탕 5개(작가 제공)

이 식사에는 우유에 소량의 단백질만 들어있습니다. 저지방 우유라면 유지방조
차 없습니다. 아이가 빈속에 먹는 식사는 기본적으로 아무런 '조절기'가 없다고 해
도 과언이 아닙니다. 이렇게 많은 설탕이 빠르게 아이들의 몸속으로 들어가 에너
지 메커니즘을 어지럽힐 수 있습니다.

또는 우리는 식전에 과일을 먹으면 흡수가 잘 된다고 생각하고, 바로 식사 전에
아이에게 과일 한 접시를 잘라줍니다. 과일 당분 함량은 다음과 같습니다.

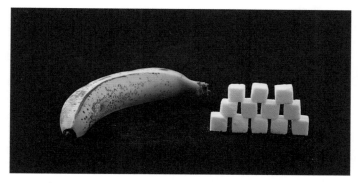

105g 바나나 1개, 천연 설탕 함유량 = 12개의 각설탕(작가 제공)

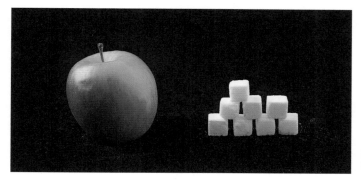

288g 사과1개, 천연 설탕 함유량 = 8 개의 각설탕(작가 제공)

아이는 먼저 과일을 먹고, 비로소 정식으로 고기를 먹습니다. 과일의 설탕이 먼저 들어갔으니 먼저 분해합니다. 고기는 나중에 들어와서 혈액으로 빨리 들어가는 설탕을 잡아당겨 조절할 수 없습니다. 끝내 빠르게 올라가는 설탕은 아이의 에너지 메커니즘을 망가뜨리고 맙니다.

4 짠 것이 설탕이 없는 것은 아니다

    나는 영양을 배우기 전 어떤 음식에 설탕이 들어 있는지 잘 알지 못했습니다. 어느 날 어머니가 당뇨병을 앓고 있다고 말씀해 주셨습니다.(이제 치유되었습니다). 당뇨병은 유전될 수 있으니 조금 조심해야겠다고 생각했습니다. 그때 우리 딸은 매일 저녁 식사 전에 초콜릿 과자를 먹었습니다. 그날 나는 그녀의 손에 있는 초콜릿 과자 한 봉지를 빼앗고 그녀에게 우리 집에 당뇨병 유전자가 있으니 단 음식을 그만 먹으라고 말했습니다. 이어서 나는 감자칩 한 봉지를 건네주었습니다. 감자칩 한 봉지의 천연 설탕 함량은 각설탕 10개 정도입니다. 즉 짠 음식에는 설탕이 들어있지 않다는 것을 뜻하지 않습니다.

    이것은 유치원의 오후 간식인 '건포도 수제비'입니다. 유기농 건포도와 유

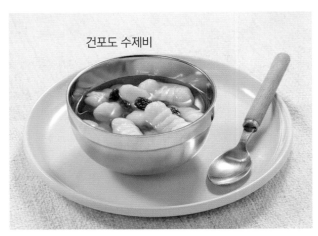

건포도 수제비

대만 한 유치원의 오후 간식: 건포도 수제비. 이것은 짠 간식이지만 설탕이 많이 포함되어 있지 않다는 의미는 아닙니다. 수제비는 거의 다 설탕이고, 건포도도 고당분입니다. 그러면서 다 합쳐서 아이에게 빈속에 먹이고 '건강하고, 저지방' 이라고 생각합니다.(이것은 재작성을 위한 의미도입니다. 泰坦 촬영)

기농 밀가루를 게시했습니다.

　건포도는 천연음식이고 밀가루도 함부로 첨가하지 않았지만, 이 두 천연음식을 합치면 이렇게 많은 설탕이 들어갑니다.

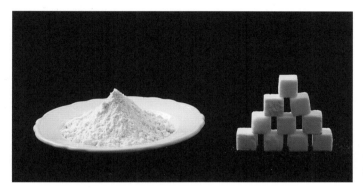

밀가루 54g, 천연 설탕 함량 =
각설탕 10개(작가 제공)

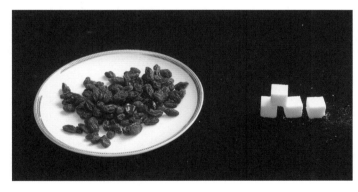

건포도 50g, 천연 설탕 함량 =
각설탕 4개(작가 제공)

　이 건포도 수제비는 짠 간식이지만 고당분 음식입니다.

5 공복에 과일과 간식을 먹는 것은 피곤하지 않을 리 없다

학교의 영양점심 메뉴를 훑어보면 벌써부터 가슴이 철렁 내려앉습니다. 그런데 학교에서 어떤 오후 간식을 먹는지 좀 더 살펴보면 걱정이 더 됩니다. 점심을 먹은 후 몇 시간이 지나면, 아이는 이 때 지쳐서 마치 자동차에 기름을 넣어야 할 것 같습니다. 하지만 이때 기름을 잘못 넣으면 아이는 잠깐 에너지를 얻을 수 있을 뿐 정신을 오래 못 차립니다.

예를 들어 오후에 간식으로 고구마 녹두탕을 한 공기를 주면, 고구마와 녹두의 영양가가 매우 높겠죠?

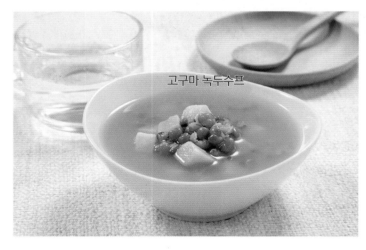
고구마 녹두수프

대만의 어느 유치원 오후 간식 : 고구마 녹두수프. 고구마와 녹두는 모두 영양가가 좋은 것들이지만, 그것들은 모두 높은 당분을 함유하고 있습니다. 에너지=혈당. 따라서 이번 오후 간식은 단백질과 지방이 함유된 음식과 배합하여 먹지 않으면, 혈당이 빨리 올라가고, 또 심하게 떨어지게 되어, 아이의 평온한 에너지를 완전히 망가뜨릴 수 있습니다.(이것은 재작성을 위한 의미도입니다. 泰坦 촬영)

하지만 고구마 한 개에 이렇게 많은 천연 당분이 있습니다.

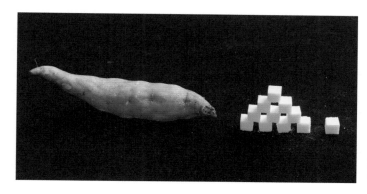

고구마 한 개 222g, 천연 설탕
함량 = 각설탕 11개(작가 제공)

녹두 100g만 해도 각설탕 11.5개 천연 설탕함량, 고구마 녹두 두 가지 식재료를 더하면 고구마 녹두탕 한 공기에 각설탕이 10개 정도 될 겁니다. 맛있고 어린이들이 좋아하도록 만들기 위해 설탕을 추가로 넣을지도 모릅니다. 또는 과일이 '건강' 하고 '저지방'으로 인식되기 때문에 간식을 먹을 때 과일만 먹습니다. 오후 간식에 포도 한 송이 들어간 경우 14개의 각설탕을 먹는 셈입니다.

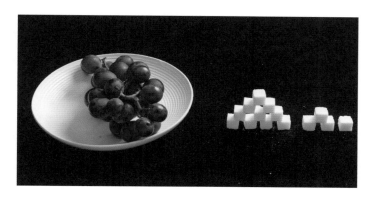

포도 374g, 천연 설탕 함량 =
각설탕 14개(작가 제공)

오후 간식이기 때문에 아이가 음식을 먹을 때 공복임을 의미합니다. 이 당분이 혈류로 들어가는 속도를 늦추는 단백질이나 지방은 전혀 없습니다. 그래서 혈당이 재빨리 올라갑니다. 이때 아이들은 정신이 들어 재잘재잘 쉴 새 없이 이야기하고, 앉아 있지 못하고 시시덕거립니다. 하지만 혈당이 빨리 올라가면 떨어지는 속도도 빨라, 혈당이 떨어지면 아이는 웃지 못합니다. 모두가 인상을 쓰거나 곧잘 졸립니다.

이런 고당분 간식을 아이가 공복에 먹게 하는 것은 저질 휘발유를 넣는 것과 같습니다. 처음에는 차가 여전히 달릴 수 있으나, 열에 약해서 곧 멈추게 됩니다. 나쁜 휘발유는 오래 지속되는 에너지를 제공하지 못할 뿐만 아니라 오래 사용하면 엔진을 더럽히고 몸을 망가뜨릴 수 있습니다.

6 성장 중인 아이는 탄수화물만 추가하고 단백질을 추가하지 않을 수 없다

　다음은 같은 학교의 초등학교와 중학교에서 제공하는 영양 점심입니다. 전교의 요리는 동일합니다.(호박 밥 + 삼색 치킨 + 배추 조림 + 마의상수(잡채) + 유채 + 미소 두부 수프)

　초등학교는 다음과 같습니다.

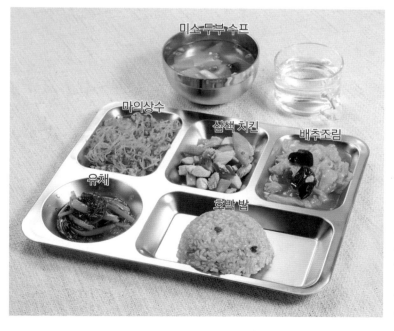

대만의 어느 초등학교의 영양점심인데, 단백질과 탄수화물의 분량은 이렇습니다. 탄수화물이 너무 많고 단백질이 너무 적습니다.(이것은 재작성을 위한 의미도입니다. 泰坦 촬영)

중학교는 다음과 같습니다.

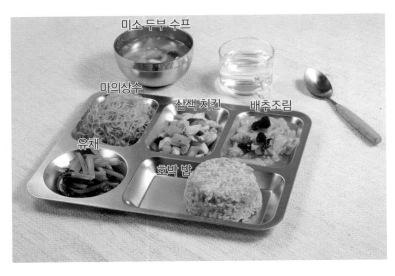

미소 두부 수프

마의상수

삼색 치킨

배추조림

유채

호박 밥

중학교 영양점심은 전체 식사분량은 증가했지만 단백질분량은 늘지 않았습니다. 추가된 것은 당면과 밥과 같은 탄수화물분입니다.(이것은 재작성을 위한 의미도입니다. 泰坦 촬영)

    중학교는 더 커 보이는 것을 볼 수 있지만 추가되는 양은 모두 탄수화물입니다. 호박밥, 마의상수 속의 당면. 초등학교는 원래 식사의 비율이 불균형했습니다. 육류가 너무 적습니다. 호박밥, 당면과 같은 탄수화물의 양이 너무 많기 때문입니다. 그러나 중학교의 식사 비율은 더욱 불균형하게 되었습니다. 고기의 양은 늘지 않고 호박밥과 당면이 늘었기 때문입니다. 아이들이 배가 고프면 어쩔 수 없이 전부 먹어 치우고, 이렇게 먹으면 혈당이 크게 요동칠 것입니다.

    중학생은 한창 성장하고 있는데, 키와 근육이 자라게 하려면, 필요한 것은 '실제적인' 영양입니다. 아이가 자라는 것은 '육신'이지 '채식의 몸'이 아니어서, 그들은 이때 육류를 필요로 합니다. 그러나 고기를 먹는 것과 기름을 먹는 것을 두려워하는 문화는 어른들이 아이들에게 반찬을 주는 방식에 깊은 영향을 미칩니다. 한창 자라고 있는 많은 아이들이 고기를 먹지 못하기 때문에, 영양 상태가 좋지 않습니다. 그러나 이러한 '영양불량'은 경제적 조건이나 물자의 부족이 아니라 영양에 대한 우리의 오해와 아이들의 욕구에 대한 몰이해에서 비롯됩니다.

요즘 물자가 이렇게 풍부한 사회인데도 불구하고, 많은 아이들이 부유한 가정에서 그들의 음식에 고기를 넣어달라고 부모들에게 끊임없이 부탁해야만 합니다. 많은 학부모들이 나에게 말했습니다. '우리 아이는 고기를 잘 먹는다'며 쑥스러워합니다. 아이가 고기를 좋아하는 것이 아니라 그들의 성장에는 원래 고기가 필요합니다.

 # 7 어떤 색이든지 탄수화물은 탄수화물이고 그것은 설탕이 들어 있는 것이다

부모들은 종종 아이들이 먹는 음식이 통밀, 현미, 잡곡으로 만든 밥이나 국수나 빵이라면 조금 더 많이 먹어도 된다고 생각합니다. 사실 이런 종류의 음식은 가공의 정도에 관계없이 여전히 탄수화물입니다. 탄수화물이라면 고당분입니다. 예를 들어 흰밥 한 공기에 각설탕 10개 정도의 당분이 들어 있고, 현미밥 한 공기에 흰밥보다 각설탕 2개 정도의 당분이 적을 뿐입니다. 그래서 아이가 먹는 탄수화물은 어떤 색이든 탄수화물은 탄수화물이며, 많은 설탕을 함유하고 있습니다. 많이 먹으면 몸을 망가뜨립니다.

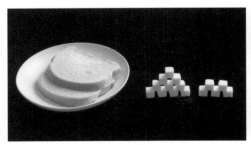 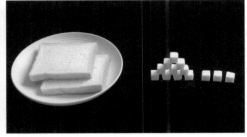

우측 사진은 흰빵, size가 약간 작고, 좌측 사진은 통밀빵, 약간 큽니다. 약간 크기 때문에 **통밀**의 설탕 함량이 오히려 흰빵보다 높아졌습니다. 그러니까, 아이가 통밀이나 현미, 또는 잡곡만 먹는다고 해서 분량을 대충대충 할 수 있는 것은 아닙니다. 탄수화물이라면, 설탕이 있기 마련인데 그 식사의 음식조합에 반드시 고려해야 합니다.

8 적은 기름 × 적은 소금 = 적은 뇌 × 적은 호르몬

십여 년 전 미국 의회에서 심리 연구를 하도록 나를 중국에 파견했을 때 나는 밥하는 아주머니를 고용하였습니다. 그녀가 구입한 닭으로 만든 수프는 언제나 기름기가 너무 많았습니다. 나는 그때 뚱뚱하여 기름진 음식을 매우 두려워했고, 음식에 기름도 적고 소금도 적어야 한다는 원칙을 엄격히 지키고 있었습니다. 그래서 나는 국물에 있는 기름을 보고는 참지 못하고 기름을 깨끗이 건져냈습니다.

아주머니는 이 광경을 보고 내가 건져낸 그 기름을 다시 국물에 붓고, '당신 아이의 뇌가 자라고 있는데 어떻게 기름을 먹지 않을 수 있나요?'라고 하였습니다. 나는 도대체 누가 뇌에 대해 아느냐고 속으로 생각했습니다! 하지만 기름기가 든 국물이 너무 맛이 좋아서 일단 먹고 미국으로 돌아간 후 다시 살을 빼야겠다고 생각했습니다.

나중에 알고 보니 우리 두뇌의 60퍼센트가 콜레스테롤이고 아기의 뇌가 자라고 있을 때, 지방이 매우 필요합니다. 그 외에도 비타민 ADEK는 모두 지용성이므로 만약 기름이 부족하면, 그것들의 일은 모두 방해를 받게 됩니다.

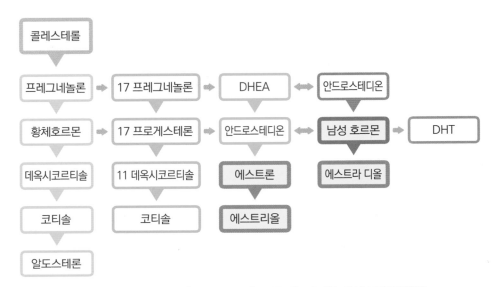

호르몬 레벨링 과정을 보면, 성 호르몬(남성호르몬; 에스트론, 에스트리올 및 에스트라디올)의
시조원료는 모두 콜레스테롤입니다.

아이는 육신으로 만든 것이니 전반적인 영양이 필요하다

대부분의 부모들은 야채가 고기보다 영양가가 있다는 생각을 주입받았습니다. 그래서 아이들은 채소를 많이 먹고 고기를 적게 먹어야 해서 학교에서 채식하는 날을 보편적으로 시행하고 있습니다.

이는 사실 잘못된 생각입니다. 사실 육류와 채소는 각기 다른 영양을 함유하고 있습니다. 육류와 야채를 다 먹어야 영양이 포괄적이고 완전할 수 있습니다.

미네랄 성분 비교					
영양성분 (MG)	생 브로콜리	노랑 콩	껍질 달린 구운 닭	소고기	돼지 간
칼슘(이, 뼈)	47	59	12	6	10
철분(피)	0.73	1.31	1.26	1.78	17.92
마그네슘(근육)	21	60	20	16	14
인(이, 뼈)	66	135	179	129	241
칼륨(심장/혈압)	316	355	211	193	150
나트륨(혈압)	33	10	73	32	49
아연(면역)	0.41	1.04	1.45	5.02	6.72

위 표에서 우리는 식물의 칼슘 함량이 고기보다 높은 것을 볼 수 있습니다. 하

지만 칼슘은 비타민 D가 있어야 흡수됩니다. 아래 그림을 보면 식물성 식품의 비타민 D가 0 라는 것을 알 수 있습니다. 그러나 모든 종류의 고기에는 비타민 D가 있습니다. 따라서 야채에서 칼슘을 흡수하려는 아이는 고기를 먹어야 합니다.

사실 대부분의 미네랄과 비타민은 매우 유사한 관계를 가지고 있습니다. 다시 말해 영양을 전체적으로 잘 흡수하려면 채소와 고기를 모두 먹어야 하고, 어느 한

비타민 성분 비교					
영양성분	생 브로콜리	노랑 콩	껍질 달린 구운 닭	소고기	돼지 간
비타민 C(mg) (면역)	89.2	8.3	0	0	23.6
비타민B_1 (mg) (스트레스를 줄이다)	0.071	0.205	0.057	0.036	0.258
비타민B_2 (mg) (에너지)	0.117	0.063	0.143	0.082	2.195
비타민B_3 (mg) (심장)	0.639	1.092	7.418	1.495	8.435
비타민B_6 (mg) (뇌의 화학)	0.175	0.105	0.35	0.136	0.570
엽산(마이크로그램) (뇌의 성장)	63	80	5	18.67	163
비타민B_{12} (마이크로그램) (조혈 기능)	0	0	0.27	0.87	18.67
비타민A(IU) (시력,피부 건강)	623	40	83	23	17997
비타민 D(IU) (칼슘을 흡수하다)	0	0	5.67	4	1.05
비타민E(IU) (신경과 근육의 조화)	0.78	0.21	0.46	0.48	1.41
비타민K (마이크로그램) (혈관 건강)	101.6	70.5	0.34	1.6	355

출처: 미국 농무부 농업 연구 서비스(United States Department of Agriculture Agricultural Research Service)[1]

쪽을 버리지 말아야 합니다.

아이는 육신으로 만들어졌습니다. 많은 영양 원소들이 식물과 고기 안에 모두 있지만, 둘 사이의 전환은 우리 몸에서 다릅니다. 예를 들어, 생 브로콜리와 돼지 간에는 많은 양의 비타민 A가 있지만 식물의 비타민 A는 베타카로틴입니다. 인체에서 레티놀로 변환되기 위해서는 한 가지 과정을 거쳐야 합니다. 인간의 눈은 카로틴이 아닌 레티놀을 사용할 수 있습니다.

그 외에도 몇몇 영양소는 육류에 있지만 식물에는 없는 것이 있습니다. 예를 들어 앞서 언급한 비타민 D, 그리고 비타민 B12는 고기에만 있고 식물의 비타민 B12는 0입니다. 그래서 만약 아이가 식물성 식재료만을 먹는다면 비타민 B12라는 중요한 조혈의 원소를 얻을 수 없습니다. 이 원소가 부족하면 얼굴색과 입술색이 창백해지기 쉽습니다.

언젠가 어떤 독자가 제게 물었습니다. '소는 옥수수와 풀만 먹고도 왜 그렇게 튼튼하게 자라나요?'

사람과 소는 종류가 다릅니다. 우리는 소와 같은 것을 먹지만, 생산되는 것은 오히려 다릅니다. 이렇게 비교하면 마치 사과와 바나나를 가져와 비교하는 것과 같습니다.

콩에도 단백질이 있지만 식물성 단백질은 불완전 단백질이라고 부릅니다. 왜냐하면 우리가 필요로 하는 모든 단백질 종류가 없기 때문입니다. 그런데 한입 한입의 고기에 완전한 단백질이 있습니다. 즉 고기만 먹으면 우리에게 필요한 모든 단백질 종류를 먹을 수 있습니다. 신경전도소는 단백질로 만들어지기 때문에 단백질 종류를 제대로 먹지 못하면 우울하고 괴팍하거나 신경에 문제가 생기기 쉽습니다.

이상의 이유로 아이는 고기를 먹어야 합니다. 앞 페이지의 영양 원소 대조표에서 볼 수 있듯이, 가장 영양가 있는 음식은 돼지의 간과 같은 내장입니다. 동물을 사냥할 때 가장 먼저 먹는 것도 심장과 간 같은 내장입니다. 이처럼 내장의 영양이 풍부하기 때문에 아이가 자랄 때는 내장도 번갈아 먹여야 합니다.

10 자녀를 위해 세 끼의 식사를 준비하는 방법

아이를 위한 세 끼 식사의 준비 원칙

● 모든 식사에는 고기가 있다.

아기들은 육신으로 만들어졌기 때문에 그들이 성장하고 있을 때 매끼 고기가 있어야 합니다. 육류는 자녀의 근육 성장에 중요한 요소를 제공하는 동시에 세로토닌 및 멜라토닌과 같은 신경전달물질의 원천이기도 합니다. 고기가 있어야 신경계가 제대로 작동하고, 아이의 뇌신경이 잘 자라고, 정서가 평온하고, 수면에 품질이 좋습니다.

● 항상 뼈 국물이 있다

올바른 방식으로 우려낸 뼈 국물은 풍부한 미네랄로 가득합니다. 미네랄이란, 아이의 골격을 만드는 원료입니다. 그래서 아이의 뼈가 잘 자라길 원한다면, 항상 아이에게 뼈 국물을 줘야 합니다. 미네랄은 산과 만나야 분해할 수 있다는 것을 잊지 마세요. 그래서 뼈 국물을 끓일 때는, 반드시 술이나 산류를 1티스푼(식초 같은 것) 넣어야 뼛속의 미네랄이 풀려나옵니다.(「뼈 국물 만드는 법」 참조, 『근치음식 당신을 만성질환에서 벗어나게 합니다』 223쪽)

● 원형음식은 적게 가공

(원형의 음식)오리지널 음식은 삼겹살, 스테이크, 생선 한 마리, 대장, 새우, 사과, 귤, 바다소금/암염 등등 음식의 원래 모습을 그대로 간직하는 것입니다. 가공식품에는 감자칩 같은 간식 외에도 핫도그, 소시지, 고기완자, 가공 햄, 주스, 정제염, 빵, 국수 등이 있습니다.

매번 음식물이 가공을 거치면 약간 영양이 손실됩니다. 그래서 아이가 가장 영양가 있는 음식을 먹기를 원한다면, 가능한 한 원형의 음식으로 요리하세요. 오리지널 음식은 영양이 풍부하기 때문에 간단한 양념만으로도 풍미가 넘칩니다. 아이가 어릴 때부터 원래 음식의 맛을 사랑하게 하여 어른이 되면 가공식품에 중독되지 않을 것입니다.

● 맞는 기름으로 요리한다.

지방은 아이의 성장에 너무 중요합니다. 시력보호나 피부가 매끈매끈하고 뇌가 발달하는 데 크게 관여합니다. 그럼 우리는 어떤 기름으로 요리해야 하나요? 각 종류의 기름의 영양은 같지 않기 때문에 모든 종류의 기름을 번갈아 먹는 것이 가장 좋습니다. 또한 때때로 식물성 기름을 먹기도 하고 동물성 기름을 먹기도 합니다.

그렇다면 어떻게 해야 맞는 기름을 쓸 수 있을까요? 요리 종류에 따라 사용하는 기름이 다릅니다. 고온에서 볶거나 튀김류의 요리라면 포화지방산이 높은 기름을 사용하는 것이 좋습니다. 예를 들면 코코넛오일, 돼지기름, 소기름, 양유, 닭기름, 오리기름, 거위기름, 버터 등등. 이러한 종류의 기름은 빛, 산소, 열에 강합니다. 공기에 노출되거나 고온으로 가열되더라도 상하지 않습니다. 양상추 샐러드를 만들거나 저온에서 볶으려면 올리브 오일, 동백기름(camellia oil), 참기름 등과 같이 단일 불포화 지방산이 많은 기름을 사용할 수 있습니다. 이러한 종류의 기름은 포화 지방산보다 빛, 산소, 열에 약합니다. 하지만 만약 냉압으로 추출하여 빛이 차단되고 어두운 병으로 보존한다면 요리용 기름으로도 좋습니다.

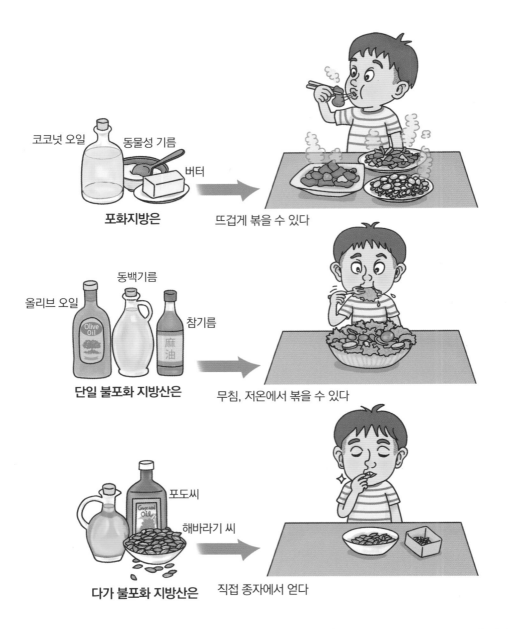

코코넛 오일   동물성 기름
버터

포화지방은   →   뜨겁게 볶을 수 있다

올리브 오일   동백기름
참기름

단일 불포화 지방산은   →   무침, 저온에서 볶을 수 있다

포도씨
해바라기 씨

다가 불포화 지방산은   직접 종자에서 얻다

3가지 중요한 오일 (포화 지방, 단일 불포화 지방 및 다가 불포화 지방)에는 각각의 특성이 있으므로 사용 방법이 달라야 합니다.
포화지방은 빛, 산소, 열에 강해서 기름에 튀기고 볶을 수 있습니다. 단일 불포화지방은 빛, 산소, 열에 비교적 약해서 저온에서 요리하거나 무쳐야만 합니다. 다가 불포화 지방은 빛, 열에 매우 약하며 껍질이 벗겨졌을 때 쉽게 상할 수 있으며 신선도를 보장하기 위해 직접 섭취해야 합니다.

그리고 또 다른 기름은 아이가 자라는데 아주 필요합니다. 그것은 다가 불포화지방산이 높은 기름, 예를 들면 해바라기씨 기름, 포도씨 기름입니다. 다가 불포화지방산이 높은 기름은 빛, 산소, 열에 매우 약하기 때문에 보통 씨앗에서 추출되는 순간 이미 상해버립니다. 껍질을 벗긴 해바라기 씨를 2주 동안 탁자에 두면 기름 냄새가 납니다. 병에 담을 때 어떻게 몇 달 동안 사용할 수 있겠습니까? 따라서 그러한 기름을 섭취하려면 신선한 기름을 먹기 위해 갓 껍질을 벗긴 종자를 먹는 것이 가장 좋습니다.

요리용 기름을 맞게 사용했는지 점검하기 가장 쉬운 방법은 더운 물을 묻힌 행주로 주방 후드를 닦는 것입니다. 더운 물을 묻힌 행주로 기름을 닦아 내면, 기름이 올바르게 사용되었음을 나타냅니다. 더운 물을 묻힌 행주로 닦여지지 않고, 솔로 문질러야 닦여지면, 기름을 잘못 사용했음을 나타냅니다. 기름을 잘못 사용해서 요리하면 아이의 담즙은 그 걸쭉한 기름과 같을 것입니다. 담즙은 지방으로 만들어지기 때문에 기름을 잘못 쓰면 담즙도 문제가 생길 것입니다. 담즙은 간에서 만든 것인데 담즙이 너무 진하여 담이 막히면 간이 막힐 것입니다. 간이 막히면 아이의 독소 배출 메커니즘에 문제가 생겨 증상이 많이 나타납니다.

● 다양한 음식은 번갈아 먹는다.

사람들은 종종 어떤 음식이 좋다고 하면 그 음식을 필사적으로 먹습니다. 사실 음식마다 영양이 다릅니다. 그래서 계절에 따라 여러 가지 천연 음식을 번갈아 먹어야 전면적이고 균형 잡힌 영양을 얻을 수 있습니다. 그렇지 않고 매일 같은 음식을 먹으면 결국은 장기적으로 특정 영양소가 부족하여 질병을 일으킬 수 있습니다.

많은 부모들은 아이들이 어리고, 먹을 줄도 모르고, 음식의 풍미를 즐길 줄도 모르기 때문에 매일 똑같은 음식을 준비합니다. 그러면서 아이가 밥을 잘 안 먹는다고 불평을 합니다. 그러나 아이가 외식할 때 보면 식욕이 왕성합니다.

여러분의 가정도 이런 문제가 있다면, 그것은 요리의 종류가 너무 단조로운지 살펴보아야 합니다. 매일 똑 같은 아침 식사 메뉴, 똑 같은 도시락, 저녁상도 언제나 그 몇 가지 채소, 고기의 요리 방법으로, 장조림이 아니면 튀김으로 전혀 변화가 없습니다. 음식 종류가 단조로우면 입맛이 떨어지기 쉽습니다.

11 근치음식은 아이들의 성장과 학습을 돕는다

아이는 빠르게 성장하고 있습니다. 에너지의 공급은 반드시 항상 충분해야 합니다. 에너지 없이 어떻게 성장할까요? 지속적인 에너지가 성장의 주춧돌이기 때문입니다. 이것이 바로 왜 근치 음식이 아이의 성장 단계에 가장 좋은 선택인지 알 수 있습니다.

음식을 근치하는 데는 균형을 중시합니다. 균형 때문에 에너지 공급이 안정적입니다. 근치음식을 먹는 아이들의 가장 큰 특징은 차분하고 평온합니다. 에너지의 기복이 심하지 않기 때문에, 음식이 불균형한 아이처럼, 너무 들떠 있다가 또 다시 지쳐서 소란을 일으키지 않습니다.

아이가 음식을 근치하는 방식을 시행한다.

● 매끼 식사의 설탕은 고기의 반을 넘지 않는다.

균형 잡힌 식사는 이 사진과 같아야 합니다. 고기도 있고 야채도 있습니다. 탄수화물, 설탕이

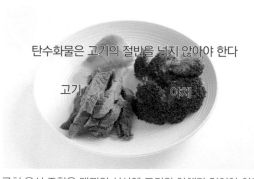

탄수화물은 고기의 절반을 넘지 않아야 한다

고기　　　　야채

근치 음식 조합은 매끼의 식사에 고기와 야채가 있어야 하고 탄수화물은 고기의 절반을 넘지 않아야 합니다.

들어간 음식은 눈짐작으로 재어, 고기의 절반을 넘지 않은 것이어야 합니다. 만약 아이가 디저트를 좋아한다면, 하루 중 한 끼는 빵이나 밀가루 음식, 밥을 먹지 않고 디저트로 대체할 수도 있습니다. 나의 두 딸은 모두 이렇게 점심식사를 합니다.

성장하고 있는 아이의 영양 점심은 이와 같아야 합니다.

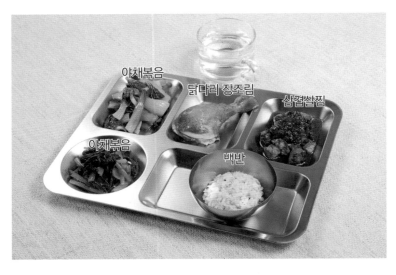

이런 도시락이야말로 고기와 채소의 균형, 탄수화물의 양이 균형 잡힌 식사라고 할 수 있습니다.(이것은 재작성을 위한 의미도입니다. 泰坦 촬영)

● **설탕이 있는 음식은 고기 다음에 먹는다.**

만약 아이가 오후에 음료나 간식을 먹으려면, 우선 고기를 조금 먹는 것이 원칙입니다. 예를 들어 내 딸은 밖에서 버블티(밀크티)를 마실 때, 반드시 먼저 센쑤지(닭튀김)를 주문할 것입니다. 닭을 조금 먹고 나서야 버블티를 마시기 시작하고, 그 다음에는 밀크티를 마시면서 닭을 먹습니다. 그래서 아이에게 사탕이 있는 음식을 못 먹게 할 게 아니라 배합하는 방법을 가르쳐야 합니다.

● **시간에 서두르지 않고 많이 씹어야 한다.**

어릴 때부터 잘 씹어 삼키는 음식을 먹어야 치아가 건강하게 자랄 수 있습니다.

어떤 부모들은 아이가 이가 다 자라지 않는다고 생각하고, 늘 부드러운 것을 만들어 아이에게 먹입니다. 결국에는 아이가 이가 다 나더라도 반드시 씹어야 하는 음식을 씹어 먹기 싫어합니다. 잘 씹지 않으면, 이와 얼굴뼈가 잘 자라지 않는 것 외에[2] 소화도 잘 되지 않습니다. 가장 골치 아픈 것은, 아이가 항상 너무 빨리 먹고, 뇌에서 배부르다는 소식을 듣지 못해서 늘 너무 배불리 먹곤 합니다.

어떤 아이들이 씹어 먹지 않는 것은 음식이 너무 연해서가 아니라, 집안사람들이 항상 그를 재촉하기 때문입니다. 어른이 아이에게 이 수업, 저 수업을 안배해 주니, 서둘러서 여기 갔다가 다시 저기로 가야 합니다. 중간에 제대로 앉아서 한 끼를 즐길 시간도 없습니다. 음식을 즐길 줄 모르면, 음식과 관계를 잘 맺을 수 없습니다. 나중에 소화기가 망가질 뿐만 아니라, 음식과 좋은 관계를 맺지 못해 거식이나 폭식 문제가 생길 수도 있습니다.

● 물을 많이 마시고, 설탕음료를 적게 마신다.

요즘 아이들의 가장 치명적인 것은 바로 설탕 음료입니다. 설탕을 함유한 음료는 모두 소화가 전혀 필요 없고, 설탕은 몸속으로 바로 흡수됩니다. 이렇게 빠른 속도로 몸에 흡수되면 반드시 에너지 메커니즘을 망가뜨릴 것입니다. 많은 부모들은 아이들이 너무 달게 먹을까 봐, 건강에 좋은 음료로 바꾸면 좋겠다고 생각합니다. 마치 요거트나 에너지 수프 같은 것으로. 하지만 이런 종류의 음료는 밖에서 판매하는 것이라면 설탕을 넣거나 과일로 즙을 내는 등 여전히 당 함량이 높습니다.

다른 학부모들은 아이들이 음료수를 너무 많이 마시는 것을 피하기 위해, 제로 칼로리나 스포츠 음료 같은 감미료가 든 음료를 아이에게 줍니다. 감미료, 천연의 설탕이 아닌 인공적으로 합성된 설탕은, 그것이 진짜 사탕수수보다 더 무섭습니다. 이것은 약물에 흔히 사용되는 인공 설탕으로, 아이가 자라면서 비만과 싸우는 주원인이 될 수 있습니다.[3] 집에서 설탕음료를 사지 않는다면 아이는 집에서 끓인 맹물만 마실 수 있습니다. 어릴 때부터 물을 마시는 습관이 몸에 배고 자라서 설탕음료를 마시게 되면 너무 달아서 마시기가 불편해집니다. 이런 아이는 설탕음료가 가득한 세상에서도 설탕음료를 물처럼 마시지 않습니다.

아이가 끓인 물을 마시는 데 익숙하지 않다면 처음에는 박하와 과일 조각('즙'이 아님)을 약간 넣어 맛을 내도록 하세요. 아이가 물을 마시는 데 익숙해질 때까지 기다렸다가 물에 넣은 과일 조각을 천천히 빼세요.

근치음식의 힘—
잘 먹고 아이를 '중등생'에서 '우등생'으로 도약시킨다.

이베트는 나의 독자입니다. 그녀는 근치음식의 충실한 실행자입니다. 우리 두 아이와 나이가 서로 비슷하기 때문에, 여러 해 동안 나는 이베트와 편지로 왕래하면서 점점 좋은 친구가 되었습니다. 나는 이베트의 아들인 소덕을 내 사위라고 놀렸습니다.(농담으로 말했습니다) 이베트는 우리의 매년 주고받은 서신을 잘 정리했고, 저는 이 편지들을 되돌아보면서 여러분에게 음식이 어떻게 소덕을 변화시켰는지에 대해 이야기를 하려고 합니다.

소덕은 두 살 때부터 '삼위일체'인 알레르기 체질, 아토피성 피부염, 천식, 비염 진단을 받았습니다. 소덕은 어릴 때부터 약단지로 항히스타민제, 스테로이드 약물과 감기약을 한 번도 빠뜨리지 않았습니다. 그는 면역력이 매우 떨어져 매년 가을과 겨울에 장 바이러스에 자주 걸렸습니다. 이베트의 유일한 소원은 아기를 살찌고 튼튼하게 기르는 것, 면역력이 좀 더 나아지는 것이며, 신체가 건강하고 품행이 양호한 것이고, 성적 따위는 요구하지도 않았습니다. 이베트가 근치 음식을 접해보기 전 아기에게 준비한 아침식사는 많은 가정과 마찬가지로 빵, 달걀, 핫도그였습니다. 이베트 자신은 과일을 한 끼로 때웠습니다.

근치음식을 실행한 후에, 이베트 집의 아침 식사는 변화가 많아졌습니다. 돈가스, 스테이크, 닭다리구이, 생선 프라이, 코코넛 오일로 계란 후라이 또는 스크램블에 약간의 계절 채소를 곁들였습니다. 남편과 아이는 아래층으로 내려가 아침을 먹고 있는 동안에 이베트는 자신의 분량을 도시락에 담고 이어서 세수를 하고 출근 준비를 합니다. 용기 선택에는 분할식 유리 도시락이 큰 도움이 되었습니다. 고기나 야채 과일을 따로 두면 섞이지 않고 시각적으로도 아름답습니다.

여러분은 궁금하겠죠? 이 많은 음식을 준비하려면 일찍 일어나야겠죠? 사실 이베트는 30분밖에 걸리지 않았습니다. 저녁 식사에 식재료를 먼저 준비해서 아침 6시 20분 알람시계가 울리면 부엌으로 들어가서, 먼저 고기를 에어 프라이어에 굽는데, 약 20분이면 완성합니다. 계란 3개 후라이를 한 다음, 채소를 볶습니다. 가끔 과일을 곁들여, 우유를 따라 마시면 풍성한 아침식사가 됩니다.

이베트는 정말 열심히 일하는 엄마입니다. 나는 그녀보다 조금 게으릅니다. 나는 보통 전날 밤 뼈 국물을 조금 더 많이 만들고, 다음날 아침 식사 때, 수프에 수란을 만들고, 그릇에 담아, 다시 채소와 약간의 면을 수프에 삶아 건져서 그릇에 넣은 후, 전날 밤에 남은 고기를 면과 반찬 위에 얹고 뜨거운 물을 고기에 붓습니다. 면을 전날 밤에 남은 밥으로 대체할 수도 있습니다. 이렇게 아침 식사는 거의 15분밖에 걸리지 않습니다. 빨리 잘할 수 있었던 것은, 수프와 고기가 전날 밤에 이미 간이 되었기 때문입니다. 맛있는 것이 중요하다고 생각합니다.

왜 이베트는 요리할 때 미관에 신경을 쓰는 걸까요? 나는 왜 맛에 대해 언급했을까요? 그것은 맛없는 음식이 매우 뻣뻣하여 질기고 너무 타버려 보통 보기 좋지 않기 때문입니다. 음식이 신선하고 연하고 즙이 많은지 아닌지는 모두 보입니다. 음식이 보기 좋지 않으면, 입맛이 떨어지기 마련입니다. 많은 아이들이 밥을 잘 먹지 않는 것은 입맛이 없어서가 아니라 집에서 만든 요리가 단조롭고 보기도 안 좋고 맛도 없기 때문입니다.

이베트는 학교에서 일합니다. 그녀는 어떤 할머니가 손자를 데리고 학교에 가는 것을 보았습니다. 학교 복도에서 손자에게 직접 요거트를 먹여 주었습니다. 할머니는 임무를 완수한 후 흡족하게 몸을 돌려서 떠났습니다. 손자는 담장 쪽으로 걸어가서, 입안에 머금은 요거트를 토해냈습니다. 이것은 아무 것도 아닙니다. 학생들은 가져온 샌드위치를 서랍에 집어넣고 먹지 않고, 악취가 나고 곰팡이가 피어서, 먹고 싶지도 않고, 그냥 버릴 수도 없으니 화장실 문손잡이에 갖다 걸어놓습니다.

매일 똑같은 것을 먹는 것은 입맛이 떨어질 뿐만 아니라 영양이 번갈아 주어지지 않기 때문에 포괄적이지도 않습니다. 그러니, 아이들을 위해 음식을 준비하는데, 신경을 쓰는 것이 꼭 필요합니다.

다행히도 근치음식을 실행하는 것은 균형이 잘 잡혀 있고 지방과 단백질이 충분하기 때문에, 너무 복잡한 조미료가 필요하지 않습니다. 다양한 음식은 자연적인 풍미가 어우러져 그 자체로 맛이 있습니다. 매일 음식을 번갈아 먹는 것만 명심하여, 오늘은 닭을 먹고, 내일은 물고기를 먹고, 모레는 새우를 먹습니다. 아이가 지루하고 단조로움을 느껴서 입맛이 떨어지는 일은 없을 것입니다. 근치음식을 선택한 부모는 다른 물질에서 아이를 응석받이로 키워야 한다고 생각할 수 없지만, 우리 아이들은 먹는 것에 더없이 총애를 받고 있습니다.

소덕이 2학년 때, 갑자기 유유히 물었습니다. '엄마, 도시락 좀 만들어 줄래요? 영양점심은 고기가 적어서 점심을 늘 배불리 못 먹어요.' 엄마가 아직 반응을 보이지 않자, 소덕은 또 한숨을 쉬며 자문자답하였습니다. '어휴! 바쁘신데 도시락을 싸주실 수 없잖아요.'

뭐? 배부르지 않아? 이베트는 머리 전체가 이 세 글자로 강타를 당했습니다. 어떻게 발육 중인(한참 성장하고 있는) 사춘기 남자아이를 배불리 먹이지 못하겠는가? 그녀는 즉시 집에 500ml 진공 스튜 플라스크 냄비가 있다는 것을 떠올렸습니다. '만약 갈비탕, 닭 수프를 냄비에 담아 학교에서 영양가 있는 점심을 곁들인다면 배불리 먹을 수 있을 텐데.'

　　이베트는 국물 딸린 후추 돼지 등심을 만들어서 소덕이 학교로 가져갈 수 있도록 했습니다. 와우! 그는 정말 신났습니다. 그 뒤로 매일같이 친구들이 그와 테이블을 맞춰서 밥을 먹으려고 하면서, 그가 냄비를 열고 나누는 것을 은근하게 보았습니다. 오늘은 고기 장조림, 내일은 무 갈비탕, 모레는 죽순 닭 수프, 때때로 날씨가 더우면, 작은 플라스틱 봉지를 이용합니다. 얼음조각을 조금 담아서 냄비 바닥에 두면 보냉 백으로 쓰이고, 차가운 닭다리를 다시 넣으면, 맛있고 더위도 식힙니다. 이베트는 스튜 플라스크 냄비를 제대로 활용했습니다. 이 냄비로 학교 영양식 점심과 반찬을 곁들인 덕분에 아이는 마침내 배불리 먹고 균형 잡힌 식사를 하게 되었습니다.

　　이베트는 아침식사를 하고 점심을 만들면서 자신도 출근을 해야 하기에, 그녀는 시간을 절약할 수 있는 좋은 방법을 생각해냈습니다. 예를 들어 전기밥솥은 주부의 좋은 도우미입니다. 밤에 자기 전에 갈비탕 식재료를 전기밥솥에 넣고 스위치를 눌러둡니다. 아침밥을 만들 때, 수프를 가스레인지에 옮겨서 데우고 야채를 수프에 더 넣고 끓입니다. 에어 프라이어는 아침의 훌륭한 조수입니다. 전통 오븐처럼 예열이 필요 없기 때문에 닭다리, 닭갈비, 생선을 공기튀김 냄비에 넣고, 10분 동안 굽고, 뒤집어 10분만 더 구우면, 보통 20분이면 육류를 익힐 수 있습니다. 이때에 계란을 프라이하고 야채를 볶습니다. 아침 식사가 준비되었을 때, 가스 위의 수프도 뜨거워지면 냄비에 넣을 수 있습니다. 세 식구의 아침과 점심, 양질의 단백질과 지방이 30분 안에 준비됩니다.

　　중2의 소덕은 예전의 약한 몸과 비교해 보면 체력이 훨씬 강해지고, 피부 상태가 개선되고, 숨을 헐떡이지 않습니다. 감기도 덜 걸립니다. 이때쯤 소덕의 성적은 눈에 띄게 약진하기 시작했습니다. 소덕의 성적은 본래 중상일 뿐, 대략 반에서 아홉 번째에서 열 번째 정도를 배회했습니다. 그리고 학습 태도가 적극적이지 않았습니다. '나도 나쁘진 않아. 그만하면 되죠!' '1~3등은 모두 요괴'(소덕은 성적이 좋은 급우를 '요괴'라고 부릅니다) 이베트 부부는 가끔 기가 막혔습니다. 그들은 반드시 소덕이 몇 등을 해야 한다고 생각하지는 않습니다. 하지만 그가 스스로 제한시키는 것을 바라지도 않지만, 그에게 압력도 주지 않았습니다. 뜻밖에도 중2 2학기의 마지막 월례 시험에 이 아이가 다크호스가 되었고, 전교의 물리 화학의 점수가 매우 낮은 상황에서 88점을 받았습니다.

　　중3의 한 차례 월례 고사에서, 소덕은 계속 약진해, 반에서 9등에서 상위 3등으로 전교 200등 안에 들었습니다. '너도 요괴가 되었구나!' 이베트 부부는 가끔 이렇게 소덕을 놀렸습니다. 소덕은 믿음이 강해서 학습상의 이해를 나누기 위해 종종 방과 후에 친구들을 집으로 데려오고, 공부를 가르치며, 식탁을 책상으로 씁니다. 한번은 남자애 둘이 머리를 묻고 문제를 풀 때 이베트가 부엌에서 저녁을 하면서 엿듣는 일이 있었습니다. 친구가 물었습니다. '어떻게 공식을 이렇게 많이 기억하고 있어?' 소덕은 '알아? 우리 뇌의 60%는 지방으로 만들어지는데 나는 매일 좋은 기름을 많이 먹고 있다.' 그때 나는 이것을 보고 배가 아플 때까지 웃음을 터뜨리며 눈물을 흘렸습니다.

이때 소덕의 적극적인 학습 태도와 과거는 동일시할 수 없습니다. 원래 고등학교 지망에 대해 말할 때 이 녀석은 아빠에게 숨김없이 말했습니다. '나보고 가오슝高에 들어가라고요? 아빠 체면을 생각해서가 아닌가요?' 나중에 가오슝高에서 그의 학교에 와서 입학설명회를 할 때 소덕의 태도는 180도 달라졌습니다.

'나 정도면 가오슝高에 합격할 수 있는데, 왜 제2, 제3지망을 해야 하나요.' 사실 이베트 부부는 아이가 제1지망이 아니라면 안 된다는 것을 요구하지 않았지만, 소덕은 고집을 부렸습니다. 무더운 5, 6월에 학교 학생들은 성적에 따른 지원 학교 배정을 확정짓고, 벌써부터 여름 방학을 즐겁게 보내고 있습니다. 학교에서는 특별 모집을 준비하는 학생들을 모아, 두 개의 큰 교실을 개방하여 그들이 복습하도록 하였습니다. 이베트와 남편은 계속 묵묵히 운전기사와 주방장이 되어 한 사람이 배웅하고 한 사람이 식사 준비를 하였습니다.

어느 날, 이베트는 열심히 공부한 아이를 애타게 보며 물었습니다. '많은 학우들이 놀고 있는데 이렇게 힘들게 공부하려고 하니 억울하다고 생각하지 않니?' '괜찮아요, 나는 그들이 안 보이니까.' 소덕의 간단한 대답에. 아버지는 탄복을 했습니다. 처음부터 끝까지, 소덕의 눈에는 오직 명확한 목표만이 있었고, 정서는 평온했고, 화내지 않았습니다. 이베트는 이 아이가 영양이 충분하고 혈당이 안정적이라는 것을 확신합니다. 이베트는 '우범 씨, 제가 무엇을 했기에 공부를 열심히 하게 된 줄 아는 분들이 많아요. 내가 할 수 있는 일은 함께 하는 것뿐이고, 영양가 있고 맛있는 음식을 끓여서 그의 뱃속으로 배달해 주는 것을 제외하고는 정말 아무 것도 없습니다.'

엄마의 영양가 있는 음식의 자양분과 소덕의 노력 덕분에, 그는 고비를 넘기고 자신의 목표에 도달했습니다. 가오슝高에 들어갔고, 그 후 다시 타이완대학에 진학했습니다. 아이 아빠의 친구는 '나쁜 죽순에서 좋은 죽순이 생겨났다'(보잘것없는 부모라도 훌륭한 아이를 낳을 수 있다)고 농담을 했습니다. 모두들 어떻게 가르쳤느냐고 물으면, 소덕의 아빠는 '12년을 하루같이 아이를 위해 아침을 만들어 주었습니다.'라고 대답했습니다. 소덕의 아빠가 이베트의 끈기에 찬탄한 것은 당연한 일입니다.

나는 학교에서 여러 해 동안 심리 상담을 해오면서, 종종 부모들이 여러 가지 방법으로 아이들에게 스펙을 만들어주려고 하는 것을 보았습니다. 학원도 보내고, 과외도 시키고, 외국도 보내고, 돈도 더 벌고. 하지만 나는 매일 아이들에게 요리를 해 주는 것보다 더 실속 있게 하는 어떤 방법도 본 적이 없습니다. 결국 아이가 학교에서 공부에만 전념할 수 있고, 여러 가지 어려움에도 관문을 통과하고, 인내력으로 이 장거리 달리기의 완주에 무엇보다 필요한 것은 풍부한 영양과 평온한 에너지였습니다.

소덕은 행운아였습니다. 그에게 좋은 음식을 먹이기로 결심한 엄마가 있었습니다. 나는 이 결심이 하나의 선택이라고 생각합니다. 대부분의 사람들은 아이들을 위한 식사를 준비 하지 않는 것은, 돈이 없어서가 아니고, 시간이 없어서가 아니고, 요리법이 없어서가 아닙 니다. 왜냐하면 지금은 인터넷에서 여러 가지 시간 절약 요리법을 쉽게 찾을 수 있기 때문입 니다. 만약 한 가지 일이 가장 중요하다고 생각하면 시간을 꼭 낼 수 있고, 돈도 반드시 다른 곳에서 돌려쓸 수 있으니, 어떻게 해서라도 반드시 처리할 수 있습니다.

이베트가 말했습니다. '나는 직업여성인데, 아침, 점심, 저녁을 모두 스스로 밥을 하다니, 정말 피곤해요!' 그러나 이런 손수 만든 음식들은, 소덕의 표현에 따르면, '95(휘발유)를 가 득 채워 차를 운행하는' 것입니다. 맞아요. 우리의 몸은 자동차와 같아서 차의 성능이 좋길 원한다면 저질의 기름을 넣을 수 없습니다. 더구나 좋은 식사 패턴은 건강을 가져오고 혈당 과 정서가 평온하며 압력의 저항성이 높습니다. 수업 스트레스가 심한 아이들에게 영양은 연료만큼이나 중요합니다.

내가 어렸을 때 책을 한 권 읽었는데, 저자는 요리사가 있는 부유한 가정에서 자랐고, 세 끼를 요리사가 정성껏 요리하는 것뿐만 아니라, 학교를 마치고 집에 가면 특별히 만든 오후 차도 있었습니다. 그녀는 각각의 요리를 레시피로 썼고, 그 요리가 어떻게 만들었는지 뿐만 아니라, 식탁에서 즐길 때의 그런 행복한 느낌을 묘사했습니다. 저는 그때, 나중에 아이가 생기면, 돈도 없고 요리사가 없다고 하더라도 아이가 똑같은 행복을 느낄 수 있도록 스스로 요리를 해야겠다고 생각했습니다.

나중에 엄마가 되었을 때, 나는 한때 기름도 적고 소금도 적고 고기도 적게 먹는 음식을 신봉했습니다. 이런 요리는 정말 맛없고 아이는 행복감도 없고 고통스러워했습니다. 나중에 균형 잡힌 식사와 좋은 기름이 중요하다는 것을 알게 되었고, 음식에서의 영양과 풍미의 관 계를 알게 되었습니다. 기름도 소금도 고기도 없는 요리가 먹기 힘든 것은 영양가가 없기 때 문이라는 것을 알았습니다. 그 후 과감하게 양념을 하고, 기름을 쓰고, 고기를 먹은 후, 음식 의 풍미가 풍부해지기 시작하자, 아이들은 마침내 내가 만든 요리를 좋아하게 되었습니다. 어느 날 두 딸은 식사를 마친 후 말했습니다. '엄마, 우리는 학교 친구들이 가지고 온 음식을 보거나, 그들의 집으로 저녁을 먹으러 가서 보고 자신이 얼마나 행복한지 알 수 있었어요.'

글쎄, 먹는 사람이 행복하면, 요리하는 사람도 똑같은 행복감을 느끼게 됩니다. 이 세상에 사랑을 표현하는 어떤 방식도 요리를 하는 것보다 더 실감이 나는 것이 없습니다.

이베트는 과거에는 몸이 약하고 병이 많은 아이를 보면서, 그들은 걱정스러운 한 쌍의 부모일 수밖에 없었다고 했습니다. 언제나 소덕의 알레르기, 천식, 약한 위장에 대한 걱정을 했는데, 음식을 근치하고 나니, 어느새 온 집안이 건강해져서, 생활이 비로소 품격을 갖추게 되었습니다. 이베트는 '건강하고 즐거운 아이를 기르는 것은 하나님의 선물을 얻는 것과 같다.'고 했습니다.

아이의 건강과 학습의 관건은 음식에 있습니다. 그들이 잘 먹느냐 못 먹느냐는, 정말 엄마 아빠 손에 달렸습니다. 우리가 엄마 아빠가 되면 음식을 최우선 순위에 두기를 바라며, 그리고 올바른 식사법을 통해 아이와 함께 행복을 느꼈으면 합니다.

12 부모가 가장 자주 겪는 아이의 음식 문제

아이가 자주 겪는 음식 문제를 어떻게 해결하나?

● **다른 사람들이 아이에게 잘못된 음식을 주는데, 아이가 밖에서 무엇을 먹는지 통제할 수 없다.**

우리는 외부의 환경을 통제할 수 없습니다. 아이들이 먹지 말아야 할 음식을 스스로 거부하도록 가르치고, 아이에게 맞는 음식을 배합하는 방법을 가르쳐야 효과가 있습니다. 그러나 교육은 아이에게는 이렇게, 저렇게 해서는 안 된다고 규정하거나, 결코 아이들의 경계를 넘어 강제로 규정할 것은 아닙니다. 나는 이렇게 하는 가장을 '오줌을 싼다'고 했습니다. 아이가 원하는 일에 당신이 오줌을 싸면 아이는 절대 손을 대지 않을 것입니다. 왜냐하면 당신은 이미 그것을 당신의 것이라고 표기했기 때문입니다.

교육은 아이의 결정을 존중한다는 전제하에, 도대체 왜 이렇게 먹어야 하는지에 대한 지식을 그들에게 가르쳐 주는 것입니다. 아이들의 세계는 단지 먹는 것만이 아니라, 그들도 집단 안에서 살고 있고, 또한 챙겨야 할 사교활동도 있습니다. 아이가 너무 다르게 먹으면 쉽게 집단으로부터 고립됩니다. 그래서 부모들은 왜 그렇게 먹어야 하는지에 대한 이유를 아이에게 분명하게 설명하고, 그가 반드시 창의적인 방법을 생각해낼 수 있다고 믿어야 합니다. 그래야 사교활동도 챙기고 자기 자신을 관리할 수 있는 상황에서 음식을 잘 배합할 수도 있습니다.

예를 들어 나의 딸이 초등학교를 다닐 때 동창생 집에 갔는데, 다른 학부모들이 디저트를 대접했습니다. 그녀는 그 가족에게 먼저 계란이나 고기를 달라고 해서 계란이나 고기를 먼저 먹고 디저트를 먹거나 아니면 디저트를 받아놓고 한 두 입 만 먹고 나머지는 집으로 가져왔습니다. 어른이 되면, 그들은 밖에서 급우들과 함께, 스스로 맞는 음식을 주문하여 조절할 것입니다. 고기를 주문할 수 없는 그런 식당에는 급우들과 약속하지 않습니다. 건강한 방법으로 오래 먹다가, 아이가 잘 못 먹으면 불편해집니다. 그런 불편함은 사실은 자연스러운 벌입니다.

학부모는 교육에 성과를 얻으려면, 아이가 옳은 일을 할 때, 티 나지 않게 그들을 격려하는 것이 좋습니다. 예를 들어, 아이가 스스로 물병을 가지고 다니는 것을 보고 아이에게 '물 마시는 습관이 참 좋구나!'라고 말할 기회를 포착합니다. 혹은 당신이 아이가 스스로 포장한 점심이 균형 잡힌 것을 보면, 칭찬할 수 있습니다. '우와, 이 점심은 훌륭해 보인다!'

● 학교에서 주는 음식은 다 맞지 않아

학교의 영양 점심은 종종 매우 소박하고 탄수화물이 많습니다. 학부모는 학교에서 고기가 충분히 많은 식사를 제공하면 원가가 매우 많이 증가한다는 것을 알아야 합니다. 게다가 보통 사람들은 좀 더 수수하게 먹는 것이 비교적 건강하다고 느낍니다. 그래서 학교 측은 정말 식당에 단백질을 추가할 아무런 동력도 없습니다. 그것이 힘에 겨워 비위를 맞추지 못하니까요, 그래서 음식을 근치하는 기준으로 학교의 영양 점심 식사를 보면 대부분 이상적이지 않습니다.

학교의 영양 점심은 종종 탄수화물이 많고 단백질이 적습니다. 학교 점심식사는 얼마간의 고기가 들어가는데, 가장 무서운 것은 학교의 오후 간식입니다. 예를 들어 '감자빵 + 결명자차', '작은 스펀지케이크 + 따뜻한 우유', '김 과자 + 마일로', '토란 팥 수프', '블루베리 + 보리차'. 적어도 이 차들은 카페인이 들어있지 않지만, 어떤 학교에서는 직접 오후 과자로 버블티(밀크티)를 준비합니다.

내게 아주 친한 친구가 있는데, 스스로 음식을 근치하기 시작한 후에, 아들의 유치원에서 주는 음식에 설탕이 너무 많이 들어 있는 것을 발견하고 아이에게 도시락을 싸주기로 결심했습니다. 그의 방법은 보통 아침 식사로 아이가 집에서 먼저 고기를 조금 먹게 하고, 학교에 가서 다시 야채와 탄수화물을 먹는 것입니다. 저녁 식사는 일인 분 더 만들고, 그 다음날 아이가 그것을 점심 식사로 학교에 가지고 갑니다.

내 친구는 아주 영리해서 아기에게 고기만 챙겨주고, 학교에서 탄수화물과 야채는 유기농 식품으로 자랑한다는데, 안 먹으면 손해라고 말했습니다. 나는 그에게 아이가 학교에서 너무 많은 탄수화물을 먹는 것이 두렵지 않느냐고 물었습니다. 아이가 집에서는 이미 습관이 되어 고기를 먼저 먹고 나서야 설탕이 들어 있는 것을 먹습니다. 그리고 아이는 어린 나이에 이미 어떤 것에 설탕이 있는지 알고 있는데, 어른들이 집에서 교육했기 때문입니다. 좋은 습관을 들이면, 생각 없이 바로 할 수 있으니, 반드시 고기부터 먹습니다. 고기를 먼저 먹는 아이는 탄수화물과 설탕을 과하게 먹을 가능성이 별로 없습니다. 왜냐하면 고기를 먹으면 쉽게 배부르기 때문입니다. 흥미롭게도 학교에서 사탕 간식을 보내는데, 아이가 먹을 수 있는지 확실하지 않으면 집으로 가지고 가서 아빠에게 물어봅니다.

내 친구는 스스로 아주 긍정적으로 생각하는 사람이고, 일을 하는 것과 말하는 것에 기세가 등등합니다. 그래서 그가 아이를 위해서 한 이 변화를 다른 학부모들은 싫어하지 않습니다. 다른 학부모들이 하든지 말든지 간에, 모두 매우 탄복합니다. 어릴 때부터 올바른 음식 관념을 갖고 있어 몸이 좋고 머리도 좋다고 했습니다. 내 친구는 다른 아이들과 비교할 필요가 없다고 말했습니다. 왜냐하면 20년 후에 동창들과 어떻게 다른지 알 수 있기 때문입니다. 사실 20년을 기다릴 필요도 없이 지금 이미 달라졌습니다. 친구가 관찰한 바에 따르면, 이 아이는 매우 담담하고 아빠와 오전 내내 산에 오를 수 있는 체력이 있다고 합니다.

내 친구가 아주 중요한 말을 했습니다. 그는 아이가 탄력성(융통성)이 있어서 변화를 배우고 스스로 건강을 돌보기를 원한다고 말했습니다. 보통, 바꿀 방법이 없는 가정은, 학교가 협조를 원하지 않기 때문이 아니고, 아이가 협력하기 싫어서도 아니라 아빠 엄마 스스로 고당분 음식을 먹기 때문입니다.

● **음식이 너무 부드럽고, 너무 작아 씹는 연습을 할 수 없고, 뼈 성장과 언어 발달에 영향을 받는다.**

나의 큰 딸이 유치원에 갔을 때, 반에 그녀와 같은 해 같은 달 같은 날에 태어난 찰스라는 어린 남학생이 있었습니다. 두 아이는 대단히 사이가 좋아 늘 붙어 있습니다. 찰스의 아빠는 매일 유치원에 가서 학교에서 준비한 음식을 아주 작게 자르고 푹 삶아서 찰스가 먹는 것을 도와주었습니다. 음식이 거의 씹을 필요가 없을 정도로 작기 때문에, 찰스는 씹어 먹을 줄 모르게 되어 무엇을 먹어도 목에 메입니다. 찰스의 아빠는 더 긴장해서 음식을 더 작게 잘라, 찰스는 더욱 더 씹어 먹을 줄 모르게 되었습니다.

씹는 동작은 사실, 신체의 많은 조직이 건강하게 자라기 위해서 반드시 필요한 연습입니다.[4] 씹으면 얼굴뼈가 뻗습니다. 얼굴뼈가 충분히 뻗어야 치아가 다 자라나고, 평행한 사랑니가 생겨서 사랑니를 뽑아야 할 일이 없어집니다.[5] 씹는 것은 근육 뼈의 성장을 돕는 것 외에 뇌의 신경계의 작동을 돕습니다.[6]

나는 씹기 연습의 가장 간과된 기능 중 하나가 언어의 발전이라고 생각합니다. 씹을 때 얼굴 근육 훈련 외에 입술 장악 훈련도 합니다. 입술이 음식을 입에 물고 빠지지 않게 해야 하니까요. 혀는 씹는 도중에 음식을 뒤집을 수 있고, 더 씹어야 하는 음식을 이미 삼킬 수 있는 음식과 분리시킬 수 있습니다. 입술, 혀, 그리고 삼키는 것을 제어하는 연구개(물렁 입천장)까지, 모두 언어의 발달에서 가장 중요한 부위입니다.[7] 어릴 때부터 부지런히 씹는 연습을 하지 않으면 어른이 되어 언어 발달에 지장이 생길 수 있습니다.

그때 반 전체가 만 4세였던 아이들이, 모두가 와글와글 말을 했는데, 찰스는 겨우 그 몇 글자만 알고, 하루 종일 몇 마디도 할 수 없었습니다. 동생 아들은 어릴 때부터 근치음식을 먹고, 내 여동생은 단 한 번만 음식을 으깨서 아이에게 먹이고

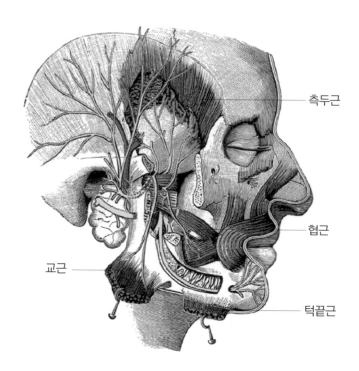

측두근

협근

교근

턱끝근

얼굴에 이렇게 많은 근육과 신경이 작동하는 것은 모두 씹음으로써 훈련을 자극하는 것이다.
(자료 출처: https://reurl.cc/a4q27)

다른 때는 모두 스스로 음식을 잡고 씹어 먹게 했습니다. 이 아이는 남학생인데도 불구하고 많은 여학생들보다 먼저 말을 시작했습니다.

● **어린아이가 굶을까 봐, 아쉬운 대로 참고 견디다가, 어린아이가 음식을 가리고 흰 것만 먹게 되었다.**

　어른들은 어린아이가 굶는 것을 매우 두려워합니다. 주된 이유는 아이들이 배가 고프면 소란을 잘 피우기 때문입니다. 사실 소란을 잘 피우는 사람은 정상적으로 배가 고픈 것이 아니라, 그것은 혈당이 급격히 떨어지고, 온 세상이 다 뒤집힌 것과 같은 느낌의 배고픔 때문입니다. 이런 배고픔의 가장 눈에 띄는 증상은 무슨 일이든 마음에 들지 않는다는 것입니다. 이정도 굶은 사람이, 성가시게 굴면서 무리하게 소란을 피우기 시작하면, 무슨 말도 먹혀들지 않습니다. 겪어본 사람은 누구나 두려워할 것입니다. 그래서 어른들은 아이가 배가 고플까봐서 매우 두려워하고, 그가 배가 고플까봐서 가능한 한 비위에 맞춰주고, 무엇을 먹든 상관하지 않습니다. 먹을 수 있는 한 당분간 발작을 일으키지 않아서 좋아합니다.

어린아이들은 정상적인 배고픔이 아니고, 혈당이 아주 빨리 떨어져서 느끼는 배고픔이라면, 그것은 전번 식사가 잘못되어 설탕의 양이 너무 많고 고기를 너무 적게 먹었기 때문입니다. 설탕은 잡아당길 수 있는 고기가 없으면, 너무 빨리 뛰어오릅니다. 높이 올라갔기 때문에 떨어지는 속도도 빠릅니다. 약간 비행기 착륙 통제 불능처럼, 심하게 떨어져, 아이가 견디기 힘들어서, 제멋대로 굴기 시작합니다. 혈당이 너무 낮아서 지금 몸은 설탕을 제일 먹고 싶어 합니다. 그래서 혈당이 너무 낮아진 아이는, 배가 고프면 머릿속에 온통 설탕 생각뿐입니다. 그에게 사탕을 주지 않으면, 그는 당신에게 목숨을 겁니다. 왜냐하면 그것은 '혈당이 다시 떨어지면 목숨이 없어질거야' 라고 하는 배고픈 느낌입니다.

이와 같이 배가 고픈 애들은 음식을 먹으면서, 사탕, 과일, 디저트 외에, 오로지 흰 것만 골라 먹습니다. 흰 밥, 흰 밀가루, 흰 빵, 흰 찐빵. 흰 것을, 한두 번 대충 깨물면, 설탕으로 소화될 수 있고, 혈당을 올리는 속도가 가장 빠르며, 바로 그 배고파 죽을 것 같은 느낌을 해소할 수 있기 때문입니다. 결국, 고기를 먹는 것은 저혈당의 배고픔을 완화하기에 너무 느

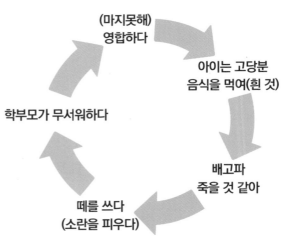

학부모가 마지못해 영합하여, 아이에게 늘 흰 밀가루와 백반을 먹입니다. 아이는 먹으면 더 떠들고, 부모는 더 끌려가고. 그렇게 계속 잘못 먹다가 악순환에 빠집니다.

립니다. 부모는 아이가 배가 고플까봐, 마지못해 고당분 음식을 먹게 하고 고기를 먼저 먹으라고 하지 않습니다. 설탕이 너무 많고 고기가 적어서 같은 문제가 다시 발생하는 악순환이 계속됩니다.

이런 악순환의 고리를 바로 잡으려면, 음식을 바르게 하는 것으로부터, 즉 설탕을 줄이고 고기를 늘리는 것으로부터 시작해야 합니다. 아이가 고기를 충분히 먹고 설탕을 많이 건드리지 않으면, 다음에 배가 고플 때까지 혈당은 급격하게 떨어지지 않고 완만하게 떨어질 것입니다. 마치 평온하게 착륙하는 비행기처럼 배가 꼬르륵거릴 수도 있지만, 견디기 힘든 느낌은 없습니다. 아이가 괴롭지 않고 떠들지 않고 급하지 않습니다. 이런 아이는 엄마 아빠가 보다 나은 음식을 준비하도록 참을성 있게 기다립니다.

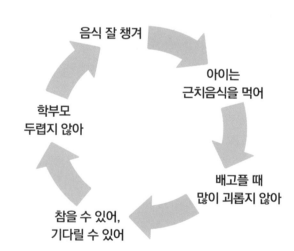

학부모가 아이들에게 균형 잡힌 근치 음식을 마련해 준다면, 아이의 에너지는 안정되고, 배고플 때 너무 괴롭지 않아, 떠들지 않고 기다릴 수 있고, 부모는 음식을 잘 준비할 수 있고, 선순환이 이루어집니다.

● **어린이가 배가 고플까봐, 어린이가 얼마나 먹어야 하는지를 규정한다.**

많은 학부모들이 어린이가 배가 고플까봐, 어린이가 얼마나 먹어야 하는지를 규정합니다. 아이는 매 끼니마다 너무 배불리 먹게 해서, 훗날 음식 불균형 증후군의 복선을 깔아주었습니다.

'배고프다'는 것은 느낌입니다. '느낌'은 우리가 상상하는 것이 아닙니다. 몸이 만들어낸 것입니다. 신체가 감각을 만드는 것은 우리를 보호하기 위한 것입니다. 마치 불을 만지는 것처럼, 우리가 뜨거움을 느끼는 것은 신체가 우리에게 손을 거둬들여 자신을 보호하도록 하라는 것입니다. 그래서 '배가 고프다'는 것도 마찬가지입니다. 몸이 에너지와 영양을 보충하라고 우리에게 일깨워주기 때문입니다. 이 신체 보호 메커니즘은 모든 사람에게 있습니다.

'배부르다'는 것도 느낌입니다. 그것도 우리가 상상해서 만든 게 아니라 몸이 만든 것입니다. 에너지가 충분하니 더 이상 먹지말라고 일깨워줍니다. 몸이 음식 먹는 것을 멈추라는 것을 '배불러'로 일깨워 줍니다. 그것은 과식하면, 소화기관이 쉽게 손상될 수 있고 몸에 과도한 양의 음식을 지방으로 저장하기 때문입니다.

엄마 아빠가 아이의 느낌을 존중하지 않고, 항상 젖을 먹일 때 억지로 몇 CC를 먹이거나, 아이에게 정해진 음식을 다 먹으라고 강요하면, 오래지 않아 아이는 점점 자신이 배부른지 배가 고픈지 알 수 없게 됩니다. 신체의 가장 기본적인 보호 메커니즘이 지워지면 말썽이 생깁니다. 아기들은 어린 나이에 소화증세, 위식도 역류, 트림, 졸음, 위통, 변비, 설사 등이 나타날 가능성이 큽니다. 아이가 더 크게 자라면, 배불리 먹고도 멈추지 않는 '폭식'이 나타날 수 있고, 아니면 배가 고픔을 모르는 '거식'증에 걸릴 수도 있습니다.

● **아이가 배가 고플까봐 계속 먹여, 펜을 잡는 데 어려움을 겪을 수도 있다.**

아이가 물건을 가져다가 자신의 입에 집어넣는 것은 눈과 손의 조화를 연습할 수 있는 절호의 기회입니다.

많은 학부모들은 아이들이 스스로 먹고, 잘 먹지 못하면 배가 고플까봐 두려워합니다. 아니면 아이가 깨끗하게 못 먹을까봐 그냥 계속 먹입니다. 어른들이 습관적으로 먹이는 것은, 아이의 중요한 눈과 손이 조화를 이루고 성장할 시기를 빼앗는 것입니다.[8] 아이가 음식을 잡고 스스로 먹는 것을 배우면, 눈과 손의 조화를 연습하는 것 외에도, 등과 팔, 손 근육과의 조화를 강화할 수 있습니다. 음식이 잘 잡히지 않아서, 보낼 곳을 보낼 수가 없으면, 미래에 펜을 잡는 것이 어려울 수 있습니다.

● 요리에 기름, 소금이 적은 것이 편하고 건강하다고 생각한다.

많은 학부모들은 자신이 기름도 적고 소금도 적게 먹기 때문에 아이에게 먹일 때, 기름을 사용하지 않고, 조미료를 넣지 않습니다. 기름도 없고 조미료도 없는 요리란 정말 맛이 없습니다. 소금은 생명의 근본입니다. 천연 소금에는 멀티 미네랄이 함유되어 있습니다. 물에 닿으면 전해질이 되고, 음식 속의 다양한 영양과 생화학적인 불꽃을 만들어 냅니다. 이게 바로 좋은 소금이 들어간 반찬이 풍미를 더하는 이유입니다. 그 풍미, 바로 영양. 영양가 있는 것은 맛이 있고, 그렇기 때문에 모든 사람들이 즐겨 먹습니다. 상대적으로, 음식이 적절하게 양념되지 않을 때, 싱겁고 맛이 없습니다. 맛이 없는 음식은 몸이 원하지 않습니다. 나의 몇몇 어린이 환자가 집에서 먹는 음식을 보면 입맛이 없는데, 이는 집에서 요리를 할 때 모두 맛을 내지 않기 때문입니다. 그런데 밖에 나가면 입맛이 당기는데, 그것은 바로 바깥 음식이 양념이 잘 되어 있고 종류가 풍부하기 때문입니다.

나는 또한 어떤 학부모들이 집에 기름 연기를 내지 않기 위해, 요리하는 일이 드문 것을 본 적이 있습니다. 그런데 또 외식이 깨끗하지 않다고 생각해서 자꾸 아이들에게 과일을 먹입니다. 아기는 원숭이가 아닙니다. 과일만 먹는 것은 영양 부족입니다. 그래서 집에서 만든 음식을 아이에게 잘 먹게 하려면, 좋은 기름에 좋은 소금으로 요리하는 것을 잊지 마세요. 좋은 기름에는 비타민이 풍부하고, 좋은 소금에는 미네랄이 풍부합니다. 이 두 가지가 갖추어져서, 영양은 좋은 맛을 이끌어냅니다. 무슨 요리를 하건 아이가 군침을 흘리지 않기란 쉽지 않습니다.

● 식탁에서 시간을 가지고 설교하고 꾸짖다.

요즘 아이들은 모두 바쁩니다. 학부모들이 유일하게 아이를 보고 대화를 잘 할 수 있는 시간은 대부분 식사할 때입니다. 그래서 많은 학부모들이 아이들을 혼내야 할 일을 이 시점에 쌓아놓고 이야기합니다. 사람들은 음식을 먹을 때 자신이 안전하지 않다고 느끼면 소화기관 전체가 폐쇄되고 소화가 잘 안 되거나 음식물이 제대로 분해되지 않습니다. 많은 사람들이 성인이 되어 소화기관이 좋지 않은 것은 어린 시절에 밥을 먹으면 불안하기 때문입니다. 어른이 되면 몸은 기억을 가지고 있고 소화기능은 여전히 좋지 않습니다. 자꾸 흡수가 안 되면 계속 병에 걸립니다.

예로부터 인류가 한자리에 모여 함께 음식을 먹으며 음식을 나눈 것은 몇 가지 이유에서였습니다. 의사소통을 하고, 사교적이고, 사랑을 주고받고, 음식과 관련된 가치관을 교환하고, 집단(공동체)의 분위기를 즐기며, 경축을 했습니다. 함께 식사를 하는 것은 즐거운 일입니다. 모처럼 모이는 시간에 혼내고 욕하면, 아이의 소화가 잘 안 될 뿐만 아니라 혈연관계의 정서에도 방해를 받습니다.

기회를 포착하여 식탁에서 아이에게 중요한 일을 꼭 가르쳐야 한다면, 이야기를 하는 것이 아주 좋은 방법입니다. 나의 시부모님은 이렇게 그들의 아이들을 교육시킵니다. 그들은 다른 사람의 이야기를 빌어서 아이와 함께 어떻게 문제를 풀어야 할지 토론합니다. 아이는 밥을 먹으면서 다른 사람의 이야기를 듣고 토론에 함께 참여합니다. 중요한 가치관을 배울 수 있을 뿐만 아니라, 이야기를 재미있게 듣기 때문에 식사의 흥미를 조금도 잃지 않습니다.

● 아이가 소란을 피울까봐 스크린을 보면서 먹게 한다.

많은 학부모들은 아이들이 밥을 먹을 때 떠드는 것을 두려워하여 바로 식사시간에 TV를 켜거나 아이에게 아이패드 또는 핸드폰을 보게 합니다. 아이의 마음을 밥 먹는 일에 두지 않으면, 그는 음식의 향기를 맡을 수 없고, 음식의 모습을 볼 수 없어 음식의 풍미를 음미할 수 없습니다. 음식의 색깔, 향기, 맛은 바로 아이의 소화관을 열어주는 중요한 요소입니다. 아이와 음식 사이에 아이패드 또는 휴대폰이 끼어 있어서, 음식에 대해 제대로 알지도 못하고, 더구나 좋은 관계를 맺지도 못합니다. 게다가 아이가 밥을 먹을 때 스크린을 바짝 응시하면, 가족과 식탁에서 사교적인 대화를 잘 할 수도 없고 부모님을 잘 이해할 수도 없습니다.

어렸을 때부터 밥을 먹으면서 아이패드나 핸드폰을 보고 있는 학생들이 많습니다. 청소년기가 되면 음식과 부모님을 제대로 알지 못하기 때문에 둘 다 관심이 없습니다. 그래서 식사를 할 때마다 음식을 방으로 가지고 들어가서 컴퓨터를 보면서 먹고, 가족과 테이블을 같이 하기를 꺼리게 됩니다.

만약 아이가 장기간 편식을 하고 잘못 먹는다면 매번 식사 후에, 몸은 잘못된 식사에 의해 불균형하게 됩니다. 처음 균형을 잃으면 몸이 감당할 수 있고, 빨리 조정해서 돌아옵니다. 하지만 불균형이 오래 지속되면 몸의 기관들이 대폭적인 조정을 해야 하기 때문에 다칠 수 있는데, 이때 아이가 병에 걸리게 됩니다.

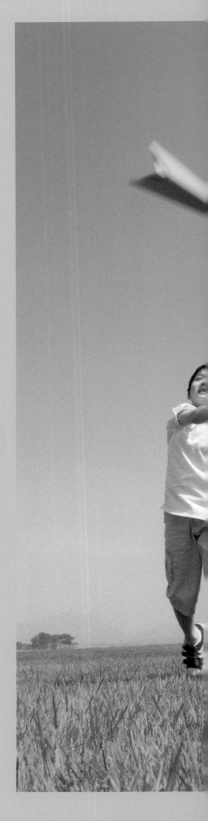

PART 2

아이의 이 병들은
어떻게 생기나?
어떻게 개선해야 하나?

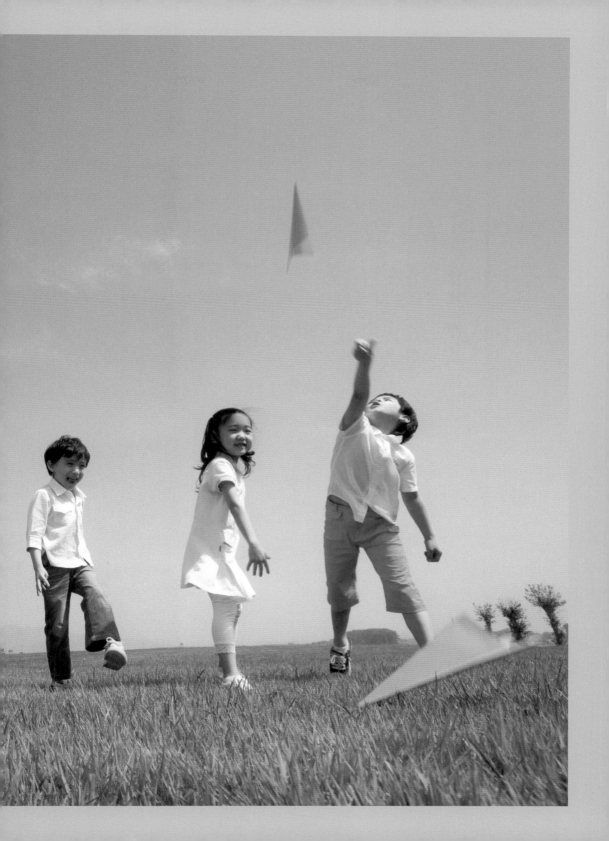

아이가 제대로 먹으면 순조롭고 건강하게 성장을 할 수 있습니다. 아이가 가끔 잘못 먹거나, 가끔 바이러스나 병균에 감염된다면, 그것은 문제가 되지 않고, 신체의 강력한 평형 메커니즘과 면역력으로 몸을 복원시켜줍니다. 하지만 아이가 오랫동안 잘못 먹으면, 신체에 해를 끼치는 빈도에 따라, 음식이 해를 끼치는 것일 수 있습니다. 오래되면 신체의 평형 메커니즘이 그것을 다시 조정할 수 없고, 아기가 곧 병에 걸릴 것입니다. 이런 병은 일시적인 병이 아닙니다. 이런 병은 종종 아이에게 지속적인 영향을 미쳐서 성장, 생활 그리고 학습에 방해가 됩니다.

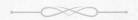

1 복통/트림/헛배 부름

아기들이 배가 아프고 트림이 나고 더부룩한 것은 보통 네 가지 원인이 있습니다. 첫째 우유를 마셨습니다. 둘째 탄수화물을 너무 많이 먹고, 고기는 너무 적게 먹었습니다. 셋째 너무 빨리 먹고 너무 긴장하였고, 마지막으로는 씹지 않았습니다.

우유를 마시는 어린이가 트림을 하는 것은 종종 그들이 우유에 적응하지 못하기 때문입니다. 우유는 소의 젖입니다. 안에 있는 젖 단백과 유당이 사람의 젖과는 다릅니다. 그러므로 어린이들은 우유를 마시면 종종 배탈이 나고 배가 더부룩합니다. 젖 단백과 유당이 완전히 분해되지 않고 따뜻한 장에 머물다가 결국 부패하기 때문입니다. 이 부패한 젖 단백과 유당은 소화관에 염증을 일으키기 쉽습니다.

시판 분유나 우유는 이미 다시 분해되어 소화가 잘 됩니다. 만약 아이가 마시고 나서 여전히 당기고 소화가 되지 않으면, 특히 이미 젖을 뗀 아이는 몸에 무리를 주지 않아야 합니다. 만약 아기가 젖을 먹고 배가 아프거나 더부룩하면, 젖 단백 분해 효소와 유당 분해 효소 건강보조식품을 사전에 복용하여 우유 분자를 소화시켜 증상을 경감시킬 수 있습니다.

우유를 제외하고 가장 쉽게 아기의 배를 아프게 하고 트림을 하게 하는 원인은 음식 조합의 문제입니다. 고기가 너무 적고 탄수화물이 너무 많아서, 많은 탄수화물이 매우 시큼한 위에 머물러 있을 경우 쉽게 발효될 수 있습니다. 탄수화물이 발효되면, 그에 따라 거품이 생기고, 배가 더부룩하고, 위가 아픕니다. 그래서 아이가 자꾸 트림을 할 경우(아랫배가 동글동글하게) 부모는 반드시 아이가 먹은 탄수화물 양이 고기보다 많은지 아닌지를 검사해야 합니다. 고기가 너무 적고 탄수화물의 양이 너무 많을 경우 고기를 첨가하고 탄수화물을 줄이고, 다시 아이가 불편해 하는 빈도를 관찰하세요.

셋째, 아이의 배를 아프게 하고 트림을 하는 원인은 음식이 아니라 긴장된 마음입니다. 만약 아이가 밥을 먹을 때 서두르거나 먹으면서 훈계를 받는다면, 신체가 이완되지 않고 신경계가 팽팽한 상태여서 소화 메커니즘을 열 수 없을 것입니다. 왜냐하면 우리 몸은 무슨 일이 일어나고 있는지도 모르고 호랑이에게 쫓기고 있다고 느끼기 때문에, 호랑이에게 먹힐 지경인데 어디 음식을 소화할 여유가 있겠습니까? 음식물을 소화계통으로 계속 보내지만 소화기는 닫혀 있어서, 마지막에 소화불량이나 배탈이 나는 것은 필연적입니다.

아기의 배를 아프게 하고 트림을 쉽게 하는 마지막 이유는 어릴 때부터 기른 식습관입니다. 아이가 어릴 때부터 잘 씹어 먹는 습관을 길러 한입에 30번씩 씹어 먹고 삼킨다면, 음식이 소화관에 들어갈 때 이미 충분히 작아서 소화기가 처리할 수 있습니다. 아이가 음식을 먹을 때 삼키는 습관이 있어서, 씹지 않고 큼직한 음식을 소화관으로 보내면, 아무리 소화를 잘하는 사람이라도 감당할 수 없습니다. 음식이 너무 커서 제대로 분해되지 않으면 소화가 잘 안 되고 병이 생기기 쉽습니다.

복통/트림/속이 더부룩함을 어떻게 피할까?

● 배앓이와 트림, 속이 더부룩한 출처를 검사한다.

아이가 어떤 음식을 먹은 후에 증상이 나타나는지 관찰해 보세요. 만약 항상 어떤 종류의 음식을 먹은 후에 증상이 나타난다면, 그 음식의 성분을 검사해 보아야 합니다. 아이가 이 성분에 알레르기가 있거나 음식 조합에 문제가 있는지 다시 한번 살펴보세요. 탄수화물을 줄이고 단백질을 더하여, 아이의 증상이 개선되는지 관찰해 볼 수 있습니다.

● 식사할 때 긴장을 푼다.

가능한 한 아이가 밥을 먹을 때 긴장을 느끼지 않도록 하세요. '긴장 없이 밥을 먹는' 것은 식사 시간을 길게 잡는 것이 아니라, 기분전환 습관을 기르는 것입니다.

나의 작은 딸은 매일 아침 식사를 10분밖에 하지 않지만 그녀는 이 10분을 매우 중요하게 여깁니다. 앉아서 잘 씹어 먹고, 잘 즐기고, 휴대폰을 보지 않고 다른 일은 하지 않으며, 기껏해야 가족과 몇 마디를 나눕니다. 아마 10분 정도 먹으면 배가 부릅니다. 다 먹지 않은 음식을 가지고 갈 수 있는 거라면 가져가고, 가져갈 수 없다면 남겨 두면 됩니다. 비결은 바로, 이 10분이 중요한 겁니다. 그녀가 즐기는 순간이고, 아무도 박탈할 수 없는 것입니다.

아이가 음식과 이렇게 좋은 관계를 맺을 수 있다면, 아무리 먹는 시간이 짧아도 마음의 여유를 가질 수 있습니다.

● 아이의 씹는 습관에 주의한다.

아이가 잘 씹어 먹는 좋은 습관이 없다면, 배가 아프고 더부룩할 때 씹어 먹는 것과 소화의 관계에 대해 그와 토론할 수 있습니다. 아이에게 스물한 번 반복하면 습관이 된다고 다시 설명을 해주고, 그 다음에 계획을 함께 세울 것입니다. 다음에 음식을 먹을 때, 아이가 또 삼켜먹으면, 그에게 20~30번씩 씹어 먹도록 일깨워줍니다. 이것은 아이의 습관인데, 습관을 바꾸려면, 그와 상의해야 하며 그의 의사를 존중하는 것이 가장 좋습니다. 그렇지 않으면 부모의 일방적인 잔소리 그리고 경계선을 넘는 것이 되어, 아이가 먹을 때 오히려 더 긴장하게 됩니다.

한 가정을 본 적이 있는데, 온 가족이 함께 씹어 먹는 습관을 조절하고 있었습니다. 각자가 서로 일깨워서 함께 연습하고, 빠진 사람이 없어서 효과가 매우 좋았습니다.

2 집중력/학습력/기억력이 좋지 않다

우리의 집중력/학습력/기억력은 모두 뇌의 신경 활동에서 나옵니다. 뇌 신경활동의 주된 에너지원은 바로 설탕입니다. 그래서 아이가 집중하고, 효과적으로 배우고, 기억력이 좋은 노하우는 설탕이라는 에너지를 '안정적'으로 뇌에 공급하는 것입니다.

집중력/학습력/기억력이 좋지 않은 원인

아이가 잘못 먹어서 탄수화물과 설탕을 너무 많이 먹는 반면 고기를 너무 적게 먹는다면, 설탕은 전기가 터지듯 빠르게 치솟습니다. 아이의 기분이 매우 들뜹니다. 아이는 매우 흥분하고, 앉을 수 없고, 쉽게 충동할 수 있습니다. 조용히 일을 생각하기에 역부족이고, 집중력이

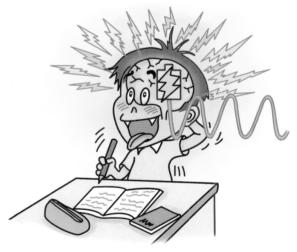

아이가 잘못 먹어서, 단백질이 너무 적고, 설탕이 너무 많으면, 혈당이 반드시 흔들립니다. 혈당 = 에너지이기 때문에 혈당이 상승할 때 아이가 극도로 흥분한 상태입니다. 흥분하지만 집중하기가 쉽지 않고, 지나치게 움직입니다.

부족하기 때문에 공부와 이해에 큰 영향을 받습니다.

　올라오던 혈당은 나중에 힘차게 떨어집니다. 혈당이 바닥으로 떨어질 때 전기의 전력 부족, 접촉 불량과 같이 전기가 연결되다가 안 됩니다. 이때 머릿속에 입력한 것들을 조절할 수 없고, 찾을 수 없고, 어제 외운 것을 까맣게 잊고 배운 게 생각나지 않으니 시험 볼 때 손해를 보기 마련입니다.

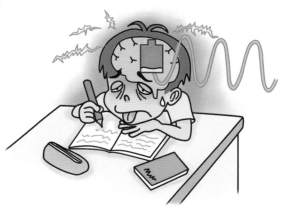

혈당이 떨어질 때, 오히려 졸려서 죽을 지경이고, 더욱 더 공부할 기운이 없습니다.

집중력/학습력/기억력이 좋지 않은 것을 어떻게 피할까?

　아이들이 뇌에 에너지를 공급하고 안정시키는 가장 좋은 방법은 균형 잡힌 식사를 하는 것입니다. 설탕이 들어간 음식을 먹을 때마다 충분한 양의 고기를 곁들여야 합니다. 충분한 양의 고기가 설탕을 당길 때, 설탕은 몸에서 천천히 상승할 수 있습니다. 천천히 올라가기 때문에 나중에도 천천히 내려갑니다. 올라간 것과 내려가는 것이 모두 느리면 에너지를 안정적으로 공급할 수 있습니다.

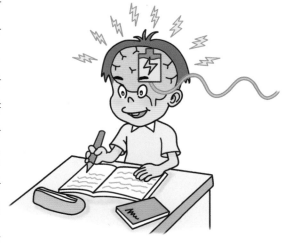

균형 잡힌 식사를 하는 아이들은 혈당이 안정되고 에너지가 오래 지속되기 때문에, 공부에 집중할 수 있고, 차분하고 인내심이 강합니다.

3 너무 빨리 자라거나 자라지 않는다

집에서 근치음식을 먹는 엄마가 물었습니다. '왜 다른 애들은 대충 먹고도 키도 크고 건장하게 자랐나요?' 이 질문에 답하려면, 인슐린 유사 성장인자(insulin-like growth factor)에 대해 먼저 말해야 합니다. 성장호르몬과 단단히 고리로 묶인 이 호르몬은 고 당분과 고 유제품의 음식에 자극을 받을 수 있습니다.

아기가 너무 빨리 자라는 이유

인슐린 유사 성장인자는 아이의 성장을 촉진합니다. 때문에 고 당분, 고 유제품을 먹는 아이들이 특히 빨리 자라는 경우가 많습니다. 때때로 엄마가 임신했을 때 고 당분과 고 유제품의 식사를 하면, 아기는 뱃속에서 이미 큰 아기가 됩니다. 그러나 인슐린 유사 성장인자가 지나치게 많을 때, 여드름, 당뇨병 그리고 암을 유발하기 쉽습니다.[9] 적당한 성장 호르몬은 건강한 성장을 촉진시키지만 지나친 성장 호르몬은 당뇨병을 유발합니다.[10]

특별히 상기해야 할 것은 빨리 자란 아이들이 평온하고 지속적인 미래의 성장을 의미하지 않는다는 사실입니다. 그들의 뼈 성장 품질이 탄탄하다는 보장은 더욱 없습니다. 그러므로 중국인은 중용이 왕도라고 말합니다. 아이를 성장시키는데 있어서 그것은 정말 영원한 지혜입니다. 너무 빨리 자라거나 자라지 않는 것은 모두 좋은 일이 아닙니다.

내 두 아이는 같은 나이의 아이보다 빨리 자라지 않았지만, 성장 시간을 길게 유지했습니다. 큰딸은 대학교 2학년이 되었을 때도 여전히 키가 자라고 있었습니다. 월경이 시작된 후 여러 해 동안 성장한 셈입니다. 내 여동생의 아들은 표준적인 '근처 음식 베이비'입니다. 그가 특별히 빨리 자란 것은 아니지만 모두들 항상 그가 무겁고 튼튼하다고 말합니다. 이 세 아이들은 신장이 자라기 전에 뱃살을 먼저 찌웠습니다. 뱃살을 찌운 후, 어느 날 빨리 키가 자라면, 그 후로는 배가 없어집니다. 좀 더 있다가 이런 순환을 또 한 번 겪게 될 것입니다.[11]

아이가 크게 자라지 않는 이유

그러면 아이가 크게 자라지 않은 것은 어찌된 일인가요? 아기가 자라지 않은 것은 종종 잠을 충분히 자지 못하거나 소화가 잘 되지 않거나 기생충에 감염되거나 카페인을 너무 많이 섭취했기 때문입니다.

● 잠을 충분히 자지 못한다.

아이가 잠을 충분히 자지 못하는 것이 성장을 저해하는 가장 큰 요인입니다. 하지만 항상 등한시하는 것은 어른 자신도 종종 잠을 충분히 자지 못하기 때문입니다. 수면 부족은 생리 시계를 주도하는 부신에 크게 영향을 줍니다.

'부신-뇌하수체-시상하부' 이 전체 선이 잘 작동하지 않으면 성장호르몬 분비를 억제하고, 결과적으로 아이가 제대로 자라지 못합니다.[12]

● 소화가 잘 되지 않는다.

많은 부모님들은 날마다 요리를 하고 매일 아이에게 강제로 많이 먹이지만, 바싹 말라서 잘 크지 않는다고 내게 불평을 늘어놓고 있습니다. 아이는 음식에서 영양을 공급받습니다. 하지만 몸은 완전히 분해되어야만 영양이고, 음식을 분해해 영양으로 바꾸는 곳은 소화기 계통입니다. 아이가 소화가 잘 안 되면, 음식이 완전히 분해되지 않고 몸 안에서 부패합니다. 몸은 영양을 흡수하지 못할 뿐만 아니라 아이는 독소가 쌓일 수 있습니다. 그래서 아이가 소화가 잘 안 되면 아무리 잘 먹어도 영양실조인 것 같이 보입니다.

아이가 일단 소화가 잘 안 되면 음식을 먹고 속이 불편해서, 늘 괴로워하고 그다지 먹기를 좋아하지 않습니다. 아이가 마르고 키가 크지 않고 입맛도 없는 모습을 보면, 어른들은 다급해집니다. 어른들이 다급해질수록, 더 끌려가고 아이들은 더욱더 편식을 하고 마구 먹게 됩니다.

우리의 장에는 각종 균들이 살고 있는데, 이 균들은 각기 다른 것을 먹습니다. 아이가 편식하여 항상 흰 밥과 흰 빵과 흰 국수와 같은 것을 먹는다면, 이런 것들을 먹는 균들은 매우 빨리 자랄 수 있습니다. 왜냐하면 그 균들은 먹이가 많기 때문입니다. 하지만 다른 것을 먹는 균은 음식이 부족하기 때문에 세력이 약하게 됩니다.

장균의 생태는 자연환경의 생태와 같습니다. 생태환경에 무언가가 너무 많고, 무엇이 너무 적으면 균형을 잃기 쉽습니다. 아이가 음식을 가리면 장균은 쉽게 균형을 잃습니다. 장균이 불균형하면 알레르기 문제, 소화 문제가 더 심각해집니다.

어른들은 아이가 약을 먹는 것처럼 밥을 먹는 모습을 보면, 마음이 급해집니다. 마음이 급해지면 더 호되게 독촉하여, 다 먹지 않으면 식탁에서 내려올 수 없도록 강요합니다. 매일 밥을 먹는 것은 전쟁을 치르는 것과 같고, 아이는 울고, 어른은 소리를 지르고, 욕하고, 모두들 긴장하면, 아무도 소화를 할 수 없습니다. 그렇게 해서 밥 먹는 것이 지옥과 같은 악순환은 시작됩니다.

● **기생충에 감염되다.**

아이가 밥을 먹을 때, 늘 욕설과 훈계를 듣는 것만이 아닙니다. 요즘 아이들은 늘 스케줄이 꽉 차서 생활이 매우 바쁩니다. 늘 이런 긴장된 생활 속에서, 첫 번째로 닫히는 것은 위산입니다. 위산의 부족을 초래합니다. 위산은 육류 소화의 공신일 뿐만 아니라 일차 면역 방어선이기도 합니다.

염산만큼 신 위산은 기생충이 침입해 정착하지 못하도록 몸을 잘못 건드리는 대부분의 박테리아, 바이러스, 벌레, 충란을 죽일 수 있습니다. 하지만 아이가 항상 초긴장 상태이고 위산이 부족한 상황에서는 마치 문이 활짝 열리고, 아무런 수비도 없는 것처럼 보입니다. 세균, 바이러스, 벌레, 충란은 쉽게 장으로 뛰어들어 정착합니다.

장에 정착한 기생충들이 실컷 먹게 되어, 우리가 아이에게 준비한 영양식을 이 기생충들이 모두 나누어 가졌습니다. 아이의 영양이 나누어졌으니 당연히 크게 자라지 못합니다.

● 카페인 과다 섭취

예전의 아이들은 일 년에 아마 카페인을 몇 번 마시지 못했을 것입니다. 하지만 요즘 아이들은 73%가 매일 카페인을 섭취하고 있습니다. 아이가 (카페인이 포함된) 콜라를 마시는 것이 줄어드는 추세이지만, 똑같이 카페인이 함유된 에너지 음료와 커피로 대체하는 경우가 많습니다. 17, 8세 청년의 경우 카페인 섭취량은 10년 전 또래의 갑절입니다.[13]

이제 카페인은 초콜릿, 진주 밀크티, 각종 차 음료, 커피, 에너지 드링크, 콜라를 포함하여 도처에 함유되어 있습니다. 이 제품들의 주력 판매 대상자는 성장 중인 아이들입니다. 카페인은 장의 칼슘 흡수를 방해하고 칼슘의 유실을 가속화시킵니다.[14] 칼슘은 뼈가 자라고 있는 아이에게 매우 중요합니다. 카페인 과다 섭취로 칼슘이 많이 빠져나가면 아이의 성장에 영향을 미치기 쉽습니다.

● 일조 부족

요즘 아이들의 활동은 모두 실내에 집중되어 있고, 실외 활동 시간이 많지 않아서 대부분의 아이들은 일조량이 부족합니다. 일조는 뼈의 성장과 깊은 연관이 있습니다. 햇빛의 자외선이 우리의 피하 콜레스테롤을 비추면 비타민 D가 만들어집니다. 비타민 D가 없으면, 칼슘을 아무리 많이 먹어도 몸에 흡수되지 않는다는 것을 우리는 잘 알고 있습니다. 그래서 아이가 크게 자라지 않으면 그의 실외 활동이 충분한가? 햇살을 받는 시간이 충분한가? 꼭 한번 살펴보아야 합니다.

어떻게 너무 빨리 자라거나 자라지 않는 것을 피할까?

● 근치음식

고당분 및 고 유제품 식사는 인슐린 유사 성장인자의 과다 생산을 유발합니다. 가장 안전한 식사방법은 균형 잡힌 식사입니다. 음식을 근본적으로 관리하려면 각종 음식을 번갈아 먹어야지, 매일 같은 음식을 반복해서 먹는 것은 금물입니다. 근치음식은 야채, 육류 및 탄수화물을 포함한 균형 잡힌 식사를 강조합니다. 편식하지 않는 어린이의 경우, 장균은 쉽게 균형이 잡히고 소화에 도움이 됩니다.

● 잠을 잘 자는 좋은 규칙을 기른다.

많은 볼품없는 생활 습관은 모두 건강의 근간을 이룹니다. 잠버릇은 그 중의 하나입니다. 습관은 몸에 배어있는 것이니, 반복적으로 해야 효과가 나타납니다. 그래서 일찍 자고 일찍 일어나는 것을 작심삼일을 해서는 안 됩니다. 꾸준히 매일해야 습관이 됩니다. 아이는 충분히 자야 잘 자랄 수 있습니다.

● 생활 보조를 늦춘다.

그러려면 취사선택이 있어야 합니다. 그것은 부모가 자신과 아이의 스케줄을 체크해야 합니다. 어떤 것이 불필요한지 보고 그것을 제거하세요. 그래야 시간도 비워지고 요리도 잘하고 밥도 잘 먹고, 아이도 잘 자랄 수 있는 공간이 생깁니다.

● 카페인 섭취를 줄이고 물을 많이 마신다.

부모가 아이들의 설탕 음료 마실 기회를 줄일 수 있다면, 아이들이 카페인에 접근할 확률은 크게 낮아질 수 있습니다. 최고 함량의 카페인이 대부분 음료에 집중되기 때문입니다. 부모가 음료수를 덜 마시길 바란다면 일찍부터 물을 마시는 좋은 습관을 만들어주어야 합니다. 아기들은 물을 마시는 습관이 생겨 물이 달콤하고 맛있다고 생각할 것입니다. 물을 많이 마시면 설탕 음료가 자연히 줄어듭니다.

● 실외에서 자주 활동하고 햇빛을 받는다.

아이들은 매일 햇빛 아래서 15분에서 30분 동안 활동해야 합니다. 빛이 너무 강하면 나무 그늘에 있어도 됩니다. 잊지 마세요. 자외선 차단 오일이 자외선을 완전히 차단(UV)할 수 있습니다. 아이가 햇볕을 너무 오래 쬐지 않으면 얼굴, 목, 어깨, 등에만 바릅니다. 아이의 피부가 빨갛다면, 그것은 화상을 입는 것입니다. 가능한 한 햇볕에 타지 않도록 해야 합니다. 아기가 햇볕에 탄 것은 일반적으로 기름 섭취가 부족하기 때문입니다. 물은 체온조절에 도움을 줍니다. 아이가 항상 햇볕에 쬘 때 붉어지고 더위를 먹으면, 충분한 지방을 먹지 않고 또는 수분 보충이 항상 부족할 가능성이 있습니다.

● 자기가 끓인 뼈 국물을 마신다.

아이가 자랄 때 근육에 가장 필요한 것은 단백질이고, 뼈에 필요한 것은 바로 미네랄입니다. 하지만 우리가 어떤 종류의 미네랄만을 단독으로 섭취한다면 다른 미네랄이 유실될 수 있습니다. 예를 들어, 칼슘을 너무 많이 보충하면 마그네슘이 빠져나가는 식입니다. 따라서 미네랄을 보충하려면 전면적으로 보완해야 합니다. 가장 포괄적이고 안전한 미네랄 보충방법은 바로 뼈 국물을 마시는 것입니다. 올바르게 끓인 뼈 국물은 뼈 속 미네랄을 풀어낼 수 있습니다. 이것들이 바로 뼈를 자라게 하는 원소들입니다.

한창 자라는 아이는 성장을 돕고 미네랄을 보충하기 위해 매주 적어도 한두 번 정도 뼈 국물을 마셔야 합니다. 만약 아이가 성장할 때 쉽게 경련을 일으키고, 아프다면, 뼈 국물을 일주일에 두 배로 섭취하면 증상을 줄일 수 있습니다.(올바른 뼈 국물을 끓이는 방법은 『근치음식 당신을 만성질환에서 벗어나게 합니다 』 223쪽을 참조하세요.)

● 아연이 풍부한 음식을 보충한다.

아연은 세포 분열과 효소의 번식에 관여하는 중요한 원소입니다. 하지만 연구결과, 아연을 보충하는 것만으로는 그다지 효과가 없다는 것을 발견했습니다.[15] 더군다나 단독으로 미네랄을 보충하는 것은 안전하지 않습니다. 음식으로부터 아연을 섭취하는 것이 가장 안전합니다. 아연이 가장 많이 함유된 음식은 바로 굴 종류입니다. 대만에서는 굴 종류가 많이 생산됩니다. 한국에서도 어디서나 얻을 수 있습니다. 아이가 한창 성장할 때 적어도 한 달에 두 번은 굴 종류의 음식을 먹이면 아연을 보충할 수 있습니다.

● 스트레칭을 많이 한다.

우리 몸은 자원을 매우 아낍니다. 다시 말해 그것이 당신에게 필요하지 않다고 생각한다면 만들지 않습니다. 키는 유전자 외에도 후천적인 수요가 중요합니다. 아이가 성장하면서 스트레칭을 많이 한다면, 예를 들어 농구를 하거나 수영을 하거나 높은 수요를 증가시키면, 몸의 성장이 대응을 합니다.

4 천식/알레르기/비염/아토피성 피부염/건선

천식, 알레르기, 비염, 피부병은 아이와 부모님을 가장 괴롭히는 병입니다. 아이에게 알레르기가 있을 때, 아마 무엇을 먹어도 발진이 날 것입니다. 아니면 콧물이 수도꼭지처럼 되어 한번 시작하면 멈출 수 없습니다. 피부병은 더욱 가려워서 아이와 부모가 장기간 잠을 푹 잘 수 없게 합니다.

비록 이들은 다른 증상이지만, 이들 병의 근원은 모두 피부의 표피염증으로 일으킨 것입니다. 당신은 '멀쩡한 것이 왜 염증이 생기느냐?' 물을 것입니다. 보통 이런 문제가 있는 아이들의 음식은 거의 모두 설탕이 가장 많은 비율을 차지합니다. 밥이나 라면을 좋아하고, 음료수를 손에서 놓지 않고, 물을 마시는 것을 좋아하지 않으며, 과일을 많이 먹고, 디저트 간식을 좋아하고, 고기와 야채를 적게 먹습니다.

설탕이 너무 많으면, 두 가지 문제가 생길 수 있습니다. 하나는 설탕을 먹는 진균이 너무 많이 번식하여 면역 체계가 작동하게 합니다. 면역체계가 작동하자 몸 곳곳에 염증이 생깁니다.

또 다른 문제는 설탕 과다로 인해 혈당이 진동하고, 부신이 너무 피곤해서 내분비계 전체가 피해를 입습니다. 내분비 계통이 흐트러지자 피부 표면의 원래 피부 산성막(acid mantle)이 유지하던 피부 ph 값이 잘못됩니다.[16] 피부 표면의 ph 값은 4.2~5.6입니다. 우리는 지금 이 약산의 환경이 나쁜 균의 성장을 억제하는 것

외에도 피부의 색소 형성에 크게 영향을 미친다는 것을 알고 있습니다.[17] 단 장기 식사 오류로 내분비 계통이 문란한 경우, 피부가 어느 정도 시큰거리면 어떤 균도 여기서 번식할 수 있습니다. 균이 증식하면 면역계가 공격을 하게 되어, 피부가 염증을 일으킵니다.

건선이란 피부표피균종의 불균형으로 피부에 염증을 일으키고 부스러기를 발생시키는 것이 마치 머리의 비듬처럼 벗겨집니다. 우리는 건선을 자가 면역체계에 문제가 생겨 면역체계가 자신의 피부조직을 공격하여 만들어진 것이라고 생각해 왔습니다. 그러나 최근 연구 결과, 사실 건선은 피부표피 진균이 과도하게 번식했기 때문이고, 면역체계가 피부를 상대로 공격한 것이 아니라 그 표면에 자라는 균을 공격한 것이라는 사실을 발견했습니다.[18]

우리의 피부는 표피이고, 장의 벽이 음식과 닿는 부분도 표피입니다. 폐의 기관이 바깥 공기와 닿는 부분도 표피입니다. 피부처럼 장의 벽과 폐의 벽 표피도 염증이 나면 붉게 부어오릅니다. 붉게 붓는 것은 혈관이 확장되기 때문입니다. 다음의 사진처럼, 같은 사람의 손가락인데, 손가락 하나는 빨갛게 부어오르고 염증이 생겼고, 다른 하나는 없습니다. 양자의 크기의 차이가 많이 나는 것은 염증을 일으키는 부위의 혈관이 확장되었기 때문입니다. 혈관이 확장되는 정도가 얼마나 큰지 알 수 있습니다.

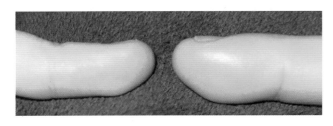

같은 사람의 좌우 약지 두 개, 오른쪽은 염증이 생기고, 왼쪽은 염증이 없습니다.(자료 출처 : https://retro.cc/29Lrr)

혈관이 확장되면 표피를 크게 떠받쳐 혈관 투과성(vascular permeability)이 커집니다.

염증이 생기면 면역세포가 히스타민을 방출하고, 히스타민은 백혈구를 혈관에

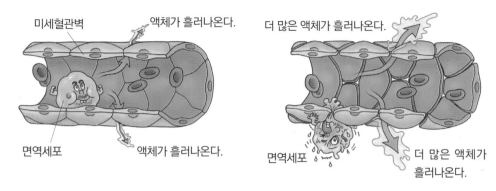

미세혈관벽

액체가 흘러나온다.

더 많은 액체가 흘러나온다.

면역세포

액체가 흘러나온다.

면역세포

더 많은 액체가 흘러나온다.

혈관이 확장되면, 혈관의 투과성이 크게 증가하여 면역 체계와 다른 액체들이 혈관 밖으로 뛰쳐나갈 수 있다.

서 밀어낼 수 있습니다.[19] 그래야 그것이 외부의 적을 제거할 수 있습니다. 이것이 바로 우리가 다치거나 감염이 되고 균종이 균형을 잃을 때 염증을 일으키는 이유입니다. 염증은 완쾌의 첫걸음입니다.

하지만 한 곳에 장기간 염증이 생기면, 혈관투과성으로 다른 문제가 생깁니다. 투과성은 본래 나갈 수 없는 것을 지금은 나갈 수 있게 해주는 동시에, 본래 들어갈 수 없는 것을 지금은 들어올 수 있게 해주는 것입니다.

예를 들면 원래 꽃가루는 폐에 들어가지 못합니다. 그런데 지금 폐의 벽 표피에 염증이 생깁니다. 혈관의 투과성이 커지면 꽃가루는 혈액 속으로 들어갑니다. 또는 소화되지 않은 글루텐은 장에 들어갈 수 없지만 장의 표피에 염증이 생겨 혈관 투과성이 크게 증가하면(그래서 장루라고 부릅니다) 혈액 속으로 들어갑니다. 비록 혈액 속으로 들어가는 것들은 우리가 매일 접하는 것들이지만, 신체에 있어서 그것은 외래의 것입니다. 몸이 인식하지 못한 어떤 외래의 물건도 외부의 적이므로, 몸은 군대를 파견하여 공격하고, 이때 신체의 면역 체계가 전투를 벌이기 시작합니다. 면역 체계가 전투를 벌이기 시작되자마자 병의 증상은, 예를 들어 콧물이 나고, 발진이 나고, 눈물이 나고, 재채기를 심하게 하고, 가렵습니다. 종종 피부 표피 반응의 문제는 실제로 장에 염증이 생기는 외현증상입니다.

만약 염증이 멈추지 않는다면 당신이 가장 자주 접하는 음식이나 환경에 놓여

있는 것들이 혈액 속
으로 들어가서 신체
는 그들을 위해 항체
를 만들고, 항체는 표
피의 안과 밖을 순찰
해야 합니다. 그 후
이 순찰병들이 그들
을 접하면 곧 전쟁을
치르게 되고, 더 심한
염증이 일어납니다.
그게 바로 과민반응
입니다. 이때 우리는

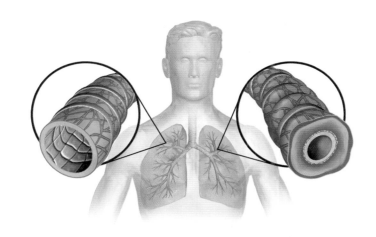

왼쪽은 정상 기관지, 오른쪽은 기관지 염증으로 인해 부어오르고, 그것이 크게 부어오르면 호흡기가 좁아지면서 천식을 유발한다.(자료 출처 : https://reurl.cc/50dqz)

알레르기 항체를 측정합니다. 이들 가장 자주 접하는 음식이나 환경에 있는 것들은 가장 심각한 수준의 알레르기의 소스로 변합니다.

이 문제가 기관지에서 발생한다면 기관지의 벽이 붓기 때문에 호흡기를 압박하며 이때 천식에 걸리게 됩니다. 만약 장에서 발생한다면 발진이 일어날 수 있고, 아토피성 피부염이 발병합니다. 코와 목구멍에서 발생한다면, 그냥 재채기나 콧물이 계속 나올 수도 있고 목이 간지럽고 불편할 수도 있습니다. 콧물이 오래 흐르면 세균이 자라고, 비염이 생기기 쉽습니다. 만약 피부에서 발생한다면, 피부는 빨갛게 붓고, 진물이 흐르고, 가려워질 것입니다. 이때 피부가 가려운 것은 염증이 생길 때 히스타민이 분비되어 백혈구가 혈관에서 밀려나와 적을 죽이기 때문입니다. 하지만 히스타민도 신경의 가려움을 일으키기 때문에 히스타민이 많으면 매우 가렵습니다. 이것이 수많은 알레르기 약물들이 모두 항히스타민제인 이유입니다.

이 질병들은 같은 표피에 염증이 생기는 것을 제외하고는, 매우 비슷한 치료방식을 가지고 있습니다. 그것은 스테로이드 약물을 사용하는 것입니다. 스테로이드 약물의 몇 가지 부작용은 이 질병들을 지속적으로 가중시킬 수 있습니다. 이

몇 가지 부작용은 표피가 얇아지고 혈관이 확장되며 림프세포감소증이 생깁니다.

스테로이드가 콜라겐 생성을 감소시킴으로써 표피(epithelia)가 얇아집니다. 피부 외에 장의 벽에 표피가 있고, 폐의 벽에 표피가 있습니다. 스테로이드를 사용하면 그들을 얇게 만들 수 있습니다.[20][21] 그 밖에 스테로이드 사용을 중지할 때, 원래 혈관을 수축시켜 염증을 가라앉히는 약으로 작용하는데, 이때 반등하여 강력한 혈관 확장이 이루어집니다.[22] 혈관이 확장되면 혈관 투과성이 커집니다. 표피가 얇아지고 혈관이 뚫리면 마치 산해관(山海關) 관문이 열린 것과 같습니다. 외래의 물건은 관문을 지키는 자가 없어서, 혈액 속으로 들어가기 쉽습니다. 장에서 일어나면 음식 알레르기가 생길 수 있고, 폐에서 일어나면 천식이 생길 수 있습니다. 피부에서 일어나면 피부가 붓고 염증이 생겨 피부병이 생깁니다. 즉 처음에는 알레르기, 천식, 피부병은 잘못 먹거나 환경적인 요인에 의한 염증일 가능성이 높습니다. 그러나 스테로이드를 오래 사용하면 이 같은 스테로이드 부작용으로 병이 심해질 가능성이 높습니다.

다음은 페이스북 '근치 알레르기 감소 동아리'에서의 한 사례입니다. 이 꼬마 이스라엘이 경험한 전체 과정은 많은 아이들과 비슷합니다. 처음에는 아기들이 흔히 볼 수 있는 지루성 피부염이 있었습니다. 다음으로 아프거나 백신을 맞으면 피부염이 심해집니다(백신 접종의 장단점, 136쪽 참조). 가족들은 마음이 아파서 참지 못하고 스테로이드 연고를 사용했습니다. 연고가 중단되면 반복되는 발진, 부기, 진물 및 가려움증 등 금단반응이 생길 수 있습니다. 마지막으로 스테로이드가 다 배출된 후에야 비로소 정상으로 돌아옵니다.

또 다른 스테로이드 부작용은 림프구 감소증입니다.[23] 스테로이드는 염증을 치료하는 것 외에도 면역력을 강하게 억제하는 약으로 여겨집니다. 그것이 우리의 면역 세포를 감소시킬 수 있기 때문입니다. 림프는 면역군의 중진입니다. 일단 스테로이드를 사용하면 부작용으로 림프구 감소증이 나타납니다. 면역 세포(림프세포)가 줄어들면, 우리가 외부의 적에 저항하거나 내부의 완벽하지 않은 세포를 제거할 수 있는 어떤 군대도 없는 셈이 됩니다. 이렇게 되면 외부의 적들만 수시로

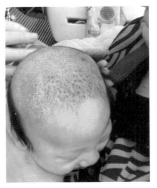

이스라엘은 태어날 때 지루성 피부염이 있었습니다.

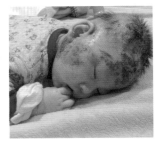

머리가 간지러워서 머리카락이 다 빠질 때까지 긁었습니다. 그 후 스테로이드 연고를 사용하기 시작했습니다.

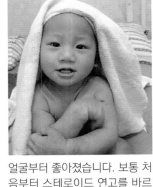

얼굴부터 좋아졌습니다. 보통 처음부터 스테로이드 연고를 바르는 곳이 좋아집니다. 때로는 얼굴과 목을 바르는 정도지만 가슴에 증상이 생기기도 합니다. 스테로이드가 흡수되면 이동하여 퍼지기 때문입니다.

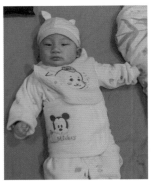

나중엔 조금 나아졌습니다.

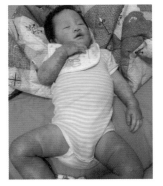

스테로이드 금단반응, 혈관확장으로 인해 심하게 빨갛게 부어올랐습니다.

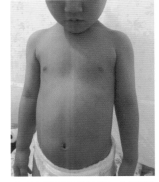

세 살 반에 완전히 나았습니다(이 쪽의 사진은 Rebecca에서 제공)

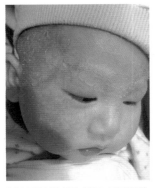

B형 간염 백신을 맞고, 머지않아 증상이 크게 폭발했습니다.

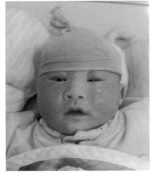

금단 반응이 얼굴에서 가장 심하게 발작할 때

쳐들어오고 병에 걸리기 쉬울 뿐 아니라 우리 자신의 몸이 불완전한 세포를 만든다면(예를 들어 암세포), 그것을 잡아 먹어버릴 면역순찰대가 없을 수도 있습니다.

그래서 미국의 약국에 가서 천식 흡입제(스테로이드약물 포함)를 구입할 때, 약사는 특별히 흡입제를 사용하고 나서 반드시 양치질을 하고, 양치질을 하지 않으면 면역력이 떨어져 입안에 포진이 생기기 쉽다고 주의를 줍니다. 우리의 피부와 표피의 면역력은 평상시 하는 일이 있는데, 바로 표피의 균종 생태계를 조절하는 것입니다. 면역력이 떨어졌을 때 표피균종 생태계가 교란되고 외래 바이러스, 병균의 침입을 받기 쉽습니다. 즉 스테로이드 사용 후 피부, 표피 면역력이 떨어지기 때문에 균종 생태계를 더 쉽게 혼란시키고 미래의 염증을 조성할 수 있습니다.

우리 몸은 매일 잘못된 세포를 만듭니다. 만약 이러한 잘못된 세포들을 제거하기에 충분한 면역 군대가 없다면 우리의 건강에 어떻게 영향을 미칠까요? 이것은 부모로서 오랫동안 아이에게 스테로이드 약물을 투여할 때 모두가 생각해 보아야 할 일입니다.[25]

스테로이드의 다른 부작용[24]
● 혈당이 높아지다
● 신결석
● 쿠싱 증후군
● 요산 과다
● 위궤양
● 키가 안 자란다
● 갑상선에 영향을 준다
● 고혈압
● 심혈관 막힘/혈전
● 근육 유실
● 골다공증/골괴사
● 힘줄이 끊어지다
● 기억 상실
● 우울증
● 두통
● 상처가 완쾌되는 데 어려움을 겪다
● 소낭 하 백내장
● 안압이 높아지다
● 대머리
● 다모증(털이 자라지 않아야 할 곳에서 자라기 시작함)
● 자반증
● 여드름피부염
● 진균감염

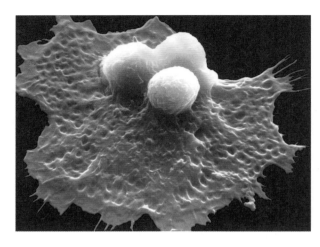

면역 세포가 세 개의 암세포를 삼키고 있다.(자료 출처 : McDowell,J(2004) The Lymphatic System,Connecticut, Greenwood Press)

어떻게 균종들이 균형을 이루며 천식/알레르기/피부병으로부터 멀어지게 하는가?

● 아이가 아직 스테로이드를 사용하지 않았다면

만약 아이가 아직 스테로이드에 접촉한 적이 없는데, 이런 염증 반응(천식/알레르기/비염/아토피성 피부염/건선)이 있다면, 보통 몇 가지 가능성이 있습니다.

1. 음식에 과다한 당분이나 화학성분

음식에 당분이 너무 많으면 진균이 너무 빨리 번식합니다. 내분비 계통이 흐트러지면 피부, 표피 ph 값이 조절되지 않아 염증을 일으킬 수 있습니다. 만약 장에 염증이 생기고 폐에 염증이 생긴다면, 알레르기와 천식을 일으킬 수 있습니다.

당분이 많은 것 외에도 가공 식품의 다양한 화학 성분은 어린이의 장 건강을 크게 좌우할 수 있습니다. 예를 들어 음식색소. 인공색소 분자가 매우 작아 음식이나 체내 단백질과 결합할 수 있기 때문에 면역체계를 방해하고 염증을 일으켜 장의 투과성이 커지게 하고, 알레르기나 자가 면역체계의 문제를 일으키거나 정신질환을 유발하여 이상 행동을 유발합니다.[26]

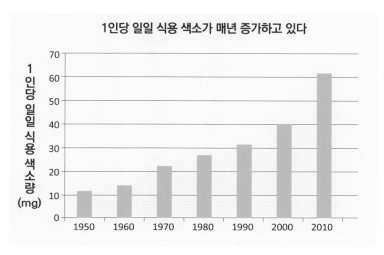

1인당 일일 식용 색소가 매년 증가하고 있다

미국 식품 약물 관리국 통계 자료에 따르면, 1인당 일일 식용 색소가 매년 증가하고 있습니다.[27]

아이가 체계적으로 염증을 일으키는 상황을 개선하기에 가장 좋은 방법은 음식을 근치하는 것입니다. 아이의 식사에서 설탕의 양을 줄이고, 가공되지 않은 원형의 음식을 늘립니다. 그 외에 부모는 포장 식품 영양 표시를 읽고 가공 식품의 원료/성분을 이해하는 방법을 배워야 합니다.

식품 원료/성분에 소금, 쇠고기, 설탕이 나열되어 있는 것들이 모두 당신이 알고 있는 것이라면, 그 아이의 몸도 인지하고 있습니다. 하지만 식품 원료/성분에 나열된 것이 모두 당신이 인식하지 못하는 것이라면, 아이의 몸도 아마 인식하지 못할 것입니다. 세계적으로 유명한 인스턴트 식품 체인점의 감자칩을 예로 들면, 그 성분은 다음과 같습니다. 감자, 식물성 기름, 수소화 콩기름, 인공 쇠고기 조미료(밀과 우유 추출물), 포도당, 피로 인산 나트륨, 소금이며, 안에는 우리가 알지 못하는 것이 있습니다.

가공식품을 구입할 때 우리가 보아야 할 것은 '영양표시'가 아니라 '원료'라는 것을 기억하세요.

그림의 푸딩으로 말하면, 전통적인 푸딩의 가장 주요한 원료는 본래 노른자여야 합니다. 하지만 원료표에서 볼 수 있듯이, 이 식품의 두 번째 성분은 바로 자당(蔗糖)입니다. 원료의 나열은 최대량부터 최소량까지이기 때문에, 이것은 이 식품에 설탕이 많이 들어 있다는 것을 의미하며, 그 외에도 여러 가지 접착제와 색소가 첨가되었습니다. 자연산 음식의 색깔은 모두 영양에서 나옵니다. 가공식품이 색소를 그렇게 많이 넣어야 하는 이유는 바로 영양부족 때문입니다.

다시 아래의 감자칩과 음료를 보세요.

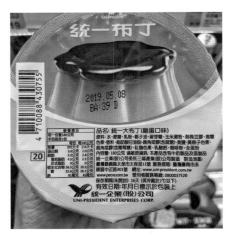

당분이 얼마나 들어 있는지는 '영양 표시'로만 알 수 있고, '원료'로만 이 식품이 무엇으로 만들어졌는지 알 수 있다.(黃嬿 제공)

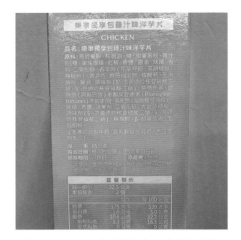

전통적으로 만든 감자칩은 바로 감자를 썰어서 튀기거나 굽는 것이다. 그러나 이 '감자칩'은 감자, 카사바(木薯), 감자 전분, 옥수수 전분을 더해 눌러 만든 것임을 이 원료표에서 알 수 있다.(黃嬿 제공)

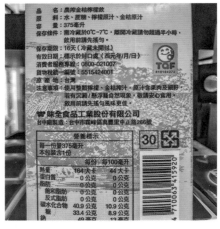

원료표에서 볼 수 있듯이, 이 음료의 원료는 네 가지뿐이다. 물, 자당, 레몬 액액, 금귤 원액 ; 즉, 음식의 원래 모양에 비교적 가깝고, 가공이 덜하고, 성분이 단순하며, 지저분한 것을 첨가하지 않았다는 것이다. 원료표를 보는 법을 배워서, 당신이 아이를 위해 좋은 가공식품을 고르는 방법을 알게 해 줄 것이다.(黃嬿 제공)

2. 음식에 과도한 유제품

유제품은 대부분 우유로 만듭니다. 우유는 인유와 다릅니다. 우유 안의 분자는 사람의 젖보다 훨씬 더 크기 때문에 대부분의 사람들은 우유 안의 유단백과 유당을 분해할 수 없습니다. 유단백과 유당이 분해되지 않을 때, 장에서 썩고 악취가 나게 됩니다. 이것이 바로 그렇게 많은 사람들이 우유를 마시면 설사를 하거나 방귀와 똥이 특히 구린 이유입니다. 이 썩어가고 악취가 나는 유단백과 유당들은 장에 염증을 일으킬 수 있습니다.

우리 문화는 우유를 건강한 음식으로 간주하고 아이의 성장에 큰 도움이 된다고 생각하기 때문에 보통 아이들은 성인보다 유제품을 더 많이 섭취합니다. 종종 아이들은 우유 마시는 것을 좋아하지 않지만 부모에게 강요당할 수도 있습니다. 장에 염증이 오래되면 알레르기가 생기기 쉽습니다.

현대 음식에서 유제품을 피하는 것이 쉽지 않으니, 우유제품을 양유제품으로 바꿀 수 있습니다. 양유의 분자는 우유보다 작아서 소화가 잘 됩니다. 또는 가능한 한 발효시킨 유제품만 접촉하도록 하세요. 발효된 유제품과 유당, 그리고 유단백질은 이미 초보적으로 유산균에 의해 분해되었기 때문에, 인체에서 소화가 잘 됩니다. 아이가 캡슐을 삼킬 만큼 충분히 성장했다면, 그들이 유제품에 접촉하기 전에 유단백과 유당을 분해할 수 있는 효소를 복용할 수도 있습니다.

3. 음식이 소화되지 않았다.

아이가 커서 긴장된 생활을 하여 음식 먹는 것을 서둘러야 하거나 음식을 먹으면서 누군가가 잔소리를 하고 혼내주고 있으면, 이때 그의 소화기관은 아마 닫혀 있을 것입니다. 음식물을 먹고 소화가 안 되면 결국 부패하여 방귀와 대변이 매우 구립니다. 그런 썩은 시체 같은 음식은 장루가 되어 알레르기를 일으킬 수 있습니다. 따라서 아이가 대변을 보거나 방귀를 뀌어 냄새가 지독하면, 그가 음식을 너무 급하게 먹지 않았는지? 잘 씹어 먹었는지? 너무 긴장하거나 서두르지 않았는지? 잔소리를 들으면서 음식을 먹고 있었던 것은 아닌지? 주의해야 합니다.

　마지막으로 소화를 돕는 건강보조식품을 복용할 수 있습니다. 한 끼 한 알부터 시작해서 방귀와 대변의 냄새가 나지 않을 때까지(캡슐을 이미 삼킬 수 있는 아이에게 적용) 복용합니다. 아이가 한동안 복용하면 영양이 흡수되어 소화가 잘 될 수 있습니다. 이때 아이가 소화용 건강보조식품을 더 먹어서 위에 따가운 증상이 나타나면 감량할 수 있습니다.

4. 항생제와 살균 세정제를 지나치게 사용한다.

　우리의 표피에는 유산균(益生菌, ProbiotIc bacteria)이 잔뜩 살고 있습니다. 이 유산균들은 우리를 많이 보호합니다. 하지만 항생제와 일반 시판 세정제(그냥 살균력 99,99%의 세정제)는 나쁜 균만 죽이지 않고 좋은 균도 함께 죽입니다. 그래서 만약 염증 때문에 항생제를 많이 쓰거나 살균 세정용품을 사용한 후에 손을 씻지 않거나 또는 이 용품들을 공기 속으로 직접 뿌리면(그 방향제들도 화학성분이 많이 들어 있어) 폐, 장, 피부에 있는 유산균의 불균형을 초래할 수 있습니다. 유산균의 불균형은 염증으로 생긴 병을 가중시킬 수 있습니다.[28] 이것이 바로 미국에서 중이염에 걸린 아이에게 의사가 항생제가 아닌 유산균을 처방하는 이유입니다.

　만약 아이가 항생제를 사용한다면, 반드시 유산균을 함께 보충해야 합니다. 유산균은 항상 같은 것을 먹지 말고 번갈아 먹어야 하고, 그 지방에서 나는 유산균이 가장 좋습니다. 또한 그런 좋은 균을 죽일 수 있는 세정용품을 적게 사용하는 것이 좋습니다. 접촉이 있으면, 반드시 깨끗이 씻고 음식을 먹어야 합니다. 출처가 불분명하거나 살균 화학성분이 들어 있을 수 있는 공기 방향제를 적게 접촉하는 것이 좋으며, 화학 성분이 폐의 표피 점막을 자극하여 염증을 일으키지 않도록 해야 합니다.

　세정제를 고를 때는 천연 원료로 만든 세정제를 선택하는 것이 좋습니다. 연구 결과 물로 손을 씻는 것조차도 손의 ph 값이 일시적으로 상실되는 것을 발견했습니다. 더구나 화학성분이 함유된 세정제를 사용하면, 이러한 것들은 피부 산알칼

리의 균형에 부정적인 영향을 더 많이 줍니다.[29]

5. 아기가 병들어 있다.

아이가 병들어 있을 때(예를 들어 감기), 면역력이 보편적으로 저하됩니다. 면역력이 떨어졌을 때 원래 있던 피부, 천식, 알레르기 증상들이 특히 뚜렷하게 나타납니다. 혈관의 투과성이 커져서 몸이 인지하지 못하는 것들이 계속 들어오고, 면역력이 약할 때 염증이 심해져 더 많은 면역군대의 지원을 부를 수밖에 없는데 이때 증상이 심해집니다.

아이가 감기에 걸려 천식, 알레르기, 피부 증상을 일으킬 때 면역체계를 지원하는 건강보조식품을 복용할 수 있습니다. 증상이 심할 경우 2~4시간에 한 번씩 복용할 수 있습니다. 연구결과 스피룰리나(spirulina), 퀴르세틴(Queercetin), 애기쐐기풀(Stinging Nettle)과 같은 항산화제가 풍부한 약초도 알레르기 증상을 경감시키는 것으로 증명되었습니다.[30][31]

● 아이가 이미 스테로이드 금단반응을 보인다면

1. 증상은 피부에서 발생한다.

아이에게 스테로이드를 아주 조금 사용해도, 때때로 스테로이드의 금단반응이 매우 심각할 수 있습니다. 이때 우리는 지원요법을 사용해서 아이가 스테로이드를 다 배출하고 나서 증상이 나타나게 하여, 천천히 버틸 수밖에 없습니다. 이 기간 동안 염증을 일으키는 히스타민은 가려움을 유발할 수 있습니다. 아이가 가려워서 잠을 자지 못할 수도 있습니다. 다음은 피부를 근본적으로 치료하는 데 사용되는 지원 요법입니다.

▶ 항히스타민제 + 장뇌 연고

항히스타민제 같은 약물도 부작용은 있지만 스테로이드만큼 심하지는 않습니다. 아이가 가려워서 잠을 못 자면 저울질을 해서 부작용을 가볍게 하는 이런 종류의 연고를 사용해도 좋습니다. 항히스타민제 + 장뇌 연고는 나의 환자가 약국에서 구입한 것입니다. 장뇌오일(camphor)의 작용 중 하나는 가려움을 멈추게 하는 것이며, 항히스타민을 더하면 가려움을 멈추는 효과를 볼 수 있습니다.

▶ 차가운 생꿀 + 유산균

생꿀은 고온 살균을 거치지 않아서 좋은 천연 균이 많이 들어있습니다. 유산균을 혼합하면 꿀물이 되고, 차갑게 한 후 피부에 뿌리면 표피균의 균형을 잡는 효능이 있습니다. 차가운 것은 혈관의 수축을 촉진시켜 염증이 생길 때 뜨거운 피부를 일시적으로 진정시켜 줍니다. 얼음 꿀물도 고온으로 살균되지 않은 요거트나 케피르(kephir, 발효유)를 대체할 수 있습니다.

▶ 민트 오일 + 생명의 물

박하는 차가워지므로 혈관 수축을 촉진하는 기능이 있습니다. 생명의 물은 폴란드산 스피리터스 보드카인데, 알코올 농도가 96%나 됩니다. 박하 오일에 생명수를 더하여 피부에 뿌려주면 붉은 부기나 가려움을 잠시 가라앉힐 수 있습니다. 다만 어린이가 1세 이하이거나 피부에 상처가 있다면 적합하지 않아서 주의해야 합니다. 알코올과 박하 모두 상처를 아프게 할 수 있습니다.

▶ 부분 얼음찜질

혈관을 수축시켜 일시적으로 붉은 부기와 가려움을 가라앉힙니다.

▶ 화상법에 의한 피부 처리

스테로이드 금단 반응으로 혈관이 극도로 확장되었기 때문에 화상을 입은 것처럼 보이거나 느낍니다. 따라서 화상을 입히는 방법으로 처리하는 것은 매우 일리가 있습니다. 자연요법을 사용하는 많은 병원들이 이런 종류의 연고를 만듭니다.

▶ **면역력을 높일 수 있는 건강보조식품을 보충한다.**

면역력을 높이면 알레르기 증상을 잠시 완화할 수 있습니다. 알레르기 증상이 심할 때 한 알씩 먹을 수 있습니다. 밤에 잠을 자면서 증상에 영향을 받는다면 아이가 잠자기 전에 두 알을 먹고 잘 수 있도록 합니다.

나의 독자인 써니는 자신의 손이 심하게 상해서, 마치 주부 습진처럼 어떤 것에 닿아도 아픕니다. 그녀의 딸도 아토피성 피부염을 가지고 있습니다. 다음은 그녀가 취한 조치로 4개월 동안 지속된 후 모녀는 크게 개선되었습니다.

1. 인공적으로 만든 음식은 전혀 먹지 않습니다. 흰 밥, 국수, 빵, 케이크 등등. 그들은 원래 상태의 음식을 먹는데, 예를 들면 배아쌀입니다.

2. 설탕을 줄이기 : 발병 시기에 면과 밥을 많이 줄였는데, 설탕이 많으면 염증 반응을 일으키기 쉽기 때문입니다. 그래서 염증을 없애려고 할 때 설탕을 빼는 것이 좋은 방법입니다. 소화가 잘되고 염증이 가라앉은 후에 균형 잡힌 식사를 다시 할 수 있습니다. 한 끼에 고기도 있고 야채도 있고 탄수화물도 있습니다.

3. 자가 제조 강황분 : 식물은 이동이 불가능하기 때문에 스스로 보호하는 방안을 만듭니다. 어떤 것들은 가시가 있고, 어떤 것들은 독성이 있고, 다른 것들은 많은 양의 항산화물질을 생산하여 외부의 적에 대항합니다. 강황도 예외가 아니라 생강과 같은 종의 식물로 카레의 색깔과 풍미를 부여한 일등 공신입니다.[32] 연구 결과 강황 속의 강황소가 소염에 매우 도움이 되는 것을 발견했습니다. sunny는 강황의 품질을 확보하지 못하기 때문에 강황을 직접 심은 뒤 잘게 썰어서 말려두었습니다.(절편은 잘 마릅니다) 또 분쇄기로 파우더를 만들었습니

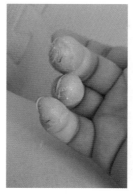
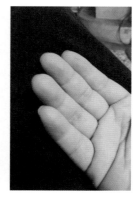

써니는 이전에 심각한 주부 습진이 있었다.(Suuny Lo 제공)

4개월 후, 심각한 주부습진이 완쾌되었다.(Suuny Lo 제공)

다. 매일 아침 달걀 프라이를 할 때 작은 스푼으로 달걀 물에 넣습니다.

써니는 음식이 깨끗해진 후 증상이 모두 사라졌지만, 얌전히 있지 않으면 증상이 배로 돌아오니 몸이 예민해졌습니다. 이 면역력 항진의 경우는 이런 종류의 병이 완치되는 과정에서 매우 흔합니다.

신체의 면역 항체는 기억력이 있습니다. 견과 알레르기를 예로 들겠습니다. 어떤 아이가 견과에 알레르기가 있습니다. 견과류를 먹으면 식도가 부어올라 호흡기를 누르기 때문에 숨을 쉴 수가 없습니다. 앞서 설명했듯이 표피의 염증은 혈관의 투과성이 커져서 원래 지나갈 수 없었던 분자가 혈액 속으로 들어갈 수 있게 됩니다. 견과류 속의 단백질이 잘 소화되지 않기 때문에 만약 아이가 완전히 소화하지 못하면, 몸이 인식하지 못하고 그것을 병균으로 취급합니다. 몇 번 더 들어오면 면역체계는 특별히 그것을 위한 항체, 즉 견과 분자만을 전문으로 잡는 특공대를 만듭니다. 이 특공대는 혈액 속뿐만 아니라 표피 점막에서도 순찰을 돌 것입니다. 그래서 다음에 또 들어올 때는 혈액에 들어갈 필요 없이 표피만 건드리면 바로 반응을 합니다.

염증을 일으키고 오래되면 투과성이 커지기 때문에, 표피가 더욱 심하게 노출됩니다. 원래 견과류 알레르기 밖에는 없었는데, 지금은 무언가를 접촉만 많이 하면 그것에 알레르기가 생깁니다. 알레르기의 품목은 항상 접하는 음식으로부터 공기 속에서 접하는 먼지, 풀, 꽃가루 등으로 이어질 수 있습니다. 알레르기가 많아지면 면역이 지치고 결국 과로로 면역기능이 감퇴합니다.

환자가 염증의 근원을 완치하기 시작하면 표피는 소염되기 시작합니다. 혹은 스테로이드가 이미 배설되어 표피 투과성이 작아지고 새는 곳이 많지 않습니다. 외부에서 혈액으로 들어오는 것이 줄어듭니다.

게다가 환자들은 견과류에 손을 대지 않으려고 애씁니다. 이때 면역력이 숨을 돌릴 기회가 생기고, 원기가 왕성해지니까 힘이 세어집니다. 이때 알레르기가 있었던 음식을 견과류처럼 또 만나거나 잘못 먹어서 염증이 나면 항진의 면역력이 더 크게 반등하고, 원래의 증세가 더욱더 뚜렷해집니다.

이 시기가 지나면 면역이 이것을 접할 기회가 적어져서 몸은 계속 소염이 되고, 결국 면역기억은 없어집니다. 점막에 있는 특공대는 더 이상 그렇게 부지런히 순찰을 하지 않게 되고 정상으로 돌아옵니다.[33][34]

그래서 이런 과도기에 가장 좋은 방법은 소화의 속도와 소화분해의 완전성을 증가시키는 것입니다. 음식은 즉시 완전히 분해되어 영양이 됩니다. 영양은 면역을 인지하고 받아들이기 때문에 면역 반응을 일으키지 않습니다. 오래되면 면역의 기억과 항체가 사라지고 알레르기가 해소됩니다. 소화를 돕는 건강보조식품을 보충하면 소화속도와 소화분해의 완전성을 효과적으로 증진시킬 수 있습니다. 한 끼 한 알씩부터 방귀 냄새가 나지 않을 때까지 계속 증가시킵니다.

2. 증상은 기관지에서 발생한다.

천식일 때 기도가 수축하면 호흡 곤란과 산소 부족을 초래하여 생명의 위험을 초래할 수 있습니다. 스테로이드 금단반응의 발견자인 래버트 의사(Rappaport)의 천식 환자에 대한 스테로이드 사용의 조언은 다음과 같습니다. 필요에 따라 사용하되 필요하지 않으면 사용하지 않도록 합니다. 염증의 근원적인 문제가 모두 해결되면 천식 증상은 자연히 감소합니다. 당신은 스테로이드 사용을 서서히 잊을 것입니다.

십여 년 전 미 의회에서 나를 상하이로 파견하여 연구할 때, 두 딸과 나는 모두 천식이 있어서 미국 대사관이 지정한 진료소에 흡인제를 받으러 가곤 했습니다. 미국으로 돌아가 음식을 전환하기 시작한 후, 우리의 흡인제는 점점 더 적게 쓰이고 결국에는 '사용을 잊었습니다.'

현재 미국 약물관리국의 승인을 받은 비 스테로이드 약물은 일산화질소의 흡인제입니다. 일산화질소는 혈관을 이완시키는 기능이 있어서 기관지의 수축과 산소 부족 상황을 경감시킵니다.[35][36]

5 습진/두드러기

습진과 두드러기는 보통 면역력이 떨어져서 생깁니다. 피부 속의 균, 체내와 외래 바이러스 관리는 면역군대가 조절하고 있습니다. 면역군대가 충분히 강할 때 각종 병균들이 함부로 소란을 피우지 못하고 모두 얌전히 지냅니다. 그러나 면역이 한번 문제가 되면, 바이러스와 병균은 빠르게 번식하여 염증 반응을 일으킬 수 있습니다.[37]

습진/두드러기를 어떻게 멀리하나?

많은 바이러스와 병균이 우리 몸에서 공생합니다. 사실 근절할 수 없습니다. 우리가 할 수 있는 일은 너무 큰 신체적, 심리적 스트레스를 받아 면역 체계에 영향을 주지 않도록 하는 것입니다. 몸은

습진과 두드러기를 일으킨 원인

- 설탕을 과다 섭취한다.
- 스테로이드를 사용한다.
- 장거리 여행, 시차 문제
- 감염, 감기
- 알레르기 반응
- 소화 문제
- 벌레가 물었다.
- 스트레스(예: 시험, 늦게 잠자기)
- 추운 날씨
- 수술 후 회복 중

위와 같은 경우 면역력이 저하될 수 있습니다.
밤이 깊을수록, 증상은 더욱 심각해집니다.

면역체계의 건강확보 방법

- 음식을 근치하고 설탕을 줄인다.
- 일찍 자고 충분히 잔다.
- 스트레스를 줄이다. 스트레스를 푼다
- 날씨가 추울 때는 보온에 주의한다.
- 약물의 부작용, 특히 면역력을 억제하는 약물에 유의한다.

외상을 받아야만 스트레스를 받는 것이 아니라는 것을 명심하세요. 혈당이 요동칠 때 에너지가 심하게 오르락내리락하면 몸에 엄청난 스트레스가 됩니다.

부득이한 경우 면역력이 떨어지고 습진과 두드러기에 걸리면 면역력을 높여주는 건강보조식품을 보충하여, 삶에 대한 증상의 방해를 경감시킬 수 있습니다.

면역력을 높이는 건강보조식품은 습진과 두드러기의 발작이 심할 때 2~4시간에 1~2알씩 먹습니다. 잠자기 전에 비교적 많은 양으로 두 알 먹고, 깨어 있을 때 한 알을 먹습니다. 이렇게 먹다가 증상이 없어지면 바로 멈출 수 있습니다.

이 경우 모두 면역력을 저하시킬 수 있습니다.

건강 TIPS

알레르기, 피부 질환과 기분과 스트레스의 관계

우리는 모두 이러한 경험을 가지고 있을 수 있습니다. 스트레스를 많이 받고 기분이 나쁠 때 피부, 알레르기 증상이 더 뚜렷해집니다. 평소 비염이 있는 사람은 이때 콧물이 수도꼭지의 물처럼 나오고, 피부가 가려운 사람은 더 가려워집니다. 이런 경우가 생기는 것은 우리의 스트레스를 부신이 관장하고 있고, 부신이 면역계에 영향을 주기 때문입니다.

스트레스를 받으면 면역력이 떨어져 증상이 폭발합니다. 그래서 스트레스를 많이 받을 때 알레르기 증상을 완화시키려면 면역 체계의 건강보조식품을 보충할 수 있습니다.

6 작은 육종

피부에 난 작은 육종들은 무해한 증식이어서 관련 연구가 매우 적습니다.

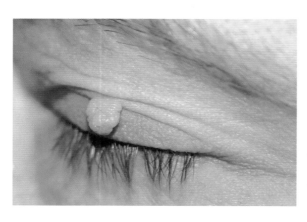

피부에 있는 작은 육종은 신체의 다른 부위에서 자랄 수 있고, 다른 색깔과 형태로 증식할 수도 있습니다. 일반적으로 말하면 육종은 불룩해집니다.(자료 출처 : https://retro,cc/xkl61)

육종의 증식을 일으킬 가능성이 가장 높은 원인은 피부 표면의 ph 값 불균형입니다. 피부 표면의 ph 값은 '시상하부-뇌하수체-부신' 축에 의해 장악되고, 따라서 부신에 영향을 주는 어떤 생활 습관이라도 육종을 증식시킬 수 있습니다.[38]

부신 작동에 부정적인 영향을 미치는 요소
● 혈당 진동
● 수면부족, 늦게 잠자기
● 스트레스가 크다
● 장기간 염증

내분비계와 호르몬 영향 외에도 수분 섭취는 피부 표층의 ph 값에 크게 영향을 미칩니다. 우리는 탈수가 일어날 때 흐르는 땀의 나트륨 함량 비율이 높아집니다. 땀을 알칼리성 쪽으로 돌리게 해서 피부의 ph 값을 바꿨습니다. 그래서 탈수도 피부 환경에 영향을 줄 수 있습니다.[39]

작은 육종을 멀리하는 방법?

작은 육종이 이미 자랐으면 보통 자동적으로 사라지지 않습니다. 하지만 피부 환경이 잘 조정되면 작은 육종은 계속 늘어나지 않을 것입니다. 피부 환경을 조정하려면 몇 가지 방법이 있습니다.

1. 근치음식

2. 일찍 자고 충분히 잔다.

3. 스트레스를 줄인다. 스트레스를 푼다.

4. 장기간 염증이 생기는 원인을 근본적으로 처리한다.
알레르기, 비염, 치아 문제 등 (81, 237 쪽 참조)

5. 복합 비타민 C 및 맥주 효모균 보충
복합비타민 C와 비타민 B를 보충하는 것은 면역 및 피부 건강에 지대한 영향을 미칩니다.[40] 맥주 효모균에는 인체가 비교적 잘 흡수하는 풍부한 비타민 B군이 있습니다. 복합 비타민 C(비타민 C+P)는 아침저녁으로 한 알씩(500mg), 맥주 효모 알약(정제)은 하루 3~5알. 이러한 방식으로 3개월을 보충하면 정지시킬 수 있습니다.

6. 수분을 제대로 공급한다.

아이가 갈증을 느끼지 못한다면 분명히 탈수를 일으킵니다. 왜냐하면 탈수가 일어난 사람은 갈증신경의 작동이 잘 되지 않기 때문에 몸이 물을 필요로 할 때도 갈증이 나지 않습니다.

한 사람에게 매일 필요한 식수의 양은 체중(kg) × 33 = CC입니다. 매일 필요한 식수의 양을 계산하여, 매일의 식수의 양을 마시도록 도와줍니다. 20분마다 물을 마시라는 휴대전화 알람을 설정하면 좋습니다. 이렇게 계속하다가 아이 스스로 목이 마르다는 것을 느끼게 되면 갈증 신경이 회복되었다는 신호입니다. 그러면 물을 얼마나 많이 마실 것인지 더 이상 계산하지 않아도 됩니다.

7. 소량의 산을 겉에 바른다.

식초나 레몬 즙(천연발효 식초는 가장 좋고, 어떤 식초라도 됩니다) 세 방울, 압착 올리브 오일 한 스푼을 넣고 섞어서 그것으로 온몸의 피부에 매일 한 번씩 발라줍니다. 이 방법은 피부 ph 값을 맞추는 데 일시적으로 도움을 줍니다.

1~6번을 제대로 실행하면 3개월 후에 7번을 멈출 수 있습니다. 식초나 레몬은 모두 매우 시큼한 것으로 부식성이 있어 절대 많이 넣지 마세요. 많이 넣으면 오히려 피부를 상하게 할 수 있음을 명심하세요.

7 사마귀

사마귀는 손과 발에 잘 생기는 볼록하고 거친 조직으로, 사람의 유두종 바이러스가 과다하게 성장하여 생긴 것입니다. 피부 속 깊이 묻어 있기 때문에 표면적으로는 문제가 없어 보여서, 그것이 자라는 것에 대해 신경을 쓰는 아이들은 드뭅니다. 하지만 누르면 아픕니다.

사마귀가 있는 사람들은 매우 보편적입니다. 사마귀는 보통 피부에 약간의 외상이 있어서 생성됩니다. 게다가 면역력이 떨어져 피부 속의 바이러스 번식이 통제되지 않는 결과를 초래합니다.[41]

알레르기가 있는 아이들은 스테로이드 약물을 사용하는(복용이나 외용) 비율이 매우 높습니다. 스테로이드 약물의 부작용 중 하나는 면역체계를 억제하는 것입니다. 따라서 스테로이드 약물을 사용하는 동안 피부에 사마귀가 생길 가능성이 높아집니다.[42]

피부의 환경과 면역 상태가 수정되지 않으면, 사마귀는 다 제거하지 못한 풀처럼 살아있어 칼로 뗀 후에도 다시 자라납니다.

사마귀를 어떻게 멀리하나?

사마귀를 뿌리째 치료하려면, 피부의 환경을 근본적으로 바꾸어야 합니다. 앞에

서 작은 혹을 멀리 하는 1~6가지 방법을 언급했습니다. 모두 근치하기에 적용됩니다.(101쪽 참조)

그 외에도 사마귀는 바이러스로 번식하기 때문에 면역 군대에 의해서만 죽일 수 있습니다. 따라서 사마귀가 생길 때는 면역력을 높이는 것도 중요합니다. 이때 면역력을 높이는 건강식품은 하루에 한 알씩 사마귀가 제거될 때까지 사용할 수 있습니다.

8 잘 웃지 않는다/ 균형 감각이 나쁘다

이전에 아기가 웃을 줄 아는 것을 반사적인 동작이라고 생각했습니다. 이제는 웃음이 아기들의 감정 표현이나 반사 동작만은 아니라는 것을 압니다. 웃음은 사실 사교적인 목적이 있습니다. 갓난아이는 태어난 지 얼마 안 되어 사람들의 눈을 보고, 그들을 향해 웃으면서, 그들과 깊은 연결고리를 만들어 생존율을 크게 높일 수 있기 때문입니다. 아이가 웃을 수 있는 것은 신경계 기능의 작동입니다. 사교적 연결과 생존을 확보하는 데 사용됩니다.[43] 그래서 아이가 웃는 것을 좋아하지 않을 때는 신경계의 불균형을 보여주는 것입니다.[44]

아이의 신경계가 균형을 잃었을 때 웃지 않는 것만이 아닙니다. 균형 감각은 신경계가 관장하고 있어서 이 아이는 균형 감각이 좋지 않습니다. 그래서 물건에 자주 부딪치고, 가만히 앉아 있다가 갑자기 떨어져서 혀를 깨물고, 발음이 바르지 못하고, 펜을 드는 것이 불안합니다.[45] 이런 현상을 '서투른 아동 증상군'(clumsy child syndrome)이라고 합니다. 그래서 아이가 나이가 드는데 여전히 손발이 안

어린이가 접할 수 있는 신경독소(neurotoxin)			
● 백신	● 중금속	● 알코올	● 화학조미료
● 균종이 번식하는 과다한 대사물[46]			
● 자극물[47] 예로 들면 카페인(차, 커피, 초콜릿) 간접흡연 속의 니코틴			
● 식품첨가물			

맞았을 때, 학부모는 마땅히 아이의 발달에 문제가 있는지? 생활 습관과 관련이 있는지? 경각심을 가져야 합니다.

아이는 아직 어리기 때문에 뇌혈장벽(뇌신경을 보호하는 벽)이 완전하지 않습니다. 그들은 어른들보다 신경독소에 대한 면역력이 훨씬 낮습니다. 이것이 바로 성장 중인 아이들이 술을 마시고, 차를 마시고, 커피를 마시는 것이 좋지 않은 이유입니다. 이런 음식에 들어 있는 물질 때문에 아이들의 지능에 부정적인 영향을 미칠 수 있습니다.

그 외에도 아이들의 편식은 신경계의 발전에도 영향을 줄 수 있습니다. 신체의 박테리아는 우리가 즐겨 먹는 것을 섭취하기 때문에 일부는 탄수화물, 일부는 단백질, 일부는 기름입니다. 그래서 아기가 편식을 할 때 어떤 균이 지나치게 번식합니다. 균이 과도하게 번식한 대사물이 독물이며 신경에 영향을 미칠 수 있습니다. 이것이 바로 어머니가 진균이 너무 많으면, 대사되어 나오는 알코올 성분 때문에 모유를 마시는 아기가 술에 취한 것처럼 되는 이유입니다. 이런 아이가 젖을 마시면서 잠이 들거나 활동량이 매우 낮은 것은 알코올이 신경을 마비시키기 때문입니다.

그러나 외래의 신경독은 아이 자신의 생리 화학적 불균형이 신경에 미치는 피해와 비교가 되지 않습니다. 아이가 물을 마시지 않고 혈당이 흔들릴 때 신경에 가장 큰 상처가 됩니다. 물은 'H2O'이고, 그 'O'는 곧 'Oxygen' 즉 산소입니다. 물을 마시지 않고 탈수하면 몸에 산소가 부족합니다. 때문에 산소가 몇 분만 부족하면 신경이 괴사하기 시작합니다.

아이가 고당분의 음식을 먹으면 처음에는 매우 흥분합니다. 왜냐하면 혈당이 매우 높기 때문입니다. 혈당 = 에너지. 이때는 에너지가 초과되지만, 얼마 지나지 않아 혈당이 다시 떨어져 아주 낮게 떨어지면 이때 아이가 불편해져서 소란을 피울 것입니다. 그것은 신경이 에너지를 매우 필요로 하기 때문에 에너지가 떨어지면 손상을 일으킬 수 있습니다.[48]

그래서 물을 마시는 것을 좋아하지 않고, 설탕이 들어간 음식(밥이나 국수, 과일, 디저트, 음료수)을 특히 좋아하는 아이는 웃지 않거나 서투른 아동 증후군이 나타날 가능성이 큽니다. 웃음도 사교적인 효과가 있기 때문에 아이가 웃는 것을 좋아하지 않는 것은 생리 화학뿐만 아니라 아이의 세계관과도 관련이 있습니다. 아이가 성장하면서 학부모의 귀여움을 많이 받아서 '내가 받는 것은 당연하다', '말을 잘 듣지 않아도 사랑 받을 수 있다'라고 생각하는 아이는 남이 자기에게 빚 지고, 남들이 충분히 좋아해 주지 않는 것을 가볍게 생각할 수 있습니다. 그래서 무엇이든 마음에 들지 않고 웃을 이유도 없습니다.(더 많은 친자 교양 정보,『정서의 경계선: 아이 인생에 필수적인 경쟁력』참조)

웃지 않는다/균형 감각이 나쁜 것을 어떻게 멀리하나?

아이가 웃기를 좋아하지 않는다면, 먼저 그가 위에서 언급한 신경독소와 접촉하지 않았는지 살펴보아야 합니다. 만약 있다면 가능한 한 제거하세요. 그 다음에는 생활습관을 바꿔야 합니다. 즉 물을 많이 마시고, 음식에 설탕을 줄이고, 편식하거나 음식을 가리지 않게 해야 합니다.

특히 자녀의 균종이 불균형하면 유산균 건강보조식품만 먹게 하고 음식구조를 고치지 않으면 소용이 없다는 점을 상기시켜야 합니다. 보통 유산균의 주식은 섬유질입니다. 아이가 야채를 먹지 않고 설탕을 한 무더기씩 먹는다면, 유산균을 먹더라도 그들이 필요로 하는 음식을 먹지 못해 죽을 수 있습니다. 아이가 설탕을 줄이지 않으면 진균류는 계속 번식합니다. 이렇게 되면 균종 생태계는 여전히 불균형하여, 유산균 건강보조식품을 먹어도 소용이 없습니다.

9 소아의 요로 감염

여학생은 비뇨기감염(요로 감염)이 잘 일어납니다. 여학생은 남학생보다 요도가 훨씬 짧기 때문입니다. 이제 우리는 소변에 대한 혁명적인 인식을 갖게 되었습니다. 과거 비뇨기 감염의 원인으로 생각했던 것들이 모두 바뀌었습니다. 이전에는 오줌이 무균이라고 생각했으나, 지금은 오줌이 무균이 아니라는 것을 알고 있습니다.[49] 비뇨기 감염은 단지 바깥의 균에 감염되는 것이 아닙니다. 예를 들어 엉덩이를 닦을 때 요도에 대변 속 균이 닿아 염증을 일으킵니다. 이제 우리는 자가 균종의 생태 불균형이 비뇨기 감염을 일으킬 수도 있다는 것을 알고 있습니다.[50]

어린이 비뇨기 감염의 흔한 증상

- 소변을 볼 때 따갑고 아프다.
- 배가 아프고 배꼽 아래(방광근처) 통증이 있다.
- 계속 오줌이 마려운데 안 나온다.
- 오줌이 맑지 않고 혼탁하거나 피를 지니고 있습니다
- 열이 난다
- 매우 피곤하다
- 야간 빈뇨
- 등이나 옆구리가 아플 수 있다
- 이미 기저귀를 쓰지 않았는데, 갑자기 오줌을 쌌다.
- 구토

자가 균종 불균형의 주요 원인

● **설탕을 과다하게 섭취한다.**

설탕을 많이 먹으면 진균의 번식이 통제가 안 되고 균종 생태계가 불균형해집니다.

● **물을 마시지 않고 오줌을 참는다.**

물이 흐르면 세균이 잘 생기지 않고, 물이 흐르지 않는 곳에서는 균이 과도하게 번식하기 쉽습니다. 물을 마시지 않거나 소변을 잘 참으면 비뇨기 감염을 유발할 수 있습니다.

● **음식을 가리거나 편식을 한다.**

아이가 음식을 가리고 편식을 하면 균류의 생태가 균형을 잃습니다. 우리 몸 안에는 여러 가지 음식을 먹는 균이 살고 있기 때문에 균종 생태가 균형을 이루려면, 무엇이든 먹어야 합니다. 만약 이것, 저것을 먹지 않는다면, 음식 불균형 때문에 체내 균종이 불균형하게 되기 쉽습니다.

● **항생제의 과도한 사용**

항생제는 나쁜 균만 죽이는 것이 아니고 좋은 균도 죽입니다. 좋은 균이 일단 손상되면, 체내의 균종은 균형을 잃기 쉽습니다. 뿐만 아니라 항생제를 과도하게 사용하면 균에 내성이 생길 수 있고, 나쁜 균이 다시 자랄 때 약을 더욱 무서워하지 않고 강하게 자라게 됩니다.

● **스트레스를 많이 받고, 늦게 자고, 약물**

스트레스를 많이 받고 늦게 자면 면역력이 떨어집니다. 또한 스테로이드와 같은 약물은 면역 체계를 억제할 수 있습니다. 우리 몸속의 균종이 잘 조화되는지 여부는 면역력의 조절에 달려 있습니다. 면역력이 떨어지면 불안 분자가 교란되어 균종 생태계에 문제가 생기기 쉽습니다.

따라서 아이들은 큰 시험이 다가올 때, 스트레스를 많이 받을 수 있습니다. 공부하느라 늦게 자고, 항상 설탕이 든 음식으로 에너지를 보충하여 비뇨기 감염을 일으킵니다. 비뇨기가 감염되면 항생제를 사용하는 것이 전통 치료 방식입니다. 하지만 항생제를 먹으면 균종은 더 심하게 불균형이 생깁니다. 다음에 설탕을 조금만 더 먹으면 비뇨기 감염이 될 수 있습니다. 약을 더 쓰고, 이어서 균종이 균형을 잃고, 그 후에 항균성이 더 강해집니다. 이렇게 악순환의 고리에 들어서면 되풀이되는 재발은 끝이 없습니다. 따라서 현재 관련 연구들은 비뇨기 감염에 항생제를 남용해서는 안 된다고 지적하고 있습니다.[51] 체내 환경은 어디까지나 하나의 전쟁터가 아니라 하나의 생태계이기 때문입니다.[52]

어떻게 비뇨기 감염으로부터 멀어지나?

비뇨기가 이미 감염되었다면, 빨리 설탕을 줄이고 물을 많이 마시는 것이 좋습니다. 크랜베리 정제도 함께 복용하세요. 크랜베리는 A형 프로 안토시아니딘, PAC (A- type proanthocyanidins, PACS)가 들어 있습니다. 요도 방광벽에 균이 달라붙는 것을 막는 물질로 비뇨기 감염을 막아줍니다.

크랜베리즙을 마시는 대신 크랜베리 알약 건강보조식품의 복용을 권장하는 이유는 대만에서는 설탕을 넣지 않은 크랜베리 주스를 구하기가 어렵기 때문입니다. 게다가 PACS 양이 충분하려면 크랜베리 주스를 아주 많이 마셔야 하기 때문에 크랜베리 알약을 직접 먹는 것이 가장 좋습니다.[53]

비뇨기 감염 기간 동안, 유산균을 보충

비뇨기 감염을 피하는 생활습관
● 근치음식
● 끓인 물을 많이 마시고, 음료수를 적게 마시다.
● 항생제를 남용하지 않는다.
● 오줌을 참지 않다.
● 일찍 잔다.

하여 균종 생태의 균형을 도울 수도 있습니다. 또한 면역력을 높이는 건강보조식품을 복용하여 면역력을 일시적으로 높이면 균종의 난을 평정하는데 도움이 됩니다. 아이가 열이 있다면 두 시간에 한 알씩, 열이 없는 경우 증상이 사라질 때까지 4~6시간에 한 알씩 복용할 수 있습니다. 꼭 명심하세요! 아이가 비뇨기 감염을 반복하지 않기를 바란다면, 가장 근본적인 방법은 여전히 식생활을 바꾸고, 생활습관을 고치는 것입니다.

10 질 가려움증/혀 백태

질 간지러움과 혀 백태는 모두 칸디다균(Candidiasis albicans)의 번식이 과도하여 생긴 것입니다.

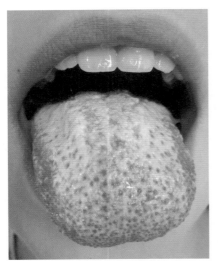

혀에 칸디다균이 과도하게 번식합니다.(자료 출처 : https://reurl.cc/nl7a1)

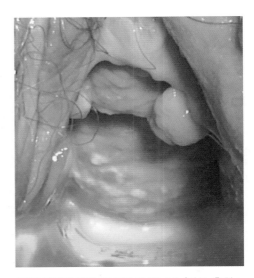

질에 칸디다균의 번식이 과합니다.(자료 출처 : https://reurl.cc/ZlWmg)

칸디다균은 사실 우리 몸속의 정상적인 공생균종(commensal)입니다. 그것들은 우리가 무엇인가를 할 수 있도록 도와주고, 우리는 그것들에 약간의 영양을 줍니다. 그러나 균이 과도하게 번식할 때 파괴가 일어납니다. 칸디다균의 번식이 지나치면 효소를 분비하여 우리의 표피 조직을 베어내고 균사가 깊이 파들어 갑니다. 이렇게 되면 파괴된 조직에 염증이 생깁니다. 염증이 일어나면 히스타민이 풀려나가 백혈구를 배출하여, 매우 가려워집니다.

칸디다균은 효소를 분비해 표피를 베는 동시에 면역세포를 잘라내 자신을 잡아먹는 면역세포에서 도망칩니다. 이것이 바로 우리가 면역력이 떨어지거나, 체내 균의 종류가 불균형하게 되면, 칸디다균이 걷잡을 수 없이 빠르게 번식하는 이유입니다.[54] 여학생의 질 가려움의 가장 흔한 원인은 비뇨기 감염과 매우 비슷합니다. 설탕 과다 섭취, 편식, 항생제·항진균 약물 과다, 스트레스를 많이 받고, 늦게 자고, 면역 체계의 약을 사용합니다.

질 가려움증/혀 백태를 멀리 하는 방법?

칸디다균의 번식은 설탕에 크게 의존하기 때문에 설탕을 빼면 대부분의 질 가려움과 혀 백태를 바로 잡을 수 있습니다.[55] 이 외에도 비뇨기 감염으로부터 멀리하는 모든 방법은 거의 질 간지러움과 혀 백태(110쪽 참조)에도 적용됩니다. 면역력을 높이는 건강보조식품을 보충해서 질이 가려울 때 12시간에 한 알을 먹거나, 취침 전 1~2 알을 먹을 것을 권장합니다.

11 편도선염/비염/편도선 결석

편도선은 사실 림프계의 일원이며, 그 자체가 하나의 대형 림프절입니다. 림프 시스템은 바로 외부의 적에 저항하는 우리의 군대입니다. 면역체계를 외부의 적에 대항하는 전쟁에 비유한다면, 그 편도선이 있는 곳은 매우 전략적인 군사기지라고 할 수 있습니다.

편도의 조직은 사실 하나의 고리 모양 형태(Waldeyer's tonsilar ring)로 구성되어 있습니다. 인두 편도, 귀인두관 편도, 목구멍 편도, 혀 편도를 포함합니다. 위치를 자세히 살펴보면 코와 입, 두 개의 대외 입구를 위해 보초를 서는 곳입니다.

편도선 — 편도선

흉선 — 흉선

비장 — 비장

편도선은 림프계의 대장 중의 한 명으로, 흉선과 비장처럼, 그들은 모두 대형 림프절입니다.(자료 출처 : https://reurl.cc/4oyev)

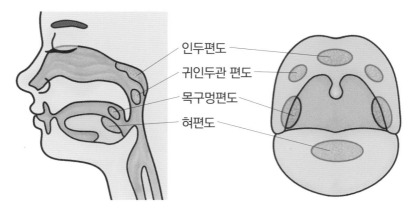

인두편도
귀인두관 편도
목구멍편도
혀편도

편도선 조직은 인두편도, 귀인두관 편도 , 목구멍 편도, 혀편도를 포함하고 있습니다.

우리의 코와 입은 언제라도 외래의 바이러스와 박테리아가 침입할 수 있습니다. 편도선은 바로 보초를 서서 코와 입을 거친 공기와 음식을 걸러냅니다. 만약 외래의 적을 잡았다면, 편도선에서의 백혈구는 적을 죽이기 위해 염증을 일으키거나 열을 발생시킬 수 있습니다. 이때 비강 안과 목구멍 뒤쪽의 편도선이 붉게 부어오르거나 염증이 생길 수 있습니다. 입안의 뒤쪽 천장에 물집이 생기고, 비염 증상이 있고[56], 열이 날 수 있습니다.[57]

림프 순환이 군사 수송관 전체라면 림프절은 이 시스템에서 범인들이 갇히는 곳으로 볼 수 있습니다. 이 감옥에는 집중적인 면역 군사력이 있습니다. 만약 교도소를 지키는 군사력이 너무 약하면 바이러스나 세균을 물리칠 수 없습니다. 그들이 번식이 과도할 때, 림프절은 아주 크게 부을 수 있습니다. 크게 붓고 혈관이 확장되어야만 오솔길을 고속도로로 개척하여 다른 지원 병력이 빨리 와서 지원할 수 있기 때문입니다. 편도선 자체도 림프절이기 때문에 편도선이 붓는 것도 같은 이치입니다.[58] 병력이 다 되면 바이러스나 세균이 섬멸되고 림프절, 편도선(목)이 붓지 않아 콧물이 더 이상 흐르지 않고 막히지 않게 됩니다.

아이의 면역체계가 너무 약해서 병력이 항상 부족하다면 편도선에 갇혀 있는 바이러스나 세균은 항상 죽지 않고 반격하고 번식해서 편도선이 오랫동안 붓게 됩니다. 이밖에 편도선이 장기간 붓는 것은 알레르기 때문일 수도 있습니다. 편도선은 밖에서 들어오는 음식이나 공기를 걸러내는 역할을 합니다. 때문에 아이가 공기나 음식에 있는 물질에 알레르기 반응을 보인다면 이들을 접하는 순간 편도선에 염증이 생겨 부종이 생길 수 있습니다. 단 아이의 면역력만 충분하면 오랫동안 편도선이 문제를 일으키지 않을 것입니다.(알레르기를 알아보기 81쪽 참조)

면역력이 약한 주요 원인

1. 음식에 설탕이 과하다.

아이가 잘못 먹어서(설탕이 너무 많고 고기가 너무 적어) 혈당이 빨리 올라갔다가 다시 바닥으로 떨어지면 부신에 상처가 납니다. 외부의 적이 면역체계를 자극하면서 부신을 자극해 혈당을 높이고 에너지를 공급해 적을 죽일 수 있습니다. 반대로 만약 부신이 지쳤다면 그 면역 체계도 에너지 부족으로 인해 적을 죽이는 전력에 영향을 줄 것입니다.[59] 음식에 설탕이 너무 많으면 면역력이 떨어질 수 있습니다.

2. 알레르기, 약간의 염증

이들은 모두 장기간의 병증이며, 면역 체계의 장기적인 작업도 필요합니다. 결국 면역체계가 장기간 과로하면 기능이 감퇴하고 약해집니다.

3. 약물 사용

스테로이드가 함유된 약물은 면역 체계를 억제할 수 있고, 약을 오래 쓰면 면역체계가 약해집니다. 스테로이드 외에도 항생제 사용은 면역체계에 영향을 미칩니다. 항생제의 빈번한 사용은 균종의 불균형을 초래합니다. 균종의 불균형이 생기면 몸에 염증이 생기기 쉽고, 면역 체계는 쉽게 피곤해집니다.[60]

4. 긴장하고 초조하여 잠을 충분히 자지 못한다.

우리의 부신에는 스트레스를 처리하는 중요한 기능이 있습니다. 그래서 한 사람이 오랫동안 긴장하고 초조해 할 때 부신은 지나치게 과로하게 됩니다. 부신이 과로하면 면역체계는 충분한 에너지 공급 없이 전력을 저하시킵니다. 한 사람이 잠을 자야 할 때 자지 않거나 충분히 자지 않을 때, 우리가 지탱할 수 있도록 에너지를 지원하는 것은 바로 부신입니다. 잠을 충분히 자지 못하고 시간이 오래 걸리면, 부신이 손상을 입을 것입니다.[61] 부신이 다치면 면역체계도 함께 피해를 입습니다.

면역력이 부족하여 목구멍 편도와 혀 편도에 염증이 생기고, 혹은 박테리아가 대사한 유황과 약간의 역류하는 콧물이 편도선의 깊은 주름에 끼거나 다시 침 속의 염분과 혼합하면 결석을 형성할 수 있습니다. 이를 편도선 결석이라고 합니다.[62]

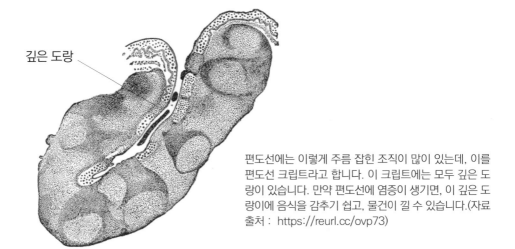

깊은 도랑

편도선에는 이렇게 주름 잡힌 조직이 많이 있는데, 이를 편도선 크립트라고 합니다. 이 크립트에는 모두 깊은 도랑이 있습니다. 만약 편도선에 염증이 생기면, 이 깊은 도랑이에 음식을 감추기 쉽고, 물건이 낄 수 있습니다. (자료출처 : https://reurl.cc/ovp73)

편도선 결석은 알아차리지 못할 수도 있지만 몇몇 증상을 일으킬 수 있습니다.

편도선의 흔한 증상
● 목구멍이 아프다
● 구취(세균 대사에서 나오는 유황, 냄새는 썩은 달걀과 같다)
● 가래가 나온다
● 입에서 이상한 냄새가 난다
● 헛기침을 한다.
● 이물질이 느껴지고 혀는 한 알 한 알의 돌 같은 것을 느낄 수 있다
● 삼키기 어려움
● 귀가 아프다

이상의 가능성 외에도 편도선 결석은 비타민 K의 부족으로 인한 것일 수도 있습니다. 비타민K는 신체의 석회화를 막아줍니다.[63] 신체의 석회화는 칼슘이 조직에 침전되어 경화되는 과정입니다.

클리닉에서 항생제를 지나치게 많이 사용하여 균종 불균형을 보이는 병을 흔히 볼 수 있는데, 이런 유형의 환자들은 대부분 편도선 문제와 맹장염 문제를 동시에 지니고 있습니다.(126쪽 참조) 우리 몸에서 가장 큰 비타민 K의 원천은 장균대사에 의해 생산된 것입니다.[64] 균종 불균형의 경우 비타민 K가 부족할 가능성이 높습니다.

항생제 남용 외에도 면역력 부족은 균종의 불균형을 초래할 수 있습니다. 왜냐하면 우리 몸에 있는 균은 사실 면역 체계가 관리하고 있기 때문입니다.[65]

편도선의 장기 염증을 피하는 방법?

1. 면역력을 지원하는 좋은 습관을 기른다.

충분한 면역력을 지니려면 균형 잡힌 식사를 하고 당분을 절제해 혈당이 흔들리지 않도록 해야 합니다. 자고 싶을 때 가서 충분히 자야 합니다. 마지막으로 감정이 있으면 마음속에 두지 말고 효과적으로 이야기해야 합니다. 아이가 이 몇 가지

일만 잘 다루면 면역력이 강해지기가 쉽습니다.

2. 염증과 알레르기의 근원을 검사한다.

염증과 알레르기를 인지하고, 81쪽을 참조하세요.

아이가 이미 청소년이라면 성전염병을 체크하는 것도 좋을 것임을 기억하세요. 많은 성병은 세균이나 바이러스의 증상이 없는데도 체내에 장기 염증을 일으킵니다.

3. 약물의 부작용을 검사하다.

면역력을 떨어뜨리는 부작용이 있는 약물도 많습니다. 아이가 양약을 복용하고 있다면 약물 부작용에 대해 자세히 알아보는 것이 좋습니다. 보통 구글에 약물 이름을 입력하면 약물 부작용을 확인할 수 있습니다. 다음 리스트를 사용하여 검사의 도구로 사용할 수 있습니다.

약물 부작용 검사 리스트			
약 이름	주요성분	효용	부작용
예: 프레드니손/코르티손	당질 코르티코이드	소염	● 면역력 저하 ● 체중 증가 ● 상처가 아물기 어렵다. ● 생리 실조 ● 골다공증 ● 위장 문제 ● 정신적 불안정

4. 소금물 양치질, 코 세척, 코찜질

소금물은 박테리아를 억제합니다. 이로 인해 염증을 가라앉힐 수 있습니다. 편도선이 바이러스와 싸우고 있을 때 매일 소금물로 양치질과 코 세척, 코찜질을 하는 습관을 들이면 면역체계의 싸움에 도움이 됩니다.

건강 TIPS

소금물로 양치질하는 법

1. 소금 한 티스푼(해염, 암염 등 천연소금, 정제염을 쓰지 말 것)을 100ml의 미지근한 물에 넣어주세요.(염소가 제거된 물을 여과하거나 휘발하거나 수돗물을 담아 뚜껑을 닫지 않고 30분 동안 가만히 놓아두어다가 전자렌지에 가열합니다. 염소는 좋은 균을 죽이고 균종의 균형을 방해하지만, 그것은 기체이고, 뚜껑을 닫지 않으면 자연히 휘발됩니다.)
2. 약간 저어주고 소금이 녹으면 바로 사용할 수 있습니다. 소금물로 양치질을 하고, 목구멍 깊숙이 소금물을 헹구도록 하세요. 편도선에 염증이 생겼을 때는 기상 후, 매끼 식후, 자기 전 소금물로 양치질을 합니다.

코 세척, 코찜질 방법

1. 코 세척기/네티팟(netipot) 인터넷 구매 가능. 네티팟은 인도 아유 부처가 전통의학에서 천년 동안 사용하였던 도구입니다.
2. 아이가 코 세척기를 사용하는 것이 두려우면 코찜기로 바꿔 사용하여, 위에서 만든 소금물에 장뇌오일을 몇 방울 떨어뜨려 코찜질을 합니다.

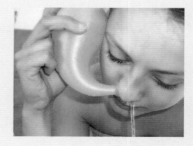

코 세척기, netipot)(자료 출처 : https://reurl.cc/NOp2n)

5. 기름을 바르게 먹는다.

우리의 음식은 탄수화물, 단백질 그리고 지방으로 분해된 후 긴 사슬 지방산과 유미입자; 카일로미크론(chylomicron)이라는 지방류 장 융모에서 림프에 들어가고, 마지막으로 혈류로 돌아가서 간에게 합성하여 사용합니다. 지방을 가득 채운 림프는 나중에 높은/낮은 콜레스테롤의 양에 크게 영향을 미칩니다.

우리가 평소 먹는 기름이 좋지 않거나, 기름을 잘못 사용해서 음식을 만들고, 기름이 산화가 되어 소모될 때 알데하이드(aldehydes)가 생깁니다. 이 물질들은 유산균의 성장을 방해하고 백혈구의 작동을 방해하며 혈전 형성을 자극합니다.

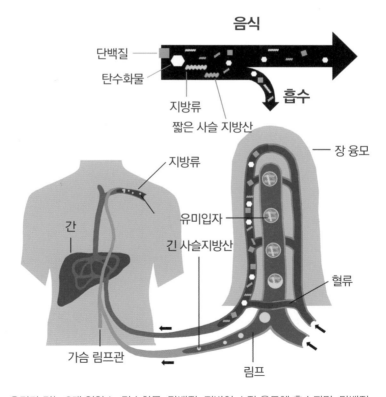

우리가 먹는 3대 영양소: 탄수화물, 단백질, 지방이 소장 융모에 흡수되면, 단백질과 탄수화물은 지방과 갈라지고 지방은 곧 림프에 보내집니다.(자료 출처 : https://reurl.cc/JDkzq)

또한 세포의 병변을 초래하고 단백질 합성과 효소 작동을 억제합니다.[66]

기름을 잘못 먹으면 백혈구의 작동을 방해할 수도 있습니다. 백혈구는 우리의 면역 군대 요원이며, 혈액뿐만 아니라 림프액에서도 활동합니다. 이제 림프는 기름 같은 것을 그대로 흡수하고, 만약 기름이 이미 산화가 되어 소모되었다면 림프가 먼저 충격을 받게 됩니다.

6. 다른 유산균종을 번갈아 복용한다.

면역 체계는 체내의 균종을 통제하는데, 어떤 균이 너무 빨리 번식할 때 면역 군대가 통제하지 못하고 염증이 생길 수 있습니다. 그래서 편도선에 염증이 생기는 경우, 유산균을 복용하면 면역체계 작동에 도움을 줄 수 있습니다. 그러나 균종은 다원적이어야만 균형 잡힌 생태를 가질 수 있다는 것을 잊지 마세요. 항상 같은 균을 먹지 말고 다른 균종으로 바꾸어야 합니다. 사람이 어디에 살든 그 고장에서 배양한 균종을 복용하는 것이 좋습니다.

7. 면역력을 높이는 건강보조식품을 보충한다.

영양 원소와 약초는 항상 면역의 힘을 보태주어 바른 방향으로 순환시킵니다. 감기로 편도선에 염증이 생기면 면역력을 높이는 건강보조식품을 2~4시간에 한 번 한 알씩 복용할 수 있습니다. 편도선에 만성적인 염증 문제가 있을 경우 편도선에 염증이 생기는 동안 면역력을 높이는 건강보조식품을 증상이 사라질 때까지 6~12시간에 한 번 정도 사용할 것을 권장합니다.

8. 편도선 주름살(folds)에 간유＋유산균(probiotics)을 바른다.

편도선에 염증이 생겨 부어오를 경우 주름에 물건을 쉽게 감추게 됩니다. 물건이 걸리면 세균이 생기기 시작합니다. 세균이 많아지면 편도선이 더 크게 부어올라 악순환이 이어집니다. 따라서 편도선이 완쾌될 때 주름에 세균이 생기지 않도록 확보하는 것이 중요합니다. 하지만 끼인 음식은 항상 깨끗하게 하기가 힘들기 때문에 '균으로 균을 억제'하는 방법이 가장 좋습니다. 간유 한 티스푼과 유산균 캡슐 한 알을 섞어 매일 아침, 저녁으로 양치질을 한 후 편도선 주름진 곳에 발라 주세요. 설탕을 넣은 유산균을 사용해서는 안 됩니다.

건강 TIPS

편도선이 자꾸 염증을 일으키는데, 잘라내야 하지 않을까?

편도선이 부은 것은 사실 림프작업의 일환이기 때문에 그것을 잘라내는 것은 별로 도움이 되지 않습니다.[67] 림프절을 잘랐지만 림프체계를 자를 수 없으니까요. 뿐만이 아니라 연구 결과 편도선이 베인 것은 B 세포와 ig A와 같은 면역 세포가 줄어들었다는 것을 발견했습니다.[68]

12 인플루엔자/폐렴/위장염/ 장 바이러스(노로 바이러스)

편도선이 입이나 코에서 들어오는 병균을 잡지 못하면 몸속으로 달려드는 병균이 앞으로 진격하기 시작합니다. 공기를 타고 들어오는 병균이 인체에 들어가면 두 길이 있습니다. 하나는 기관지이고 하나는 식도입니다.

병균이 성공적으로 기관지에 들어가 번식을 시작하면 아이는 호흡기 증상을 보입니다. 처음에는 재채기, 코 마르기, 목 아프기, 그 다음부터는 발열, 콧물, 기침이 나타납니다. 코가 마르는 것은 좋은 현상이 아닙니다. 왜냐하면 우리 몸 안의 모든 점막은 코 점막을 포함해서 면역 방어선 중 하나이기 때문입니다.[69] 이런 젖은 점막 속에는 많은 면역 군대가 외부의 적을 잡기 위해 기다리고 있습니다. 그리고 점막은 몸밖으로 배출되는데, 그것이 계속 밖으로 흐르면 병균이 쉽게 몸속으로 들어

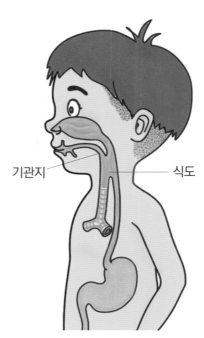

기관지 ——— 식도

입이나 코에서 들어오는 병균은 인체에 들어갈 수 있는 길이 두 개 있는데, 하나는 기관지, 하나는 식도이다.

가지 못합니다. 그래서 코가 마르면 면역력이
경보를 울리게 됩니다.

　병균이 성공적으로 호흡기로 들어가서, 기관
지로 내려가고, 번식을 시작하여, 면역군이 현
행범을 잡으면 전면전을 시작할 것입니다. 이
때 전체 호흡기가 점막의 양을 늘려 강화된 군
사력을 갖게 되면 콧물이 나오기 시작합니다.
콧물의 색에는 전쟁 과정이 보입니다.

　평소에 코 점막은 무색인데, 바이러스에 감
염되었을 때 면역군이 싸움을 시작했기 때문에
병균에 사상한 면역세포가 더해지면 점막이 변
색되기 시작합니다. 점막이 흰색과 녹색일 때
는 전투를 시작한 지 얼마 되지 않았습니다. 곧
승리할 때 색깔은 노랗게 변합니다.[70] 우리가
외상이 있을 때 처음에는 맑은 물을 흘리고 나
중에는 고름을 흘리는 것과 똑같습니다. 그래서 콧물이 변했을 때 당신은 면역 군
대가 승리에 한 걸음 더 다가간 것을
알 수 있습니다.

　점막 외에도 우리의 기관지에는 또
다른 면역관문이 있습니다. 그것이
바로 섬모(cilia)입니다.

점액	
점액과 고름의 혼합	
고름	
고름	

콧물과 가래 색깔이 바
뀌어서 면역이란 싸움
이 어디로 갔는지 알
수 있게 한다.

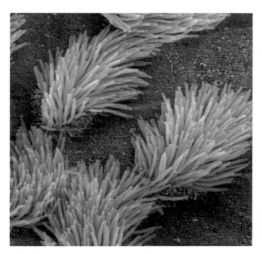

끊임없이 위로 쓸어 올리는 섬모(자료 출처 :
https://reurl.cc/DA39O)

섬모는 병균을 만나면 재치기의 반사를 일으켜 재치기를 해서 병균을 체외로 분사할 수 있습니다. 기도에 있는 섬모는 움직일 수 있고, 그것은 끊임없이 위로 쓸립니다. 병균이 점막에 의해 목구멍으로 쓸리면 가래가 됩니다.

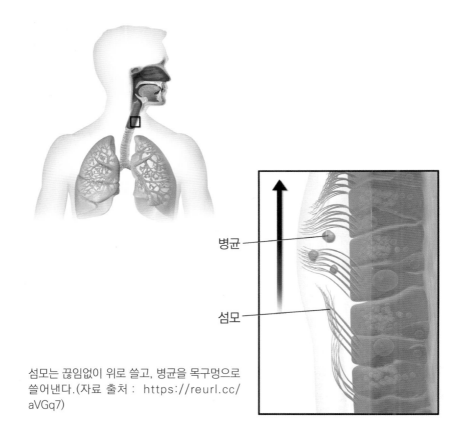

병균

섬모

섬모는 끊임없이 위로 쓸고, 병균을 목구멍으로 쓸어낸다.(자료 출처 : https://reurl.cc/ aVGq7)

목구멍으로 쓸어주는 것은 한 가지 장점이 있는데 가래를 입밖으로 뱉거나 삼키거나 소화기에 의해 소화됩니다. 그래서 가래는 콧물과 마찬가지로 색의 변화를 보면 면역이 병균과 싸움을 어디까지 했는지 알 수 있습니다. 또한 기관과 기관지에 이물질과 외부의 적이 감지될 때 기침의 반사가 일어납니다.[71] 기침을 할 때 공기가 체외로 배출되는 속도는 때때로 시속 100마일까지 올라가기도 합니다. 이러한 속도는 신체가 배출하고자 하는 것이 원활하게 배출되도록 도와줍니다. 그러니까 기침은 사실 좋은 일입니다.

　이 면역 관문들이 외부의 적들을 깨끗이 제거할 수 없다면 그 면역 군대는 체온을 높여서 병균을 열사시킬 것입니다. 이것이 열이 나는 이유입니다.[72] 열이 나는 것은 또한 다른 기능을 합니다. 그것은 뼈에서 칼슘을 빼내는 것입니다.[73] 면역 군대가 전쟁을 할 때 통신 시스템이 메시지를 전달하는 것은 칼슘에 의존합니다.[74] 그래서 우리가 감기에 걸렸을 때 종종 뼈의 통증을 느낍니다. 그것은 몸이 뼈에서 칼슘을 빼내고 있기 때문입니다.

　열은 질병이 아니라 치유 과정의 증상 일뿐입니다. 그러나 부모들은 열이 나는 것을 매우 두려워합니다. 의료계는 이것을 '열 공포증'이라고 부릅니다. 열이 나는 것은 큰 문제가 없지만, 많은 부모들이나 조부모들이 열 공포증을 앓고 있기 때문에 열이 나는 것을 막기 위한 무리한 행동이 오히려 병을 더 악화시킵니다.[75]

　연구결과에 따르면 일찍 열이 빠지면 몸에 중요한 적을 죽이는 메커니즘이 끊어져 완치에 부정적인 영향을 미쳐서 감염이 더 심해질 수 있습니다.[76][77]

　그래서 콧물이 나고 재채기를 하고 기침을 하고 열이 나는 것은 사실 면역 체계가 열심히 일하고 있음을 보여주는 것입니다. 증상이 전혀 없거나 감기에 전혀 걸리지 않는 사람들은 면역력이 너무 낮을 가능성이 높습니다. 때때로 아기가 가래침이 나오지 않아 촉촉한 가래가 따뜻한 폐에 걸리고 세균이 번

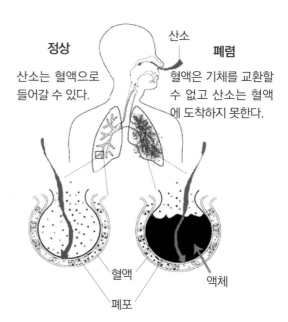

정상
산소는 혈액으로 들어갈 수 있다.

산소

폐렴
혈액은 기체를 교환할 수 없고 산소는 혈액에 도착하지 못한다.

혈액

폐포

액체

정상적인 폐는 폐렴 폐와 다르게 작동한다.(자료 출처 : https://reurl.cc/kXErr)

식하여 폐렴으로 이어지기 쉽습니다.

폐렴이 사람을 이렇게 긴장하게 만드는 이유는 염증이 생기면 혈관이 확장되고 그때 진물이 흐르기 때문입니다. 폐포가 물을 채우게 되면 가스가 교환되지 않습니다. 사람이 산소를 얻지 못하면 생명에 위험이 있습니다. 폐에 물이 있을 때는 사실 소리가 들리고, 우리가 빨대를 사용하는 것처럼 콜록거리는 소리를 냅니다.

병균이 기관지에 들어가지 않고 식도에 성공적으로 들어갔다면, 첫 번째로 직면하는 것은 염산처럼 시큼한 위산입니다. 병균이 이런 강한 산을 접하면 타죽습니다.(그래서 아이의 위 환경이 충분히 시지 않으면 '76~77쪽 참조', 그러면 그는 걸핏하면 위장염에 걸립니다.) 병균이 요행히 빠져나왔다면, 그를 기다리고 있는 것은 소화관 안의 점막과 유산균입니다. 특히 NSAIDs와 같은 해열제는 위 점막을 얇게 만든다는 사실을 상기해야 합니다. 점막이 얇아졌을 때 이 첫 번째 방어선은 충분히 견고하지 못합니다.[78]

소화관의 점막은 호흡기의 점막과 마찬가지로 많은 면역 군대가 주둔하고 있습니다. 소화관에는 음식물의 소화에 좋은 솜털이 덮여 있어 펼쳐지는 면적이 매우 큽니다. 이렇게 넓은 면적이 외부의 적의 침입을 받지 않도록 보호하기 위해 소화관 안의 점막에는 아직도 전신이 가장 많고, 종류가 가장 많은 유산균이 살고 있어, 외적을 막아내는 것을 도와주고 있습니다. 아이가 종종 병으로 인해 항생제를 사용하면 항생제가 나쁜 균만 죽이는 것이 아니라 유산균도 죽입니다. 아이의 유산균이 불균형하거나 부족할 때 소화기 질환이 생기기 쉽습니다.

만약 외래 바이러스에 이 층까지 뚫렸다면 그 다음에 직면하게 될 것은 바로 거대한 장 림프조직입니다. 소화벽은 음식이 잘 흡수되도록 매우 얇게 설계되어 있지만, 이 높은 침투율로 병균이 비교적 쉽게 침입할 수 있게 해줍니다. 이것이 인체의 가장 방대한 면역 군대가 소화관에 주둔하고 있는 이유입니다. 만약 균이 영양을 섞어서 몸속으로 들어가면 소화관 윗부분에 걸려들고, 장신경이 곧 구토 반사를 열어서 병균을 입으로 뱉어냅니다.[79] 소화관 아래 부분에 걸려들면 장신경이 장벽에서 액체를 많이 분비하여 창자가 심하게 꿈틀거리게 해서, 장을 쑤시는

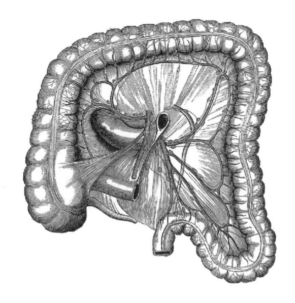

파란 부분은 바로 장에 있는 방대한 림프면역 시스템이다.
(자료 출처 : https://reurl.cc/XEVag)

것은 병균을 몸 밖으로 밀어내기 위한 설사입니다. 만약 상하 소화도가 모두 병균에 감염된다면, 이 사람은 아마 토하고 설사를 할 것입니다.[80] 그래서 구토와 설사는 일종의 보호 장치입니다.

 독감 시즌이 되면 기온이 낮아지고 습도가 낮아지기 때문에 바이러스는 비교적 생존하기 쉽습니다.[81] 노로바이러스 같은 바이러스는 소화기에서 몸으로 뛰어들면 장 바이러스에 걸리게 됩니다. 아이의 큰 부분의 면역 체계는 태어나면서부터 있는 것이 아닙니다. 그들의 후천 면역체계는 그들의 인격과 마찬가지로 어려움을 겪어야만 점차 성숙할 수 있습니다. 아이의 후천적인 면역력은 그들이 본 병균에 항체를 만들 수 있고, 그 다음에 같은 병균을 다시 보게 되면 훨씬 더 빨리 처리할 수 있습니다.

 그래서 대부분의 아이들이 어렸을 때 비교적 쉽게 병이 나는 것은 정상입니다. 왜냐하면 아기들이 어렸을 때 면역력이 아직 미숙하기 때문입니다. 아이의 몸이 병균을 많이 보게 되면, 매번 새로운 병균을 만날 때마다 면역 체계는 그것들을 섬멸할 방법을 생각해낼 것입니다. 면역 체계는 성공적으로 몸을 방어하고, 견식이 넓어지고, 똑똑해지면 성숙해집니다. 면역체계가 성숙하면 아이의 아픈 횟수가 적어지고, 아프고 지속되는 시간도 짧아집니다.

하지만 어른들이 아이가 아파서 고생하고 위험할까 두려워하면 항상 병의 완쾌 과정을 중단시킵니다. 가령 해열제, 항생제를 먹이면 면역체계가 훈련이 덜되어 늘 성숙하지 못합니다. 미숙한 면역력은 스스로 어려움을 극복한 적이 없는 사람처럼 병균을 만나자마자 심하게 앓아 나이가 들었다고 해서 낫지 않습니다. 자기 힘으로 병균을 극복한 적이 없는 면역체계는 기껏해야 '딸기족* 면역'일 뿐 어떤 병균에도 대항할 수 없습니다.

자녀가 독감/폐렴/위장염/장 바이러스(노로 바이러스)에 걸린 경우 어떻게 해야 하나?

● 면역력을 높일 수 있는 건강보조식품을 보충한다.

아이가 이런 병균들에 감염되면 승전시킬 수 있는 대장이 면역력이기 때문에 면역력을 지원하는 것이 가장 중요합니다. 독감/폐렴/위장염/장 바이러스에 걸렸을 때, 처음엔 2~4시간에 1알씩, 비교적 잦은 건강보조식품의 보충이 가능합니다. 증상이 경감되면 시간 간격을 늘릴 수 있으며, 6~12시간에 한 알씩, 증상이 끝나면 즉시 사용을 중지합니다.

특별히 주의를 기울여야 할 것은 면역력을 높이는 건강보조식품이 병의 과정을 중단시키지 않으므로, 증상은 그것을 복용한다고 없어지는 것이 아니라 오히려 심해질 수 있고, 가래가 더 많고, 기침이 더 심할 수 있습니다. 면역 군대가 많아지니까 전투는 더 처참할 수 있습니다. 그러나 면역건강보조식품은 전쟁시간을

---

* 딸기족: 겉모습은 예뻐 보이지만 과육이 연해서 살짝만 눌러도 금방 물러지는 딸기를 비유. 중국에서 80년대생을 지칭함.

단축시켜 환자들을 비교적 빨리 낫게 해줍니다.

● **열이 나서 뼈 국물을 마신다/건강보조식품으로 칼슘을 보충한다.**

아이가 열이 40도를 넘지 않으면, 학부모는 아이에게 더 많이 쉬게 하고, 수분을 공급하고, 열을 식히는 데 신경을 쓰면 됩니다. 차가운 수건으로 찜질을 할 수 있으니 이불을 덮어 땀을 흘리게 하지 말고, 몸이 온도를 낮출 준비가 되면 자연히 땀을 흘리고 온도를 낮출 수 있습니다. 만약 날씨가 너무 더워, 이미 인체의 체온을 초과했다면, 에어컨을 켤 때 온도를 너무 낮게 조절하지 않도록 하세요. 에어컨을 켤 필요가 없다면, 선풍기를 돌리고 공기 순환을 시킬 때 사람에게 직접 대는 것을 피하세요. 보통 아이는 열이 날 때 움직이지 않고 자려고 합니다. 왜냐하면 휴식을 취하면 에너지를 절약하고 면역력에 많은 에너지를 주고 싸울 수 있기 때문입니다.

아이가 열이 40도가 넘거나, 뼈가 아프다고 불평한다면, 아이에게 칼슘을 보충해줄 수 있습니다. 비교적 즉시 흡수되어 이용되는 것은 젖산칼슘(calcium lac-tate)입니다. 또한 뼈국물도 미네랄이 풍부합니다. 그중에는 몸에 잘 흡수되는 칼슘이 포함되어 있습니다. 뼈 국물을 끓일 때는 술이나 식초를 넣어야 하고, 그렇지 않으면 미네랄이 풀리지 않습니다. (뼈 국물을 정확히 끓이는 방법은, 『근치음식 당신을 만성질환에서 벗어나게 합니다 』223쪽 참조) 아이가 아프면 뼈 수프를 마시는 것이 치유에 도움을 줄 수 있습니다.

사람의 체온은 보통 밤에 비교적 높고, 새벽에 자고 깨면 체온이 가장 낮습니다.[82] 그렇기 때문에 면역체계가 체온을 높여 살균하려면, 체온이 밤이 되면 올라가기 시작하므로, 보통 사람들은 밤중에 열이 납니다.[83] 하지만 아이가 아침에 열이 나면 그 부모는 특별히 주의를 기울여야 합니다. 면역 지원을 강화하고 수분을 공급하고 열을 발산하도록 주의를 기울여야 합니다. 아이가 면역력을 억제하는 약을 사용하고 있을 경우 열이 나는 즉시 치료를 받아야 합니다. 아이가 5일 이상, 40도 이상 열이 계속 나면 진료를 받을 것을 권장합니다.

● 설탕을 줄이고 탄수화물을 줄인다.

아이의 혈당이 요동칠 때 부신을 다치면 면역력이 에너지 부족으로 인해 저하됩니다. 그래서 아기가 아플 때는 설탕을 빼는데 신경을 써야 합니다. 아플 때 죽을 먹어야 하는 문화 습관은 사실 완쾌에 매우 좋지 않습니다. 아이가 입맛이 없고 고기를 먹기 싫어한다면, 아이에게 죽을 먹이는 대신 뼈 국물을 줄 수 있습니다.

● 소금물로 코를 찜질한다.

소금물로 코를 찜질하는 방법은 120쪽 참조

● 유산균을 때에 맞춰 사용한다.

아기가 위장염에 걸렸을 때는 유산균을 권하지 않습니다. 위장염 기간 중 유산균을 복용하면 설사가 심해지기 때문입니다. 그러나 호흡기 감염, 기침, 콧물 등의 증상이 있고 설사를 하지 않는다면, 유산균을 복용하여 완쾌를 도울 수 있습니다.[84]

● 기침을 멎게 하는 것이 아니라 가래를 삭인다.

앞에서 언급했듯이 면역력이 이겨서 밖으로 쓸어낸 죽은 균들, 그리고 전사한 군대는 함께 가래가 됩니다.(125쪽 참조) 우리가 기침을 하는 것은 바로 이 폐기물들을 빼내야 하기 때문입니다. 이때 아이의 기침을 멈추게 하는 약을 계속 주면 이 완쾌 과정을 중단시킬 수 있습니다. 가래가 폐에서 막혀 기침을 하지 못하는 것을 피하기 위해서 우리가 아이에게 줄 수 있는 것은 가래를 삭일 수 있는 약초입니다.

가래를 가장 잘 삭이는 약초는 천패모입니다. 시판 천패모는 자칫하면 밀가루와 섞일 수 있고, 둘 다 색깔이 비슷해 구별이 쉽지 않습니다. 통천패모를 구입하여 직접 갈 것을 권장합니다. 갈아서 끓인 물에 조리하거나 국물에 넣어 드세요.

건강 TIPS

기침을 멎게 하는 약초

아이가 폐렴에 걸리거나 기관지염으로 돌변했다면 한약방에서 어성초(약모밀)를 사서 백합과 함께 달인 후 복용하면 됩니다. 어성초는 연구결과 다중 효능이 증명되었습니다. 그중 하나는 소염, 즉 열을 내리고 해독하는 것입니다. 그러므로 그것은 폐렴과 기관지염의 완치에 도움이 됩니다.[85]

신선한 어성초는 냄새가 고약해서 魚腥(어성, 생선 비린 풀)이라고 합니다. 그러나 건조한 어성초는 냄새가 나지 않을 분만 아니라, 끓어오르면 은은한 시나몬과 같은 향기가 나고 홍차와 같은 빛깔을 냅니다. 백합이나 박하와 같이 기침을 멎게 하는 약초와 함께 달이면 맛있을 분만 아니라 폐에 깊숙이 숨어 있는 염증이 완쾌될 수 있도록 도와줍니다.

정확하게 달여 끓이는 방법은 한약방에서 약을 조제할 때 설명해 달라고 부탁하셔도 됩니다. 천패모와 어성초같이 열을 내릴 수 있는 약초의 성질은 차갑습니다. 염증이 완쾌된 후에는 사용을 중지해야지, 장기간 복용해서는 안 됩니다.

● 간유를 복용하여 염증을 없앤다.

바이러스에 감염되었을 때 나타나는 첫 번째 면역 반응은 반드시 염증을 일으키는 것입니다. 따라서 염증은 완치 과정의 일환입니다. 그것을 차단하면 완치에 영향을 줍니다. 이때 소염 반응을 지원한다면 완치 과정 전체가 짧아질 것입니다. 간유의 지방은 소염을 지원할 수 있습니다. 따라서 아이가 바이러스에 감염될 경우 브랜드의 지시에 따라 간유를 갑절로 복용하면 완치에 유리합니다.

● 입맛이 없으면 먹지 마라.

아이가 위장염이나 장 바이러스에 걸리면 장이 염증 상태에 있기 때문에 입맛이 없는 것이 당연합니다. 그때 몸의 최우선 목표는 병균을 배출하는 것입니다. 음식을 섭취하려면 기다려야 합니다. 몸에서는 '먹고 싶지 않다'는 메시지를 보냅니다.

그것은 아이가 병균을 다 배출한 후에 먹으라는 것입니다. 이럴 때 억지로 음식을 먹으라고 하면 아이가 더 심하게 토하거나 심하게 설사를 하여 괜히 완치시간을 길게 끌고 갑니다. 병균의 제거가 끝나면 아이는 자동적으로 음식을 달라고 할 것입니다.

아이의 위장염 또는 장 바이러스 기간 식사 순서의 원칙:

먼저 **뼛국**부터 먹입니다. → 토하지 않고 설사하지 않습니다. → 국물과 고기를 조금 더 먹입니다. → 토하지 않고 설사하지 않습니다. → 다시 국, 고기, 섬유질이 적은 근채류(예를 들어 무, 호박, 토란, 고구마)를 먹입니다. → 토하지 않고 설사하지 않습니다. → 푹 삶은 섬유질이 많은 큰 잎채소를 추가하여 먹입니다.

완전히 정상화된 후에야 유제품과 설탕이 들어간 음식을 접할 수 있습니다.

진짜와 가짜 천패모를 가리는 방법

천패모는 가래를 녹이는 데 쓰이지만 가루 형태의 천패모는 자칫하면 밀가루가 섞인 것을 사기 쉽습니다. 가장 안전한 방법은 천패모를 구입하는 것입니다. 천패모는 율무를 많이 닮아서 살 때 꼼꼼히 살펴보아야 합니다.

검은 선이 없다

검은 선이 있다

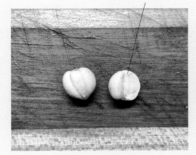
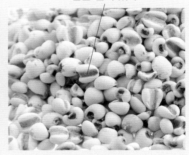

천패모(작자 제공)   율무(그림 출처 : shutterstock)

천패모는 보통 배아와 같은 것으로 덮여 있고 움푹 파인 곳(凹)에 검은 선이 없습니다. 율무는 보통 덮여 있지 않고 움푹 파인 곳(凹)에 검은 선이 있습니다. 물론 당신이 천패모를 먹고 가래가 삭지 않았다면 아마 가짜를 샀을 것입니다.

천패모는 먹고 가래를 삭일 수 있으나 기침을 멎게 할 수 없습니다. 보통은 비파와 같은 기침약을 조금 넣을 것을 제안합니다.

설사를 반복하면 기생충에 감염될 가능성 있다.

예전에는 위생 상태가 열악한 지역에 가야만 기생충에 감염될 수 있었습니다. 하지만 근년의 클리닉에서 북미지역에 사는 사람들의 분변검사 보고서에 기생충이 나오는 것을 종종 보게 되었습니다. 도회지 생활이 빠듯한 데다 음식 조합이 맞지 않아 위산이 지나치게 낮다는 게 주된 원인입니다. 위산이 부족하면 첫 번째 면역 방어선이 함락됩니다. 기생충이 위에 들어가자마자 강한 산으로 그것을 태워 죽이지 못했기 때문에 기생충이 위를 통과하여 장으로 들어가 살게 되었습니다.

아이들의 생활이 모두 바듯해서 시간에 맞춰 보충수업을 하느라 분주합니다. 게다가 음식 조합이 불균형하여 당류가 너무 많고 육류가 너무 적어서 아이들은 위산이 부족하고 위 환경이 충분히 시지 않습니다. 위산이 부족한 상태에서 샐러드, 생선회 등 생식을 하면 기생충에 감염되기 쉽습니다. 그래서 아이가 음식과 일상생활을 다 조정해 놓고도 여전히 설사를 반복한다면 분뇨용 샘플을 가지고 병원을 방문하여 기생충이 장에 기생하는지 검사할 것을 권장합니다.

아이가 왜 독감 예방 주사를 맞아야 합니까?

이 질문에 답하기 전에 먼저 독감 백신이 효과가 있는지 물어보아야 합니다. 백신의 개념은 후천 면역체계가 우리들이 만났던 병균을 기억하고 항체를 만들어서, 앞으로 다시 만나면 빨리 적을 죽일 수 있다는 것에서 유래되었습니다. 그러나 항체 하나가 바이러스 하나를 위해 만들어진 반면 독감 백신에 들어있는 바이러스는 인공적으로 알아맞히어서 나온 것입니다. 맞히면 효과가 있는데 잘못 맞히면 괜히 주사만 맞습니다.

2004~2005년의 독감 시즌에는 독감 백신의 90%가 무효였습니다.[86] 2012~2013년의 독감 시즌에는 독감 백신의 49%만 효과가 있었습니다. 절반은 괜히 맞았습니다. 65세 이상 노인의 경우 11%만 유효했습니다.[87] 2014~2015년 독감 시즌에는 19%만 유효했습니다. 이 해에 두 살에서 여덟 살까지의 어린이들은 독감 백신이 효율이 겨우 15%에 불과했습니다.[88]

독감백신의 효과가 이렇게 낮은데도 왜 미국 질병통제예방센터(Centers for Disease Control and Prevention, CDC)는 목이 찢어질 정도로 모든 사람에게 독감 백신을 맞으라고 호소하는 것일까요.

백신이 '상품'이라는 사실을 잊지 마세요. 영국의 의학 저널이 2015년에 행한 조사 보고서에 의하면, 미국 질병 통제와 예방 센터는 매년 백만 달러에 달하는 제조업체의 사례금이나 선물을 받고 있어서 중립적이지 않습니다. 전 CDC 주임인 Julie Gerberding은 CDC를 떠난 후 머크 제약 공장의 백신 부서로 자리를 옮겼습니다.[89] 수혜를 받고 있는 상황에서

CDC는 국민들에게 백신을 투여하도록 강력히 권장하면서 그로 인한 피해를 묵과하고 있습니다.

8년간 지속된 한 연구에서 해마다 독감 백신을 맞은 사람들이 오히려 독감에 대한 면역력이 떨어진다는 것을 발견했습니다. 5년 동안 백신을 맞지 않은 사람은 독감 바이러스에 대한 면역력이 가장 강합니다.[90] 가장 걱정스러운 것은 백신이 면역체계의 과부하를 초래하여 제1형 당뇨병과 같은 자가 면역체계의 문제를 일으킬 수 있다는 것입니다.

미국에서는 어린이가 1999년 80개의 백신을 맞았는데 2013년 160개로 늘었습니다. 각각의 백신이 아이들의 몸에 들어가는 것은 모두가 병균입니다. 합체 백신은 많은 종류의 병균을 한 번에 몸속으로 집어넣습니다. 이들은 모두 면역체계로 처리해야 합니다. 백신이 빠르게 증가하고 있는 오늘날에는 아이의 면역 체계 과부하도 점점 더 무거워지는 것을 예상할 수 있습니다.[91]

면역 체계는 제한된 자원이기 때문에 만약 그들이 어떤 종류의 병균을 막아내기 위해 끌려간다면, 다른 종류의 병균에 대해 대항할 수 없을 것입니다. 이것은 바로 천식 아동을 대상으로 한 연구결과로, 독감 백신을 맞은 어린이들이 오히려 독감으로 인해 입원할 위험이 세 배나 많은 것을 발견했습니다.[92] 만약 독감 백신이 코 뿌리기 식이라면, 주사를 맞는 사람의 체액에 활성 바이러스가 들어 있을 수 있습니다. 이러한 경우를 vaccine shedding(백신 흘리기)이라고 합니다. 특히 면역력이 약한 종족들에게 큰 해를 입힙니다. 이것이 바로 미국의 많은 병원들이 활성 바이러스에 방금 접촉한 사람에게 환자를 방문하지 말라고 경고문을 게시한 이유입니다.

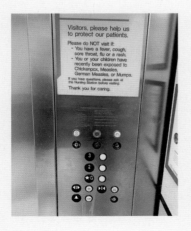

이것은 미국의 한 병원(Stanford. Health Care Valley Care Medical Center). 엘리베이터에 게시된 경고입니다.

문병객, 환자를 보호할 수 있도록 도와주세요. 만약 당신이 다음과 같은 경우 병문안을 하지 마세요.
– 열, 기침, 목이 아픔, 감기 또는 발진
– 당신이나 당신의 아이가 요즘 수두, 홍역, 독일 홍역, 이하선염 바이러스를 접촉한 적이 있습니다.

이 경고에는 수두, 홍역, 독일 홍역, 이하선염 바이러스가 특별히 언급되어 있습니다. 수두백신과 홍역, 독일 홍역혼합백신(MMR vaccine)은 모두 활성 바이러스가 포함된 백신이기 때문입니다. 면역력이 약한 사람에게 전염됩니다.[93][94][95](저자 제공)

독감 백신은 개인에게 해를 끼칠 수 있는 외에도 전 인류가 처한 생태 환경에 해를 끼칠 수 있습니다. 우리는 비행기를 탑승하고 입국하기 전에 모두 검역을 거쳐야 합니다. 모든 국가에서 규정을 하고 있기 때문에 대중들은 함부로 동식물을 가지고 입국해서는 안 됩니다.

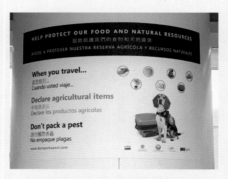

샌프란시스코 공항 수하물 수령소의 안내: 우리의 음식과 천연자원을 보호하는 데 협조하세요. 당신이 농산물을 여행 신고할 때 해충을 가져오지 마십시오.(저자 제공)

이 규정은 생태계를 보호하기 위한 것입니다. 한 외래생물은 새로운 환경에서 천적이 없기 때문에 번식이 과도할 가능성이 높습니다. 예를 들어 왕우렁이와 같은 생물체는 대규모의 생태파괴를 일으킬 수 있습니다. 그렇다면 인공 번식 병균을 몸속에 주입하면 생태 전체에 어떻게 영향을 미칠지 생각해 보아야 하지 않을까요? 병균 환경의 생태계 파괴와 혼란을 초래할 가능성은 없을까요? 진화 돌연변이 때문에 더 어려운 병균으로 변할 가능성은 없을까요? 원래 우리 면역체계가 충분히 극복할 수 있는 감기 바이러스인데 면역력도 처리할 수 없는 바이러스가 돌연변이를 일으킬 가능성은 없을까요?[96]

건강 TIPS

질, 항문, 요도 입구가 열려 있는데
왜 좀처럼 바이러스가 들어오지 않는가?

　질, 항문, 요도입구에는 문을 지키는 편도선이 없는데도 왜 균이 좀처럼 들어오지 않는 걸까요? 왜 입, 코에 그렇게 많은 편도선이 지키고 있는데도 늘 병균이 달려드는 걸까요?

　주된 이유는 우리는 숨을 쉬고, 음식을 먹어야 하며, 이들은 모두 밖에서 '안'으로 물건을 배달하기 때문입니다. 병균은 공기와 음식을 따라다니며 쉽게 몸속으로 섞여 들어갑니다.

　그러나 요도와 항문은 소변과 분뇨를 모두 밖으로 내보내고, 질은 항상 점막 분비를 합니다. 점막은 때때로 '밖'으로 흐르기 때문에 바이러스가 좀처럼 들어올 기회가 없습니다. 이것이 바로 점막 분비가 적거나 물을 충분히 마시지 않고 배뇨, 변비를 하면 질, 항문, 요도에 염증이 생기기 쉬운 이유입니다.

13 맹장염/충수염

충수는 맹장과 연결되어 있어 과거 의학계에서 '쓸모없는' 기관으로 여겨왔습니다. 그런데 최신 연구에서 대장 건강 유지의 주역 중 하나임을 입증했습니다.

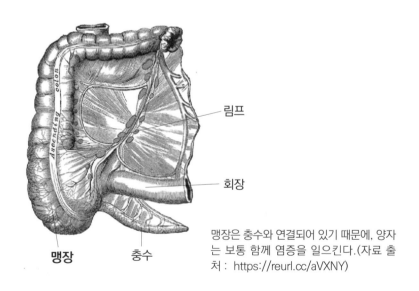

맹장은 충수와 연결되어 있기 때문에, 양자는 보통 함께 염증을 일으킨다.(자료 출처 : https://reurl.cc/aVXNY)

충수가 진화하는 과정에서 림프조직이 풍부한 동물만이 충수를 가지고 있다는 것을 알게 되었습니다. 따라서 그것은 중요한 면역 방어 기능을 가지고 있을 수 있습니다. 이밖에도 림프조직이 유산균 성장을 자극할 수 있기 때문에 충수는 유산균의 대피항임을 더욱 확실히 입증했습니다. 대장에서 설사나 감염으로 인해 유산균이 빠져나갔을 때 충수에서 기르는 유산균을 대장에 즉시 보충해줍니다. 충수의 존재는 대장 안의 균종 밸런스의 유지에 도움이 되고, 대장의 건강을 확보합니다.[97] 이것이 바로 충수가 없는 사람이 충수가 있는 사람보다, 클로스리디움 디피실 (Ckostridium difficile)에 감염될 위험이 네 배나 더 많은 이유입니다.[98]

　충수에 염증이 생겼을 때 가장 현저한 증상은 오른쪽 아랫배에 심한 통증이 있

충수염의 흔한 원인

- 위장에 결석이 있어, 이물질이 충수를 막는다.
- 충수는 충격을 받았다(예: 자동차 사고, 자전거 타다 다친다, 사람들과 싸우는 것).
- 장에 기생충이 있다.
- 림프에 염증이 생겼다.
- 충수대변돌(fecaliths): 대변이 딱딱하게 굳어 덩어리가 되어 충수를 막는다. 그래서 변비에 자주 걸리는 사람은 이런 문제가 생기기 쉽다.[99]
- 장균 불균형(dysbiosis)=장균의 불균형일 때, 염증을 일으키는 균이 많은 반면 소염을 일으키는 균은 적기 때문에 염증이 생기는 것으로 나타났다는 것을 연구에서 발견했다.[100]

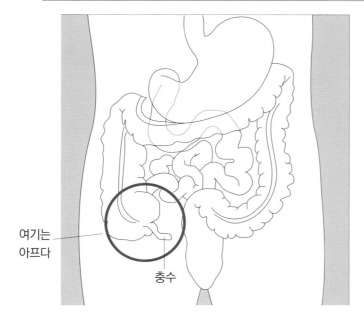

여기는 아프다

충수

동그라미를 친 위치가 바로 충수인데 염증이 나면 그 부위에 심한 통증이 생길 수 있습니다.(자료 출처 : https://reurl.cc/LAZW4)

습니다. 그러나 충수염에 의한 염증은 기괴하고 다양하기 때문에 오진하기 쉬우며, 병세를 지연시킵니다. 충수염이 조기에 치료되면 충수에 구멍이 뚫릴 위험을 피할 수 있습니다. 충수가 아직도 완전한 상태에서 현대 의학 경향은 충수 절제 수술 대신 항생제를 사용합니다.[101]

어떻게 맹장염/충수염을 멀리하나?

● 균종을 균형 있게 하여 체내의 다원적 생태를 촉진한다.
균종을 균형 있게 하는 방법은 88쪽 참조.

특히 충수가 제거되면 자체 균종 생태계가 불균형이 되기 쉬워 천식/알레르기/비염/아토피성 피부염/비염/습진/두드러기를 일으키기 쉽다는 점을 명심해야 합니다.

● 아이의 배변 모양과 냄새에 유의한다.
아이의 대변 모양과 냄새는 그들의 소화 상황, 균종 상황, 물 섭취 상황에 반응합니다. 브리스톨 대변 분류도는 인간의 대변을 일곱 가지로 분류하고 있습니다.

브리스톨 대변 분류법	
	● 제1형식 : 딱딱한 과립, **변비**
	● 제2형식: 장의 모양, 표면 울퉁불퉁, **가벼운 변비**
	● 제3형식: 장의 모양, 표면에 균열이 있어, **정상**
	● 제4형식: 장이나 뱀처럼, 그리고 표면이 매끄럽고, **정상**
	● 제5형식: 절단, 부드러운 덩어리, **가벼운 설사**
	● 제6형식: 폭신폭신한 작은 덩어리, **가벼운 설사**
	● 제7형식: 액상, 고체 덩어리 하나 없이, **심한 설사**

브리스톨 대변 분류도(Bristol Stool Scale, 자료 출처 : https://reurl.cc/7KENt)

아이의 대변이 한 알씩일 때 그것은 똥이 충분히 촉촉하지 않다는 것을 의미합니다. 이렇게 하면 쉽게 막혀 충수염을 일으킬 수 있습니다. 이것은 반드시 섬유 섭취 부족이 아닐 수도 있고, 지방의 섭취 부족을 의미하거나, 기름을 잘못 먹었을 수도 있습니다. 가장 가능성이 높은 것은 아이가 물을 충분히 마시지 않은 것입니다. 물론 위의 세 가지를 모두 합하면 변비의 경우 가볍지 않을 수 있습니다. 또 아이가 공부장소나 공공장소에서 대변을 보지 못할 수도 있어, 똥이 너무 오래 눌려져서 수분을 대장이 흡수해버립니다.

아이의 똥이 매우 구리다면 이것은 음식을 잘 씹지 않고 너무 빨리 삼킨 것을 의미합니다. 또는 위산이 부족하여 단백질이 불완전하게 소화되는 것이며, 그 악취는 바로 육류 부패의 냄새입니다. 아이의 똥 냄새가 오랫동안 고약하다면, 부패한 음식물이 늘 대장에 체류하여 장균이 불균형이 되기 쉽다는 뜻입니다.

● 분변 미생물 이식(분변 장균 이식)

아이가 충수염을 반복하거나 설사나 변비를 반복하면 알레르기 등의 증상도 있을 수 있습니다. 이것들은 대부분 장균의 생태적 불균형 때문입니다. 아이를 제왕절개로 출산을 해서 엄마의 산도에 있는 유산균을 얻지 못한 것이 원인일 수도 있고, 어머니 자신의 균종이 균형을 잃었거나, 아이가 항생제를 거듭 사용해서 균종의 균형을 깨뜨렸을 수도 있습니다. 그렇다면 분변 미생물 이식이 우리가 생각할 수 있는 좋은 치료 방식입니다. 쉽게 말해 분변 미생물 이식은 건강한 장균을 가진 사람의 분뇨를 가져와 환자의 대장에 주입하는 것입니다.

이 치료법에 가장 먼저 나온 기록은 중국의 이시진이 '금수'를 사용했다는 것입니다. 식중독이나 복강 질환을 신선하거나 발효한 대변물로 치료하는 것입니다.[102] 그 후 여러 연구결과, 이 치료법은 뛰어난 효과를 나타냈기 때문에 이에 따라 2013년 5월 미국 식품관리국에서 인간 분뇨를 약물로 분류하는[103] 등 세계 곳곳에 분변은행이 들어서고 있습니다.

대만의 첫 분뇨 이식은 임구 장경병원에서 진행했습니다. 한 남자 아이가 강염기(강 알칼리)를 잘못 먹고 다량의 항생제 치료를 받은 후 장균 불균형으로 인해 글로스트리듐 디피실리균(clostridium difficile)에 감염되었습니다. 그 후 열한 살 형의 분뇨 미생물을 이식받아 성공적으로 치유를 했습니다.[104]

14 중이염

아이는 귀 안의 구조가 아직 완전하지 않기 때문에 특히 중이염에 걸리기 쉽습니다. 대부분의 중이염 문제는 중이에서 생긴 것이 아니라 중이강에서 생긴 것입니다. 말그대로, 중이강은 중이에서 비인두강까지 연결되는 관입니다.

중이는 외부를 차단하는 강입니다. 때문에 중이강은 중이압의 균형을 잡는 관입니다. 아기가 어렸을 때, 이 파이프는 매우 짧고 비스듬하지 않고 주변 근육은 종

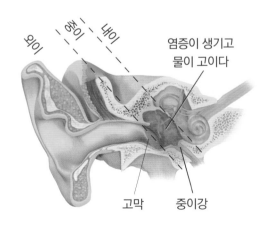

외이　중이　내이

염증이 생기고
물이 고이다

고막　중이강

중이와 중이강의 위치
(자료 출처 : https://reurl.cc/M82e4)

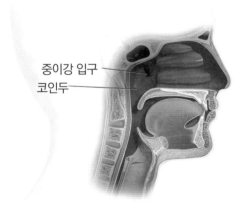

중이강 입구
코인두

중이강은 중이에서 떠난 뒤, 코인두(비인두)에서 나온다.(자료 출처 : https://reurl.cc/NO2vQ)

종 힘이 부족합니다. 따라서 중이압을 조절하는 기능이 부족하여 중이압이 낮을 경우 물이 바깥에서 들어올 수 있습니다. 중이에 물이 차면 세균이 생겨 염증이 생기기 쉽습니다. 어른이 되면 중이강이 다 자라서 중이염에 걸릴 확률이 낮아집니다.[105]

중이강은 삼킬 때마다 문을 열고 중이압을 조절합니다. 젖을 젖가슴에서 직접 먹는 방식과 젖병에서 마시는 방식이 다르기 때문입니다. 이것이 모유를 먹은 아이가 중이염에 잘 걸리지 않지만[106] 젖병을 사용한 아이가 중이염에 잘 걸리는 이유입니다.[107]

중이염의 가능한 원인

● 편도선이 붓는다.

중이강이 코에서 나올 때 그 옆에 편도선이 있습니다.

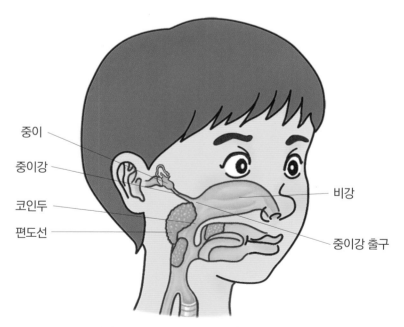

중이강이 코인두에서 나왔을 때 그 옆에 있는 것이 편도선이다.

편도선은 중이강 출구 옆에 있습니다. 이 설계는 편도선이 중이강의 병균을 걸러주기 위한 것입니다. 아이가 면역력이 약해서 편도선이 자주 붓는다면, 중이강이 중이압을 조절하는 기능에 영향을 주고, 중이에 물이 고입니다.[108] 그래서 아이가 항상 중이염에 걸리면 편도선의 건강 상태도 체크해야 합니다.

● 입으로 숨을 쉰다.

아이가 습관적으로 입으로 숨을 쉴 때 침을 삼키는데 영향을 줄 수 있습니다. 중이강은 중이의 압을 삼키는 것에 의해 조절합니다. 그래서 입으로 호흡을 하면 중이강의 기능이 방해되어 중이압에 이상을 일으켜 물이 고이기 쉽습니다.[109]

● 음식이 너무 연하다.

아이가 먹는 음식이 항상 모양을 이루지 못하고 너무 연하면 그들은 씹어 먹을 필요가 없습니다. 이렇게 되면 얼굴 근육이 운동을 하지 않아 얼굴뼈의 성장이 부진하고, 비강의 공간이 부족하여[110] 호흡에 무리를 줍니다. 중이강은 중이압을 조절하는데 지장을 받습니다. 이렇게 되면 중이에 염증이 생길 수 있습니다.

● 이를 갈다.

우리가 이를 가는 것은 입천장 긴장근(腭帆张肌)에 영향을 줄 수 있습니다. 이 근육은 중이강의 기능을 장악하고, 중이압에 영향을 줍니다. 그래서 이를 자주 가는 사람은 귀압이 바뀌어서 귀에 물이 차기 쉽습니다.[111][112][113]

● 호흡기 감염, 알레르기 비염

아이가 감기에 걸리거나 알레르기가 있거나 콧물이나 코막힘이 계속 될 때 중이강은 쉽게 막힙니다. 중이강이 일단 막히면, 중이압 조절에 문제가 생길 수 있고, 이어서 바로 물이 고여 염증이 생길 수 있습니다.[114]

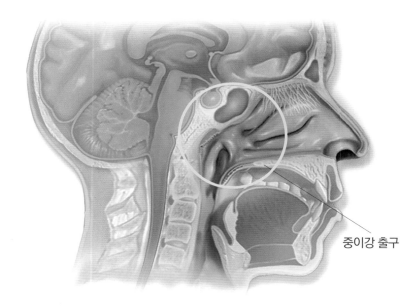

중이강 출구

비강 염증이 생겨, 쉽게 중이강 출구를 막는다. 왜냐하면 그것들은 서로 통하는 공간이기 때문이다.(자료 출처 : https://reurl.cc/8XjO7)

● 수영, 다이빙, 비행기타기

아이가 다이빙을 하고 수영을 할 때, 수압 때문에 귀 안의 압력이 바뀌고, 때때로 물이 중이내로 뛰어 들어갑니다. 또한 비행기를 탈 때 기압의 거대한 변화가 중이압의 변화를 일으켜 물이 고일 수도 있습니다.

● 항생제의 빈번한 사용

항생제는 체내에 세균이 감염돼 사용하는 경우가 많습니다. 하지만 항생제는 나쁜 균뿐만 아니라 유익균도 함께 죽입니다. 따라서 항생제의 빈번한 사용의 결과는 균종의 불균형을 초래합니다. 균종의 불균형은 균종의 생태 불균형을 의미하며 이때 각종 균에 쉽게 감염될 수 있습니다. 이것이 항생제로 중이염을 치료하는 아이가 오히려 중이염에 걸리기 쉽다는 연구 결과가 나온 이유입니다.[115]

이외에도 항생제의 빈번한 사용은 균이 항생제에 대한 내성을 갖기 시작할 수도

있습니다. 평범한 감염인데 치료가 너무 어려워지게 만듭니다.[116]

중이염은 아이가 반드시 거쳐야 하는 성장 과정입니다. 게다가 항생제 치료는 종종 더 많은 문제를 가져오기 때문에 현재 미국의 아이들은 귀에 물이 차서 심한 염증이 없고 청력에 지장이 없을 때는 약을 처방하지 않고 3개월 동안 관찰하도록 하고 있습니다. 아울러 스테로이드 약물로 염증을 가라앉히는 것을 권장하지 않고 항생제 치료를 권장하지 않습니다. 항히스타민제, 충혈완화제(decongestant)를 권장하지도 않습니다.[117]

아이가 중이염에 걸리면 어떻게 하나?

● 균종을 균형 있게 한다.

균종의 균형을 맞추는 방법은 88쪽 참조.

● 유제품과 접촉하지 않기

우유에 있는 카제인 모르핀은 점막 분비를 증가시켜 아이의 중이에 염증이 생겼을 때 점막의 분비를 증가시킵니다. 물이 고이는 상황을 더욱 심각하게 만들 수 있으므로, 엎친 데 덮친 격입니다. 따라서 아이가 중이염에 걸린 동안에는 유제품의 접촉을 줄이는 것이 좋습니다.[118]

● 코분사식 유산균 사용(유산균(probiotics) + 네티팟(netipot))

유산균은 나쁜 균의 번식을 억제하지만, 중이가 있는 위치는 매우 독립적입니다. 연구결과, 중이에 이미 물이 차서 박테리아가 성장한 후에는 복용 유산균이 작은 도움을 주는 것을 발견했습니다. 시판 마늘 오일은 세균을 억제할 수 있습니다. 그러나 클리닉에서 이 오일들을 외이(겉귀)에 주입하는 것이 유용하나 효과가 좋지 않은 것을 발견했습니다. 외이와 중이는 고막을 사이에 두고 있어 쉽게 들어가지 못하기 때문입니다. 유일하게 중이로 직통할 수 있는 곳이 바로 중이강입니다. 따라서 세균의 억제치료는 비인강에서 들어오는 것이 가장 좋은 지름길이자 가장 효과적인 길입니다.[119][120]

코 세척기 또는 코찜기(120쪽 참조)를 사용할 수도 있으며, 지시에 따라 소금물을 조제하고 유산균 캡슐을 추가하여 비강을 헹굽니다.

● 물을 많이 마신다.

아기가 아플 때 물을 마시는 것을 자주 잊습니다. 아이가 탈수할 때 염증을 일으키는 점막은 더 걸쭉하게 됩니다. 매우 진한 가래처럼, 잘 흐르지 않고, 잘 통하지 않고, 세균이 더 잘 생깁니다. 따라서 아이가 중이염에 걸린 동안 정기적으로 물을 마셔 확실히 수분을 공급하도록 반드시 일깨워줘야 합니다.

15 코피가 난다

코피가 나는 원인의 대부분은 이물질 침입입니다. 아이가 손으로 코를 후비고 껍질을 벗겨서 생긴 것 같습니다. 하지만 아이가 무엇인가를 하지 않았는데도 코피를 흘리는 경우가 많다면 분명 생화학적 불균형이 있을 것입니다. 코피를 흘리는 가장 큰 생화학적 원인은 비타민 C와 비타민 K의 부족입니다. 비타민 C는 우리 혈관 속 콜라겐 형성에 큰 영향을 미칩니다. 비타민 C가 부족하면 혈관이 약해져 피가 잘 나옵니다.

세상 대부분의 동물들은 스스로 비타민 C를 생성할 수 있습니다. 하지만 인간은 할 수 없어서 음식에서 얻어야 합니다. 비타민 C는 열을 받으면 유실되기 때문에 뜨거운 음식이 많은 중국 음식에서 비타민 C의 섭취는 부족하기 쉽습니다. 비타민 C는 신선한 야채 과일에 가장 풍부합니다. 가열한 후 채소와 과일이 변색되면 비타민 C가 유실된 것을 나타냅니다. 비타민 C의 섭취 부족을 제외하고는 병과 알레르기, 음식 불균형으로 인해 혈당이 흔들리거나 스트레스를 많이 받으면 비타민 C가 많이 유실됩니다.

병과 알레르기, 염증이 있을 때는 면역력은 반드시 힘차게 일해야 합니다. 비타민 C의 협조를 많이 해야 하기 때문에 사용량이 많아지면 아이는 비타민 C가 부족하기 쉽습니다.[121] 아이의 음식 조합이 잘못되어 혈당이 흔들릴 경우 혈당이 떨어질 때 부신은 필사적으로 혈당을 들 수밖에 없고, 이때 부신이 과도하게 작동하면 비타민 C가 빠져나갑니다.

또한 스트레스가 있을 때도 부신에서 스트레스 호르몬이 분비되어 스트레스를 처리합니다. 따라서 스트레스를 많이 받으면 비타민 C가 많이 빠져나가기 쉽습니다. 비타민 C가 유실되면 면역력이 떨어져 입술포진이 생기기 쉽습니다.(구강 궤양, 입술포진 예방 보건, 304쪽 참조)

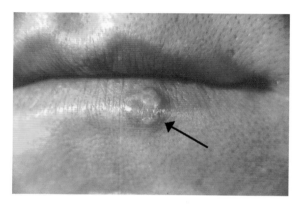

구강 궤양, 입술 포진(자료 출처 : https://reurl.cc/mD7OG)

비타민 K는 우리의 혈관 응결 메커니즘에 직접적인 영향을 미치기 때문에 비타민 K가 부족할 때도 코피를 흘리기 쉽습니다.[122] 우리 몸에서 가장 큰 비타민 K 공급원은 유산균이 만들어낸 것입니다. 우리가 먹는 것을 유산균에 나누어 주고, 그 후에 유산균은 비타민 B와 K를 배출합니다. 아이의 장균이 불균형하면 비타민 K가 부족해지는 경우가 많습니다.[123]

코피가 나는 것을 멀리 하는 방법

● 신선한 큰 잎채소 섭취량을 늘린다.

많은 아이들이 채소를 싫어하니까, 부모는 과일로 아이들의 비타민 C 섭취량을 보충하고 싶어 합니다. 하지만 과일은 당분이 높아서 많이 먹으면 혈당이 흔들려 비타민 C가 오히려 유실됩니다. 따라서 비타민 C 섭취를 늘리려면 큰 잎채소를 먹어야 혈당이 흔들리지 않습니다.

큰 잎채소에는 비타민 K가 풍부하기 때문에 아이가 잎채소를 끼니마다 먹을 수 있다면, 천연 비타민 C와 K를 동시에 섭취할 수 있습니다. 비타민 C가 손실되지 않도록 해야 하고, 채소를 볶거나 변색될 때까지 볶지 않아야 비타민 C가 손실되지 않습니다.

● **아이는 야채를 싫어할 경우, 균종을 균형 있게 하려면, 치약을 신중하게 선택해야 한다.**

아이가 야채의 맛을 좋아하지 않는다면, 그는 균종의 불균형을 나타냅니다. 균종의 균형이 잡힌 사람은 어떤 천연 음식을 먹어도 매우 맛있습니다. 그러나 균종의 균형을 잃은 사람들은 고기나 야채를 때때로 먹으면 쓴맛이 나고 맛이 없어서 좋아하지 않습니다. 이때 학부모는 아이가 5일 동안 잠자기 전에 유산균을 입에 물도록 시도해 볼 수 있습니다. 캡슐이 있으면 캡슐을 열어서 혀에 얹어주고 물고 자도록 합니다.(삼켜도 괜찮지만, 복용 후에는 입가심을 하지 않아야 합니다) 입 안의 균종이 평형을 이룬 후, 천연 음식을 먹으면 맛이 좋아집니다.[124] 유산균의 성분이 어떤 종류의 설탕이나 과산을 함유하고 있다면 이렇게 사용하기에 적합하지 않다는 것을 명심하세요.

우리 입에 있는 균종은 화학 성분에 매우 민감합니다. 이에 따라 치약과 양치질에 함유된 화학성분이 입안의 균종을 오랫동안 불균형하게 만들 가능성이 높습니다. 아이들을 위해 치약을 선택할 때는 화학 살균을 주성분으로 하는 치약 대신 천연효소를 주성분으로 하는 것이 좋습니다.[125]

● **물에 레몬즙을 조금 넣는다.**

매일 마시는 물에 레몬즙을 조금 짜서 넣는 것은 비타민 C를 보충하는 아주 좋은 방법입니다. 단 레몬즙은 비타민 C만 있고 비타민 P는 없기 때문에 과하지 않도록 해야 합니다. 비타민 C만 단독으로 보충하면 비타민 P가 빠져나가 코피가 나기 쉽습니다.

● **비타민 C+P를 보충한다.**

비타민 C만 보충하면 비타민 P가 빠져나가기 쉽고, 비타민 P가 부족할 때 코피가 납니다. 그래서 비타민 C를 보충한다면 복합식 비타민 C, 즉 비타민 C+P를 사용하는 것이 좋습니다. 아이에게 적용되는 복합 비타민 C 용량은 하루 300mg입니다. 올바른 사용법은 코피가 나기 시작할 때 하루 한 번씩 복합식 비타민 C를 복용하고, 300mg을 넘지 않아야 합니다. 1주일 후 하루를 걸러서, 다시 1주일 후 2일마다, 이런 식으로 나가다가 완전히 사용을 멈출 때까지 계속합니다. 어떤 건강보조식품도 매일 복용하기에 적합하지 않습니다. 왜냐하면 과다한 양의 비타민 C는 신장 대사에 영향을 끼쳐 신장 결석을 유발할 수 있기 때문입니다.[126]

아이가 비타민 사용을 멈춘 후 다시 증상이 나타나기 시작한다면, 아이가 제대로 먹는지? 스트레스를 많이 받고 긴장된 것은 아닌지? 또는 알레르기가 있는지? 장기 염증은 어디에 있는지? 등을 점검해야 합니다. 특히 인공적으로 합성된 비타민 K가 디톡스 과정을 방해해 중독으로 이어질 수 있다는 점을 유념해야 합니다. 그래서 아이가 코피가 나면 녹색 야채에서 비타민 K를 섭취하는 것이 좋습니다. 또는 장균을 조절하여 균종의 균형을 잡으세요.(88쪽 참조) 인공 합성 비타민 K를 사용하지 않도록 하세요.[127]

16 장미진/수족구병

장미진, 수족구병, 구강궤양 등 몇 가지 병의 공통점은 감기와 같이 말썽을 일으키는 것이 모두 바이러스입니다. 바이러스는 박테리아와 달리 박테리아보다 백배 작으며 현미경으로는 보이지 않습니다. 항생제는 박테리아를 죽일 수 있지만 바이러스는 죽일 수 없습니다. 그럼에도 불구하고 많은 사람들이 바이러스에 감염되었을 때 항생제를 사용하여 치료를 합니다. 효과가 없을 뿐더러 체내 균종의 균형을 해칠 수 있습니다.

사실 바이러스를 쫓는 가장 효과적인 것은 아이의 면역 체계입니다.[128] 미국에서는 아이가 이런 병에 걸리면 의사는 약을 처방하지 않습니다. 아이에게 집에 가서 많이 쉬게 하고, 잘 먹고, 물을 많이 마시고, 스스로 낫게 합니다. 대다수 장미진, 수족구병은 유치원, 탁아소에서 쉽게 감염되는 바이러스입니다. 감염 후 처음 며칠 동안 고열이 난 후 발진이 나타나기 시작합니다. 면역력이 제대로 지원되면

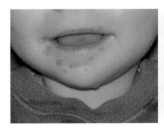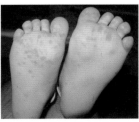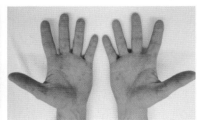

수족구병의 증상(자료 출처 https://reurl.cc/aVRYQ)

발진이 며칠 후에 저절로 낫습니다.

어린 나이에 이런 바이러스에 감염되기 쉬운 것은 면역력이 아직 성숙되지 않았기 때문입니다. 아직 견식이 넓지 않고 접촉하는 바이러스가 많지 않아 바이러스가 체내에서 마구 증식하기 쉽습니다. 하지만 면역이 접촉했던 바이러스라면 면역력이 이 바이러스를 잘 알게 해줍니다. 아이는 앞으로 대부분 면역이 되어 건강하게 자랄 수 있습니다.

아이가 장미진/수족구병에 걸렸는데, 어떻게 할까?

● 온도를 낮춰 면역력 지원

독감/폐렴/위장염/장 바이러스(노로 바이러스) 단원에 열거된 온도를 낮춤 및 면역력을 지원하는 방식을 여기에 모두 적용(130쪽 참조)

장미진(자료 출처 : https://reurl.cc/NOn7m)

● 가려울 땐 냉찜질, 알로에로 닦기

아이는 수족구병에 걸려도 가렵지 않지만, 어른이 걸리면 매우 가렵습니다. 그런데 장미진은 늘 가렵습니다. 아이가 가려워 잠을 잘 못 자면, 혈관이 수축되고 가려움을 멈추도록 냉찜질을 하여 온도를 낮출 수 있습니다. 시판 냉찜질이나 사진 속 얼음주머니를 이용해 아이의 더위를 식힐 수 있습니다. 아니면 얼음을 가지고 밀봉봉투에 넣고 봉해서 수건으로 싸서 아

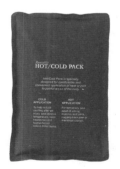

재사용 가능한 아이스 팩
(그림 출처 : shutterstock)

이에게 냉찜질을 시키든지, 아이에게 알로에 베라 젤, 알로에 크림을 발라줄 수도 있습니다.

대만의 기후는 알로에 베라를 심기에 아주 적합하고, 베란다에 놓고 기를 수 있습니다. 물이 많이 필요하지 않아서 그다지 돌봐줄 필요가 없습니다. 아이에게 상처가 있거나 가려움을 멈추어야 할 때 알로에 한 토막을 떼어 껍질을 제거하고(껍질에는 독소가 들어 있음) 껍질 안의 젤을 깨끗한 물로 씻어내고, 젤을 으깨어 피부에 바로 바를 수 있습니다.

17 거식증/폭식증

폭식자의 고백

　어릴 때부터, 샤오칭의 엄마는 그녀를 예쁘게 꾸몄습니다. 샤오칭 엄마는 몸매에 신경을 많이 썼습니다. 기억이 있는 이후로 샤오칭은 엄마의 기분이 체중기에 좌우되는 것을 흔히 보아왔습니다. 살이 빠질 때는 엄마가 즐겁지만, 몸무게가 좀 나가면, 엄마는 쉽게 화를 내고, 그날은 온 가족이 무슨 일을 하든지 조심해야 했습니다. 그렇지 않으면 어머니의 기분에 휩쓸릴 수 있었습니다. 샤오칭이 중학생일 때 어느 날 갑자기 엄마가 그녀에게 말했습니다. '살 좀 찐 것 같은데? 지금 무게가 얼마나 나가는지 빨리 재봐.' 그 이후로 샤오칭은 식사 전에 종종 엄마에게 체중을 재라고 불려갔습니다. 그래서 샤오칭은 음식을 먹을 때 항상 전전긍긍하여, 자신이 뚱뚱해지면 엄마에게 잔소리를 들을까봐 두려워했습니다. 그녀는 가끔 음식 맛도 모르고 입맛을 잃었습니다.

　샤오칭이 생리 이듬 해 엉덩이가 넓어지기 시작했는데 바지가 한 치수 커지자 엄마는 매우 불쾌해 했습니다. 그때는 그녀가 한창 자라서 입맛이 좋았습니다. 그녀는 조금 더 많이 먹으면 배가 더 커지고 바지가 또 좀 조였습니다. 결국 샤오칭은 종종 굶었습니다. 하지만 그녀는 자라고 있었고 엉덩이와 가슴에 지방이 빠르게 쌓여가고 있었습니다. 엄마는 그녀가 빠르게 뚱뚱해졌다고 생각했습니다. 어느 날 엄마는 그녀에게 약을 한 알 먹이더니 이렇게 하면 살이 빠질 거라고 말했습니다. 그녀는 듣고 기뻐서 엄마가 시키는 대로 매 끼니마다 약을 먹었습니다. 약을 먹은 후부터는 매 끼니마다 배탈이 나서 일주일도 안 되어 탈수 때문에 사람이 한 치수 작아졌습니다. 살이 빠졌습니다. 사람이 마르면 쌍꺼풀이 더 뚜렷해지고 허리도 가늘어지며 거울을 보면 정말 많이 예뻐집니다. 엄마는 이 때의 그녀를 보고 항상 미소를 지었습니다. 그 후 샤오칭은 엄마에게 다이어트를 위해 이 약을 요구하곤 했습니다.

샤오칭은 고등학교에 입학한 후 남자친구를 사귀면서 몸매에 더 신경을 쓰게 되었습니다. 음식을 먹을 때 그녀는 항상 다양한 음식의 칼로리를 잘 기억했습니다. 매일 그녀는 자신이 9백 칼로리 이상을 먹어서는 안 된다고 정했습니다. 조금이라도 살이 쪘다면 그녀는 스스로 굶고, 몇 끼를 건너뛰고 먹지 않았습니다. 과일이나 야채를 먹거나, 어쨌든 그녀는 유행하는 다이어트를 모두 해보았습니다. 하지만 왠지 그녀는 점점 살이 잘 안 빠지고, 게다가 사교 모임에서 언제나 먹고 마시는 것을 피할 수 없었습니다. 그녀가 대처하는 방식은 먹고 들어가는 것을 모두 떨쳐버리려고 미친 듯이 운동을 하는 것이었습니다. 차츰차츰 샤오칭의 생리가 다시 돌아오지 않았습니다. 그녀는 속으로 이것이 과도한 다이어트와 관련이 있다는 것을 알고 있었습니다. 하지만 그녀는 옷을 보기 좋게 입는 것이 생리보다 중요하다고 생각했습니다. 자신의 몸매를 위해 그녀는 초조해졌고, 체중계 수치가 조금만 올라도 눈물이 날 정도로 괴로워하는 경우가 많았습니다.

어느 날 친구 생일 파티에 가서 조금 많이 먹었더니 너무 맛있었습니다. 그녀는 집에 돌아와서 매우 불안하여, 마음속으로 '다 망했다, 내일 또 살이 찔 거야' 라고 생각했습니다. 하지만 손에는 설사를 위한 약이 없었습니다. 그녀는 먹은 것을 얼른 토하고 싶었습니다. 그녀는 목구멍을 후벼서 토하려고 재촉했습니다. 그날 막 먹은 음식을 모두 토해냈습니다. 다음날 그녀는 체중이 늘지 않았을 뿐만 아니라 약간 가벼워졌습니다. 샤오칭은 너무 기뻐서 그 후로도 조금만 더 먹으면 곧 토하려고 재촉을 하곤 했습니다.

다음으로 샤오칭은 배가 고프다는 것을 전혀 느끼지 못하여, 몇 끼를 먹지 않아도 되고, 그렇지 않으면 한 번 먹으면 멈출 수 없었습니다. 계속 먹으면서 배부른 줄 모르고, 손에 잡히는 대로 먹어서, 위가 아플 때까지 먹고 다시 토해냈습니다. 다 먹고 나면 구역질이 나기 때문에, 그녀는 더 이상 여러 사람과 함께 식사하지 않고, 혼자 숨어서 먹었습니다. 나중에 그녀의 피부와 머리카락은 건조하고 희박해졌습니다. 생리가 없어진다는 것을 제외하고도, 그녀는 매우 우울하고 종종 자살 충동을 느끼곤 했습니다. 모두 그녀가 충분히 말랐다고 말했지만, 그녀는 거울에 비친 자신을 보면서도 여전히 자신이 너무 뚱뚱하고 더 빠질 수 있다고 생각했습니다.

샤오칭의 이야기는 대부분의 거식, 폭식자의 이야기입니다. 거식, 폭식 등 식이장애가 「정신질환 진단과 통계편람」에 분류되는 것은 사실상 그 근원이 심리질환에 있기 때문입니다. 그것을 심리적인 질병이라고 하는 것은 먹는 것이 인간의 천성이기 때문입니다. 사람은 배고프면 먹고, 배부르면 멈추는 것이 자연의 법칙입니다. 이 자연 메커니즘이 파괴된 것은 심리적 질병에 의한 것입니다. 이 마음의 병은 사회 문화가 '살을 빼야 한다'고 하는 스트레스로부터 옵니다. 원래 음식을 잘 먹는 사람으로 하여금 악성 다이어트를 시작하게 합니다.

살이 찔까봐 악성 다이어트를 할 경우 이것을 감히 먹지 못하고, 저것을 감히 먹지 못하며, 심한 편식을 하게 되면, 그 결과는 영양부족입니다. 우리의 신경계 안의 신경 전도소는 영양에 의해 만들어집니다. 영양이 부족하고 원료가 부족할 때 신경 전도소가 문제를 일으켜 신경 계통에 문제가 생깁니다. 신경계에 문제가 생기면 우리의 감각은 뒤틀리기 쉽습니다. 이때(이리 보아도, 저리 보아도) 자신이 뚱뚱하다고 생각할 수도 있고, 그때는 더 무섭게 편식하며, 미친 듯이 운동하고, 온갖 편집광적인 행위가 일어납니다.

살이 찌는 것을 두려워하는 사람들은 칼로리 계산을 좋아합니다. 특히 젊은 여자 아이들이 그렇습니다. 3대 영양소 중 지방의 칼로리가 가장 높아 다이어트를 하려는 사람들은 기름만 보면 겁을 먹습니다. 대부분의 고기에 지방이 있기 때문에, 고기의 칼로리는 비교적 높습니다. 살을 빼려고 하는 어린 소녀는 최대한 고기를 먹지 않으려고 피하여, 먹을 수 있는 것은 야채와 탄수화물뿐입니다. 야채도 배부르게 먹지 못합니다. 게다가 아이는 보통 야채를 잘 먹지 않습니다. 그래서 그냥 항상 밀가루, 밥, 빵, 과자, 과일, 음료수, 간식 같은 설탕이 든 음식을 집어 먹습니다. 이렇게 되면 지방의 섭취가 부족할 뿐만 아니라 혈당이 반복적으로 요동을 쳐서 호르몬 전체의 네트워크에 영향을 줍니다. 이렇게 되면 다이어트를 하다가 호르몬 불균형의 문제가 생깁니다.

언제 배부른지, 언제 배가 고픈지 알 수 있게 해주는 것이 호르몬입니다. 우리가 배불리 먹고, 충분히 먹고, 에너지가 충분할 때, 바로 렙틴(leptin)이라는 호르몬이 신경계에 있는 시상하부에게 더 이상 먹지 말라고 알려줍니다.[129] 우리가 배가 고프고 에너지가 부족할 때, 바로 그렐린(ghrelin)이 시상하부에게 어서 먹으라고 알려줍니다.[130]

살을 빼는 사람들은 체지방을 첫째의 적으로 여기고, 항상 지방을 모두 없애려고 합니다. 그러나 지방은 내분비 계통에 속하는 선채이고, 렙틴은 바로 지방에서 분비되는 것입니다. 다이어트를 하는 사람들은 걸핏하면 자기를 굶기고, 그렇지 않으면 게걸스럽게 먹거나, 과식합니다. 소화관은 이로 인해 손상을 입게 됩니다. 그렐린은 바로 소화관에서 분비됩니다. 신경계와 호르몬이 모두 악순환 때문에 흐트러진다면 렙틴과 그렐린을 생산하는 곳까지 덩달아 손상되어 배가 고플 때 먹고 싶지 않습니다. 이것이 바로 거식입니다. 배불리 먹을 때도 멈출 줄 모릅니다. 이것이 바로 폭식입니다

이 모든 것의 기원은 '미'에 대한 유행 문화의 정의가 주는 스트레스입니다. 따라서 과식, 폭식은 '미'에 대한 불건전한 심리적 기대에서 비롯된 생리적 문제입니다.

거식증/폭식증 청소년은 혼자 식사를 하고 병을 감추려 할 수 있으므로 학부모가 증상을 눈치를 채지 못할 수 있습니다.

거식/폭식증이 있으면 어떻게 해야 하나?

● 균형 잡힌 식사를 회복하고, 음식을 번갈아 먹는다.

식사 장애의 매우 근원적인 원인은 영양 부족으로부터 시작됩니다. 따라서 아이

거식과 폭식이 가져올 수 있는 신체적 피해

- 위식도 역류
- 식도의 화상
- 탈수
- 구토로 인한 전해질 불균형, 부정맥, 심장발작, 심지어 사망까지 초래할 수 있습니다.
- 마르웨이식 증후군(Mallory-Weiss syndrome), 식도와 위의 연결처에서의 출혈은 대부분 지속적인 구토 파열에 의한 것이다.
- 식도의 자발적 파열(Boergaave's syndrome), 심한 구토로 인한 것이다.
- 구강의 상처는 손가락을 써서 구강을 후벼내서 생긴 것이다.
- 치아가 구토할 때의 산 침식

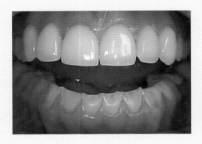

아랫줄 치아는 반복적인 구토의 재촉으로 산에 의해 침식되었다. 윗줄 치아는 마우스피스(자료 출처 : https://reurl. cc/NODGK)

- 침샘에 염증이 생겨 붓고, 침샘에 염증이 생긴 지 오래되면 구강암에 걸리기 쉽다.
- 위 마비(gastroparesis)는 위 배출이 지연됩니다. 위가 마비된 사람은 위식도에 역류하기 쉬우며, 어지러워 토하고 싶거나, 구토를 하거나, 혹은 너무 빨리 배부르게 된다.
- 수면장애
- 위궤양
- 불임
- 생리가 잘 안 된다.

들이 균형 잡힌 식사를 해야 균형 잡힌 영양을 확보할 수 있습니다. 균형 잡힌 식사는 모든 식사에 채소가 있고 고기가 있으며 탄수화물의 양이 과다하지 않아야 합니다. 음식을 번갈아 먹어야 합니다. 오늘은 닭고기를 먹고 내일은 생선을 먹고, 다른 야채와 채소와 과일은 계절에 따라 바꿔 먹습니다. 오늘은 돼지 뼈로 국

거식증/폭식증/가능한 외현 증상
● 음식의 칼로리를 계산하는 것에 대하여, 음식의 무게를 재는 것은 매우 편집적이다.
● 체중에 대해 특별히 신경을 쓰이고, 정서는 항상 체중의 영향을 받는다.
● 자신감이 없다.
● 자살하는 경향이 있다.
● 자기를 해치는 경향이 있다.
● 저혈압
● 생리가 불규칙하거나, 오지 않는다.(폐경)
● 체중의 기복이 심하다.
● 음식을 먹고 화장실을 부지런히 뛰어다니는데, 화장실에 들어서자마자 물을 아주 크게 튼다.
● 우울, 초조, 수면 문제, 심야 식사 습관
● 식사량이 지나치게 많다.
● 항상 변비약이나 다이어트 약을 복용하여, 자기 스스로 설사하려고 한다.
● 머리, 피부, 손톱, 입술이 특히 건조하다.
● 기운이 없어 보인다.
● 사교적 고립
● 종종 혼자 밥을 먹는다.
● 광적인 운동

을 끓이고 내일은 닭 뼈로 국을 끓입니다. 매일 같은 음식을 먹지 마세요. 거식과 폭식을 한 사람들은 모두 오랫동안 영양이 부족합니다. 영양을 전면적으로 회복하려면, 하루 이틀에 할 수 있는 것이 아닙니다. 끈기 있고 지속적으로 해야 효과가 있습니다.

● 몸이 기름기를 구하는 이유를 이해한다.

대부분의 거식이나 폭식을 하는 사람들은 정상적인 식사로 돌아가는 과정에서 종종 견과류를 대량으로 먹는 시기를 겪습니다. 그들은 이렇게 말합니다. '견과류에 닿으면 멈출 수가 없다.' 대부분의 악성 다이어트를 하는 사람들은 오랫동안 기름에 손을 대지 않았기 때문입니다. 그래서 몸이 기름기가 있는 것에 닿으면 멈출 수가 없습니다.

살을 빼는 사람은 항상 애써 유분을 피합니다. 기름은 또한 담즙을 만드는 원료입니다. 때문에 다이어트를 오래 한 사람들은 담즙을 만드는 것이 힘들 수 있습니다. 담즙은 우리 몸에서 주로 지방을 분해합니다. 담즙이 부족하면 지방을 분해하는데 불완전하게 됩니다. 기름만 먹으면 역겨워서 기름기가 있는 음식을 만지지 않는 악순환이 이어집니다.

그렇기 때문에 이런 사람들은 사실 지방이 많이 필요합니다. 그들이 견과류를 좋아하는 이유는 견과류에 있는 지방이 식물성이어서 먹기에 동물성처럼 역겹지 않기 때문입니다. 그리고 다이어트에 익숙한 사람들은 견과류를 먹는 것이 비계 고기를 먹는 것만큼 살이 찌지 않는다고 느낍니다. 그래서 지방이 필요할 때는 견과류만 먹습니다.

● **설탕을 감량할 때 혈당과 내분비, 신경계를 지원하는 건강보조식품을 보충한다.**

대부분 장기간 다이어트를 하는 사람들은 기름에 손을 대지 못하기 때문에 고기를 먹지 못합니다. 마지막 먹을 수 있는 것은 설탕이 들어간 음식들만 남아 있습니다. 음식에 당분이 너무 많이 들어가고 설탕이 치솟으면 암페타민처럼 뇌의 권장 경로를 작동시킵니다.

인센티브의 경로가 열리면 도파민이 풀려나와 사람이 아름답게 느껴집니다. 이 멋진 느낌이 기억난다면 다음에 또 한 번 반복해서 보고 싶어집니다. 이런 반복은 중독입니다. 이것이 바로 설탕이 세상에서 가장 중독성이 강한 음식인 이유입니다. 설탕은 인간 문화에서 원래 아름답게 포장되어 있습니다. 우리는 그것으로 경축하고, 또한 오곡잡곡과 같은 고당분의 음식을 '건강음식'으로 표기하고 있습니다. 설탕은 분해 속도가 3대 영양소 중 가장 빠르기 때문에 도파민을 자극하는 속도와 힘도 가장 큽니다.

이밖에 체중을 감량할 때 적게 먹고 광적으로 운동을 하여 살이 빠지기 쉽습니다. 살이 빠질 경우 옷을 입고 사람을 만나면 칭찬을 받습니다. 이런 것도 다 인센

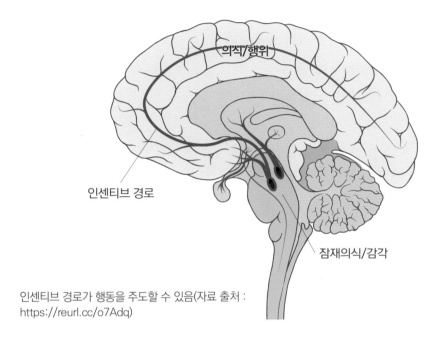

인센티브 경로가 행동을 주도할 수 있음(자료 출처 :
https://reurl.cc/o7Adq)

티브여서 뇌에서 똑같이 도파민이 방출됩니다. 이런 느낌을 되살릴 수 있도록 다음에는 자신의 식사를 더 제한하고 운동을 더 광적으로 합니다. 이것이 바로 다이어트에 중독이 되는 이유입니다.

중독인 이상, '사탕을 끊는' 것은 '독을 끊는' 것과 다르지 않습니다. 만지지 않을 때는 몸이 매우 희망적이고, 얻지 못하면 견디기 어렵습니다. 일단 그런 고당분 음식을 먹는 흥분된 느낌이 없어지면 우울함에 빠질 수가 있습니다. 이때 증세를 경감하기 위해 혈당의 균형을 맞추는 데 도움을 주는 건강보조식품으로 크로미엄(chromium)이나[131] 시나몬 등을 복용할 수 있습니다.

식이장애가 있는 사람들은 내분비와 신경계가 이미 교란되었습니다. 따라서 이들 시스템을 지원하는 건강보조식품을 복용하는 것이 완쾌를 좀 더 빨리 진전시킬 수 있습니다. 렙틴과 그렐린이 모두 시상하부를 자극하기 때문에, '시상하부-뇌하수체' 축선(hyposalamus-pituitary axis)을 지원하는 건강보조식품을 추가

하여 신체가 평형 상태로 돌아가도록 도울 수 있습니다.

● **거식자는 복합식 비타민 C를 보충하고, 구토를 재촉하는 사람은 다양한 비타민과 미네랄을 일시적으로 보충한다.**

과학자들이 괴혈병을 연구하면서, 비타민 C가 심각하게 부족하면 자동적으로 거식을 일으킬 수 있다는 것을 발견하였습니다. 그래서 거식자들은 대부분 비타민 C의 결핍 문제를 가지고 있습니다. 정상 식사로 복귀한 첫 달 동안 매일 복합 비타민 C(C+P)를 보충할 수 있습니다. 132) 133) 구토를 재촉하는 사람은 항상 모든 영양분이 손실됩니다. 소화 흡수도 하기 전에 토해 버리기 때문입니다. 그래서 구토를 재촉하는 사람들은 정상적인 식사로 돌아가는 첫 달 동안 다양한 비타민과 미네랄을 복용할 수 있습니다.

모든 영양 원소는 연관되어 있는데 어떤 것은 네가 많고 내가 적고, 어떤 것은 네가 있어야 내가 남습니다. 따라서 집중적인 영양 원소는 너무 오래 복용하는 것이 좋지 않다는 것을 명심하세요. 몸에 계속 복용할 필요가 없다면 오히려 몸을 상하게 하고 부작용을 초래할 수 있습니다.

● **지원 단체를 구하여 '배'의 살찐 시기를 건너다.**

연구결과, 식사 장애가 있는 사람들은 일반적으로 체지방이 너무 낮은 경우가 있다는 것을 발견했습니다. 134) 일부 거식자들은 심지어 일반 사람들의 체지방보다 다섯 배나 적습니다. 135) 바로 그렇기 때문에 거식이나 폭식을 하는 사람들은 정상적인 식사로 돌아가기 시작한 후에 지방이 복부에 가장 잘 쌓입니다. 배가 커 보이는 게 임신한 것 같습니다. 136) 이것은 신체가 최대한 빨리 체지방을 회복하려고 하기 때문입니다. 지방이 가장 많이 합성된 곳은 간입니다. 합성이 잘 되면 일단 간 근처에 두니까 배가 커 보입니다.

사실 이 상황은 좀 더 지나면 나아질 것입니다. 그러나 뚱뚱한 것을 극도로 두려워하는 거식자나 폭식자는 종종 이 단계에 이르러 너무 무서워서 그만둡니다.

결국 자신을 굶기고, 자신을 엄격히 제한하고, 고당분 저지방 식사를 하던 원래의 방식으로 되돌아가 공든 탑이 무너집니다.

● 뼈 수프를 보충한다.

거식, 폭식은 항상 폐경과 골다공증을 동반합니다. 연구결과, 거식자들은 일반 사람들의 골절 위험보다 일곱 배나 더 높은 수치를 보였습니다. 그리고 거식자들은 정상적인 식사를 재개하고 월경이 회복되더라도, 골다공증이 11년 동안 지속될 수 있습니다.[137] 식이장애 환자는 정상적인 식사를 한 뒤 뼈 국물을 보충하는 것이 중요합니다. 뼈 국물은 뼈를 회복시키는 가장 포괄적이고 흡수가 쉬운 영양을 함유하고 있어서, 뼈의 영양을 가장 잘 보충하는 방법입니다.(뼈 국물을 정확히 끓이는 방법은 『근치음식 당신을 만성질환에서 벗어나게 합니다 』223쪽 참조)

● 야간에 과식하는 사람들은 달걀이나 식사 접시를 준비한다.

렙틴과 그렐린과 같은 식욕을 조절하는 호르몬들은 생리 시계에 따라 분비됩니다.[138] 하지만 거식과 폭식을 하는 사람들은 보통 과격한 식사와 운동 방식으로 내분비 시스템을 어지럽힙니다. 내분비계가 어지러워지면서 생리시계가 흐트러집니다. 이것이 바로 왜 식이장애를 가진 사람들도 종종 수면문제를 지니고 있는가 하는 이유입니다. 배가 고프지 않아서 잠자리에 들어야 할 때 폭식을 참지 못하는 경우가 많습니다.[139]

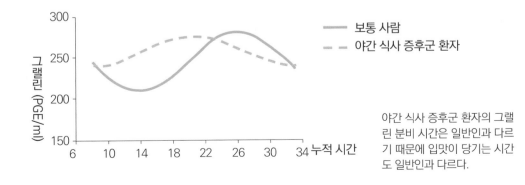

야간 식사 증후군 환자의 그렐린 분비 시간은 일반인과 다르기 때문에 입맛이 당기는 시간도 일반인과 다르다.

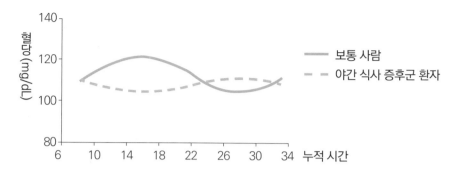

야간 식사 증후군 환자의 혈당 흐름은 일반인과 반대로, 혈당이 떨어지는 시간도 일반인과 다르다.

　야간 식사 증후군 환자들은 밤에 갑자기 음식을 먹고 싶을 때, 균형 잡힌 영양 음식이 손에 없습니다. 이때는 영양가 없고 혈당을 뒤흔드는 정크 푸드나 그렇지 않으면 손에 잡히는 과일을 먹습니다. 잘못 먹어서 혈당이 요동치면 내분비계는 더 흐트러집니다. 이런 문제를 막기 위해 자기 전에 전기냄비에 달걀 몇 개를 삶아도 됩니다. 밤에 일어났을 때 전기냄비가 보온이 되어 달걀은 아직도 따뜻합니다. 만약 밤에 일어나지 않았다면 다음 날 달걀을 요리에 활용할 수도 있습니다. 아니면 저녁 식사를 많이 해서 균형 잡힌 남은 음식 한 접시를 냉장고에 장만해 두든지 밤에 일어나서 먹고 싶으면 전자레인지로 데우고, 일어나지 않으면 그 다음 날 아침 식사나 중식으로 씁니다.

　호르몬이 평형으로 돌아가면 밤에 폭식하는 경우가 줄어서 야식만 약간 당길 정도입니다. 천천히 밤에 입맛이 없어져 야식을 안 하게 됩니다. 잠이 올 시간을 서서히 앞으로 당깁니다. 이 모든 것은 서서히 완쾌됩니다. 하지만 호르몬 조절이 가장 오래 걸립니다. 호르몬을 조절할 때 신경계도 재정비하고 있어서, 그 사이에 수많은 소통과 조정이 이루어져야 균형을 이룰 수 있습니다. 그래서 식이장애가 회복될 때 가장 필요한 것은 인내심입니다. 대부분의 거식/폭식자의 회복기는 1년 이상에 이릅니다.

● 소화를 지원한다.

보통 악성 다이어트를 하는 사람들은 오래도록 기름을 먹지 못하기 때문에 기름 진 고기를 먹지 못하는 경우가 많습니다. 단백질과 지방은 장기간 섭취가 부족합 니다. 단백질과 지방을 장기간 얻지 못하면 단백질과 지방을 분해하는 소화기능 도 떨어집니다. 이것이 바로 거식과 폭식하는 사람들이 항상 기름을 먹고 멈추지 못하는 이유로, 몸이 제대로 분해하고 메시지를 전송하지 못하기 때문입니다.

따라서 거식과 폭식을 하는 사람들은 음식을 조절하고 지방과 단백질을 추가하 는 동시에 소화를 지원하는 건강보조식품을 보충해야 합니다. 처음에는 매끼 식 후나 식사 중간에 한 알씩 먹습니다. 천천히 한 알씩 늘려서 대변과 방귀 냄새가 나지 않을 때까지 먹습니다. 소화 기능이 회복될 때, 원래 조제량의 소화건강보조 식품을 먹으면 위가 따갑거나 불편하게 느껴집니다. 그것은 건강보조식품의 양을 줄여도 된다는 신호로 생각할 수 있습니다.

● 단식을 정확히 한다.

요즘은 단식이 유행이라 많은 사람들은 단식이 건강에 아주 좋다고 생각합니 다. 각 문화에는 사실 짧은 단식이라는 개념이 있습니다. 영어로 '브렉퍼스트' (breakfast, 아침식사)의 'fast'는 단식을 뜻하는 말입니다. 정확한 단식은 사냥 시 기를 모방하는 것입니다. 매일 먹을 것을 찾을 수 있는 것은 아니고, 때때로 먹을 것이 없습니다. 정확한 단식은 신체가 에너지를 운용할 수 있도록 하는 메커니즘 을 더욱 효율적으로 만들고 소화기를 푹 쉬게 할 수 있으며, 지방을 태워 정신을 더 맑게 하고, 신체적 부담을 줄여줍니다.

하지만 올바르지 않은 단식은 몸을 상하게 합니다. 연구결과, 어떤 건강한 여성 이 3일 동안 음식을 끊은 후에, 렙틴이 70~80% 줄었다는 것을 발견했습니다.[140] 식사를 너무 오래 끊으면 내분비 계통이 문란해집니다. 너무 오랫동안 음식을 끊 는 것은 몸이 단식을 하는 것이 아니라 기근이라는 것을 잊지 마세요.

폭식하여 구토를 재촉하는 사람들은 완쾌하는 과정에서 단식을 하는 것을 권장하지 않습니다. 왜냐하면 그들의 몸속에는 이미 오랫동안 기근이 들었기 때문입니다. 정상적인 식사로 돌아오면 몸의 감각에 따라 가끔 한 끼 식사를 안 할 수 있지만, 단식은 너무 오래 하면 좋지 않는다는 것을 명심하세요. 한두 끼는 문제없지만, 한두 끼를 넘기지 마세요. 신체적인 기억을 불러일으킬 수 있기 때문에 공포감에 휩싸여 다시 폭식하게 됩니다.[141] 따라서 때가 맞으면 구토를 재촉하는 사람들이 식사의 양을 줄일 수 있습니다. 배가 절반 부른 정도로 먹고, 그러나 끼니를 걸러 먹는 것을 각별히 주의해야 합니다. 만약 한 끼를 걸러 다음 식사의 폭식을 유발한다면 그것은 아직 때가 되지 않은 것입니다.

● **끈기는 생존을 이겨내지 못한다.**

 살을 뺄 수 없는 것은 끈기가 부족하기 때문이라는 것을 요즘 다이어트 문화가 말해주고 있습니다. 조금만 더 노력해서 좀 더 자신을 제한하고 살 빼는 약을 더 먹으면 살이 빠질 거라고 말해줍니다. 이 구호는 아직 자신감이 부족한 어린 여학생들에게 특히 효과적입니다. 사실 당신이 살을 뺄 수 없는 것은 이 다이어트 기관이나 단체가 방법을 잘못 가르친 것이지, 결코 당신이 노력하지 않은 것이 아닙니다.

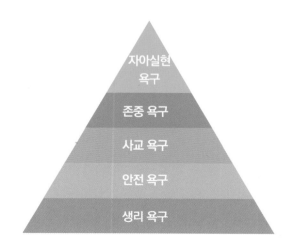

매슬로의 욕구 단계설, 생리적 욕구는 최하위층, 즉 이 욕구가 충족되어야 다른 욕구를 관리할 수 있다.(자료 출처 : https://reurl.cc/qL6eR)

우리의 각종 수요는 우선순위가 있습니다. 인간의 생리적 욕구가 충족되지 않으면, 다른 수요에 대해 이야기할 밑천이 없습니다. 사교도 없고, 존중도 없고, 사랑도 없고, 자아실현도 없고, 체면도 없고, 외모에 관심이 없습니다. 다시 말해 아무리 외모에 신경을 써도, 너무 자주 기근을 겪는다는 신체의 판정이 되면, 매번 음식에 닿을 때마다, 몸은 당신을 게걸스럽게 먹고 마시고, 폭식을 멈출 수 없게 합니다. 왜냐하면 그것은 당신이 다음 식사를 할 수 있을 지 확신하지 못하기 때문입니다. 이때 당신이 아무리 끈기가 있어도 생존을 이겨낼 수 없을 것입니다. 당신의 몸이 당신에게 주는 생존 명령에 저항할 수 없다면 당신은 반드시 폭식을 할 것입니다.

폭식을 피하려면 생리적 욕구부터 챙기고 하루 종일 몸에 기근이 들지 않게 해야 합니다. 균형 잡힌 식사를 하고 영양가가 있는 음식을 잘 먹고, 생존에 맞서지 않은 것이 당신이 음식 앞에서 끈기와 통제권을 가질 수 있는 가장 좋은 방법입니다.

● 음식과 몸, 좋은 관계를 맺다.

세상의 모든 일에 대한 부모의 생각과 정서는 종종 무심코 아이에게 전달됩니다. 왜냐하면 아이는 이 세상을 탐구할 때 자신의 관점을 확실히 하기 전에 보통 부모의 견해가 무엇인지 관찰하기 때문입니다. 예를 들어 만약 어떤 엄마가 수학을 두려워한다면 아이가 수학을 접하기도 전에, 엄마가 수학을 두려워하는 것을 보고 수학을 두려워하기 시작했을지도 모릅니다. 만약 엄마가 지방을 보고, 살이 좀 찌는 걸 보고, 안절부절못하면, 그 아이는 자기 몸의 변화에 마찬가지로 긴장합니다.

우리가 정서와 문제를 다루는 방법은 유전자 유전에 의한 것이 아니라, 학습해 온 것입니다. 아이의 부모가 몸매 유지를 위해 칼로리를 계산하고, 음식을 조작하고, 몸을 통제하는 것을 본다면, 아이의 성장단계는 체형변화가 있을 때 자신의 신체변화를 받아들이기가 힘들며, 같은 방법으로 음식을 조작하거나 몸을 통제하다가 과격한 행동을 하게 됩니다. 그들은 자신들의 몸이 완벽하지 않고 음식에 대해 두려워해야 한다고 생각할 수 있습니다. 이런 아이들은 식이장애의 위험이 있을 뿐 아니라, 다음 매 끼니 식사는 그에겐 괴롭힘이고, 즐기지 않을 것입니다. 인생의 가장 큰 즐거움 중 하나를 그것 때문에 놓치기도 합니다.

쉽게 말하면 아이는 자신의 몸매와 음식을 항상 부모의 눈을 통해 봅니다. 그래서 부모가 자신의 몸과 음식의 관계가 좋지 못하다면 먼저 바꿔야 할 것은 아이가 아니라 부모 자신의 몸과 음식의 관계일 것입니다.

건강 TIPS

왜 아기가 아랫배가 나오나?

아이의 온몸에 배만 통통하다면, 그것은 보통 성장 급진기(growth spurts)의 전조입니다. 곧 빠르게 성장한다는 것을 의미합니다. 지방은 우리의 예비 에너지이며 주로 간에서 합성됩니다. 지방이 많을 때 간 근처, 즉 배 속에 저장합니다. 아기들이 자랄 때 필요한 에너지가 엄청나게 많습니다. 이것이 바로 아기들이 배가 큰 이유입니다. 그것은 성장 시 에너지 공급원입니다.

아이가 사춘기에 접어들었을 때, 키가 쑥쑥 자라고 있어서 복부에 지방을 보존하여 성장 에너지를 비축하는 경우가 매우 보편적입니다.[142] 하지만 사춘기 아이들은 이성에 관심을 가지기 시작하고, 동시에 주류 문화의 영향을 받기 시작하여, 자신의 몸매에 특히 신경을 써서 부풀어 오른 복부의 신체 변화를 견디지 못합니다. 이로 인해 종종 악성 다이어트를 시작합니다. 사실 이 현상은 성장에 반드시 겪어야 할 과정입니다. 보통은 키가 자라기 전에 갑자기 배가 불어나고, 그 후에 배가 가라앉습니다. 다음에 키가 자랄 때, 다시 이렇게 순환합니다. 이 메커니즘을 잘 알면 사춘기에 유난히 배가 쉽게 뚱뚱해지는 것에 그렇게 신경 쓰지 않을 것입니다. 그러나 사춘기 아이가 배만 뚱뚱한 것이 아니라 온몸이 뚱뚱하다면 이미 비만의 문제가 있을 것입니다.

18 생리(월경) 장애

'월경'은 사실 병이 아닙니다. 그것은 여자가 매달 새로운 생명을 맞이하기 위해 준비하는 것을 의미합니다. 월경은 병이 아닐 뿐더러 그것의 생화학적 과정은 인류에게 질병을 치료하는 많은 힌트를 줍니다. 예를 들어 자궁내막에 매월 양성혈관이 증식하고, 빠진 자궁내막이 다시 자라나도 흉터가 없다 등등의 이런 메커니즘은 모두 다른 질병 치료에 생기를 줄 수 있습니다.

저명한 내분비 권위자인 에스텔 라메이지(Estelle Ramage) 의사는 '인간세계에서 유혈은 부상과 질병, 죽음과 직결된다. 하지만 여성들은 달라서, 여성들은 매달 풍부한 출혈 속에 여전히 봉황처럼 날개를 펴고 날 수 있다.'고 말한 적이 있습니다.[143]

새 생명은 난자에서 나옵니다. 여성이 배란할 때 효소가 난소의 여포를 물어뜯어 난자를 배출시키고, 수란관으로 들어가도록 합니다. 원래 높이 올라가던 여성호르몬이 자궁내막의 증식을 자극해 배란할 때 여성호르몬이 빠르게 떨어집니다. 효소가 난포에 물린 것과 여성호르몬의 빠른 저하는 모두 피를 흘리게 할 가능성이 있습니다. 그러므로 여성이 배란 시 약간의 피를 흘리는 것은 사실 정상입니다. 여성은 한 달에 한 번씩 새 생명을 맞을 준비를 하고 있기 때문에 자궁 내막이 두꺼워져 새 생명을 위한 침대를 깔아야 합니다.

사실 모든 포유동물이 생리를 하는 것은 아닙니다. 월경은 주로 새로운 생명의 온상이 항상 갱신될 수 있도록 하려는 것이며, 아울러 불량 수정란이 배출될 수 있도록 함으로써, 항상 최상의 유전자의 후손을 남깁니다.[144][145] 따라서 몸이 매달 두툼한 자궁내막을 파괴해 배출해야 하는 것은 마치 침대 시트를 새로 바꿀 때 낡은 시트를 먼저 벗겨내야 하는 것과 같습니다.

이 기간 동안 자궁내막은 자발적으로 국소적인 염증을 일으켜 염증이 생기는 곳의 혈관이 확장되고 혈관벽이 얇아지고 면역세포가 많이 입점하게 됩니다. 이때 국소 부종(물종기)이 생깁니다.[146]

이것이 바로 월경이 올 때, 복부가 많이 부풀어 오르고, 배가 비교적 큰 이유입니다. 또 물종기 때문에, 여성이 생리를 할 때 일반적으로 체중이 증가합니다. 염증이 있기 때문에 체온이 올라갈 수도 있습니다. 이 염증은 필요한 방범 조치입니다. 수정란이 자궁내막에 착상해야 할 때 자궁내막이 침입당하는 것과 마찬가지이기 때문에 면역세포의 대량주입은 감염을 예방할 수 있습니다.[147] 면역체계는 제한된 자원이기 때문에 국소면역이 올라가면 다른 곳에서는 면역이 떨어지며, 이것이 월경 기간 동안 감기에 걸리기 쉬운 이유입니다.[148]

부신은 면역으로 인한 국소발염반응을 균형 있게 하기 위해서, 이때 반드시 당질 코르티코이드를 생산하여, 코르티솔을 만들어야 합니다. 코르티솔은 염증을 억제하는 기능이 있습니다. 이렇게 되면 생리 기간에 염증이 생겨야 통제력을 잃지 않습니다.[149] 그래서 부신은 생리 기간에 특히 업무량이 많습니다. 부신은 소염에만 관여하는 것이 아니라 혈당 조절에도 관여하기 때문에 평소 부신을 제대로 보호하지 않았다면, 예를 들어 설탕을 너무 많이 먹어서 혈당이 출렁이거나 늦게 자거나 생활 스트레스가 많은 경우 등, 생리 기간에 부신의 업무가 가중될 때 혈당이 버티지 못합니다.

그래서 평소 부신을 잘 보호하지 못하는 여학생들은 생리기간 동안 특히 설탕을 좋아하게 되어 음식으로 혈당을 들어 올리고 싶어 합니다. 혈당 = 에너지로 인해 평소 부신을 제대로 보호하지 못한 여학생도 생리 중 피곤하고 잠이 많습니다.

뿐만 아니라 혈당을 올릴 수 없으면 언짢은 기분이 생기고, 혈당이 떨어져 너무

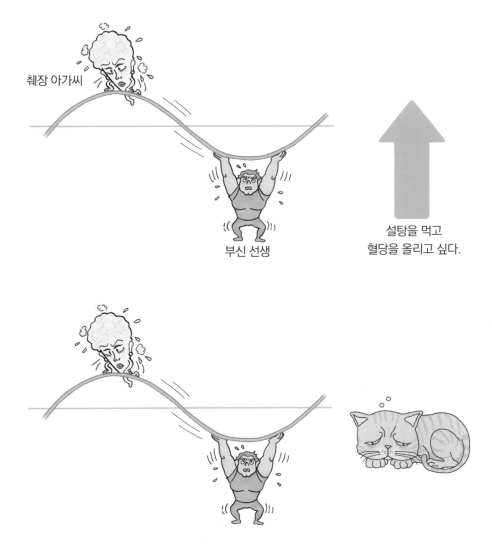

췌장 아가씨

부신 선생

설탕을 먹고
혈당을 올리고 싶다.

평소 부신을 제대로 보호하지 못한 여학생들은 생리 기간 동안 유난히 설탕을 좋아하고 피곤하다.
(췌장, 부신과 혈당의 균형관계, 『근치음식은 당신을 만성병으로부터 멀리 한다』 참조)

배가 고프면 모든 것을 못마땅하게 여깁니다. 그래서 평소 부신을 제대로 보호하지 못한 여학생은 생리가 되면 유난히 성질이 나빠져서, 무엇을 봐도 마음에 들지 않고 사소한 일도 화가 나서 죽을 지경일 수도 있습니다.[150] 이런 여학생은 이런 때 부모와 충돌하기 가장 쉽습니다.

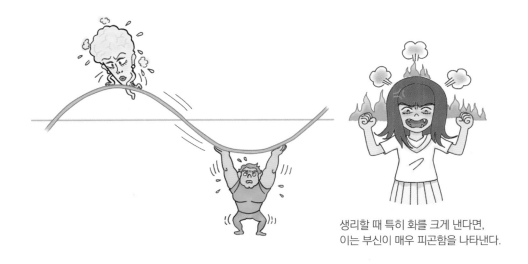

생리할 때 특히 화를 크게 낸다면,
이는 부신이 매우 피곤함을 나타낸다.

월경이 한창일 때 자궁내막이 낡은 시트를 교체하면서 새 시트를 깔려고 할 때입니다. 원래 자궁내막이 증식할 때 생겨난 나선동맥은 낡은 침대 시트가 벗겨졌을 때 함께 훼손되기 시작합니다. 즉 여자는 생리 기간 피를 보기 시작합니다.

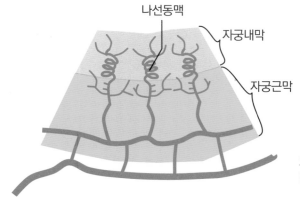

나선동맥

자궁내막

자궁근막

자궁내막의 나선동맥(자료 출처 :
https://reurl.cc/RzgRz)

혈관이 손상되었으므로 신체는 이제 프로스타글란딘 PGF2를 생산할 것입니다. PGF2는 혈관을 수축시켜 피 흘리는 속도가 너무 빠르지 않도록 할 수 있습니다. 월경혈의 색은 보통 피를 흘리는 속도와 연관이 있어 빨리 흐르면 새빨갛고 느리게 흐르면 색이 진합니다. 아울러 PGF2는 자궁을 수축시켜 자궁내막이 벗겨지는 것을 유도합니다. 그러나 PGF2가 지나치면 혈관이 과도하게 수축되어 조직에 산소가 부족할 수도 있습니다. 조직에 산소가 부족하면 아픈데, 이것이 바로 생리통입니다.[151] PGF2는 혈관 수축을 자극할 뿐 아니라 장 수축이 과도하도록 자극할 수도 있습니다. 이 경우 생리적 설사가 발생합니다.

혈관이 너무 많이 수축되는 것을 막기 위해 신체는 또 다른 프로스타글란딘 PGE2를 만듭니다. PGE2는 혈관을 이완시켜 조직에 산소가 부족하게 만들어 고통을 초래하지 않도록 합니다.[152] 하지만 PGE2가 과하면 훼손되고 있는 혈관도 너무 느슨해서 피가 너무 많이 흐르기 때문에 이때 경혈량이 너무 많을 수 있습니다.[153] PGE2는 또한 혈소판을 응집시키기 때문에 PGE2가 과도하면 경혈 덩어리를 형성하기도 쉽습니다.[154][155]

만약 과다한 PGE2의 순환이 폐로 들어갈 때 분해 대사를 시키지 못하면, 그것이 삼차 신경으로 순환할 때, 신경성 염증 반응이 일어납니다.(neurogenic inflammation) 삼차 신경에 국소적으로 염증을 일으켜, 생리 편두통을 일으킬 수 있습니다.[156] 분해가 되지 않은 과다한 PGE2는 장으로 흘러가고, 장이 과도하게 풀려서 생리 변비가 될 수도 있습니다.[157]

그래서 만약 월경량이 많지 않고 경통이 없기를 바란다면, PGF2와 PGE2의 비율이 맞아야 합니다. PGF2와 PGE2는 지방에서 전환하여 만든 것입니다. 평소 지방 섭취가 부족하거나 기름을 잘못 먹으면 몸이 PGF2와 PGE2에 맞는 비율을 잡기 어렵습니다. 낡은 시트를 벗겨낸 후 다시 새 시트로 교체하려면, 혈관이 망가진 후에 응혈 메커니즘에 의해 혈관을 복원해야 합니다.[158] 이 혈관의 완전한 지혈을 복구하는 과정은 보통 5일이 걸립니다. 즉 보통 사람들은 생리가 지속되는 날수를 말합니다. 그러나 상처를 치유하는 데 어려움이 있으면 월경이 연장될 가

능성이 있습니다.[159]

혈관을 복구하고 재건할 때, 한 명의 대공신은 사실 면역 체계 중의 자궁 자연 킬러 세포(uterine natural killer cell)입니다.[160] 만약 한 사람의 면역 체계가 다른 장기간 염증을 일으키는 곳에 의해 지치게 되면, 또는 병이 나서 면역이 너무 바빠서 과로해도 월경이나 경혈에 영향을 줄 수 있습니다.

생리 문제가 생화학적 불균형에 의한 것일 수도 있고, 물리와 신체의 구조에 의한 생리적 문제일 수도 있다는 것 말고도 사실 매우 일반적입니다.

난소, 나팔관(수란관) 그리고 자궁은 모두 허공에 매달린 채 인대에 의해 고정되어 있습니다. 이 가운데 자궁을 고정하는 인대 수가 8개로 가장 많습니다. 이러한 설계는 자궁이 아기를 잉태할 때 겪는 크기의 변화를 쉽게 합니다.

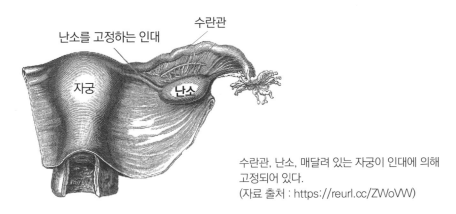

수란관, 난소, 매달려 있는 자궁이 인대에 의해
고정되어 있다.
(자료 출처 : https://reurl.cc/ZWoVW)

바로 이 기관들이 모두 허공에 떠있기 때문에 우리의 자세가 바르지 않고 뼈가 바르지 않으면, 그것들이 위치를 바로잡지 못할 가능성이 매우 높습니다. 예를 들어 난소와 나팔관(수란관)이 모두 반전될 수 있고 배란이 있을 때 통증이나 불편을 초래할 수 있습니다. 그 외에도 짜임새가 바르지 못해도 자궁 전경이나 후경을 초래할 수 있습니다. 평소 자궁이 작아 아직 느끼지 못하는데 생리가 시작하고 자궁이 부풀어 오를 때[161] 눌러 밀어내는 통증이 나타날 수 있습니다. 자궁 앞에 방광이 밀려들어가면 여학생이 생리할 때 빈뇨가 발생할 수 있습니다. 자궁 뒤쪽으로 밀려드는 것은 장과 등뼈에 영향을 주어, 생리 중 변비나 허리가 시큰거리고 등이 아픕니다.

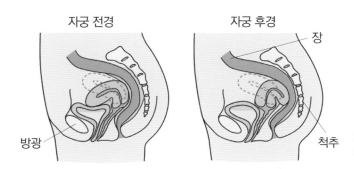

자궁 전경   자궁 후경

장

방광   척추   자궁 전경은 방광으로, 자궁 후경은 장으로, 등, 척추로 밀릴 수 있다.

어떤 여학생들은 이번 달의 생리 증상이 다음 달과 다릅니다. 그것은 한 달에 두 개의 난소 중 하나가 배란되기 때문입니다. 배란의 난소는 매달 다를 수 있습니다.

생리 장애를 어떻게 멀리하나?

● 설탕을 줄이고 호르몬의 균형을 유지한다.

생리는 수많은 호르몬의 영향을 받기 때문에, 약간의 호르몬이라도 큰 영향력이 있습니다. 따라서 월경이 순조롭고 증상이 적게 생기려면 호르몬의 균형을 이루는 것이 매우 중요합니다. 월경의 호르몬이 난소만 좌우할 수 있는 것이 아니라, 우리의 호르몬은 하나의 인터넷으로, 서로 영향을 끼칩니다. 호르몬을 생산하는 선체가 '시상하부–뇌하수체'에 모두 모여서 회의를 열고 소통을 합니다. 누가 많고 적은지를 결정하여 균형을 이루도록 합니다.

이것이 호르몬의 균형을 이루려면 우선적으로 설탕을 줄여야 하는 이유입니다. 고당분 음식이 혈당의 진동을 일으켜 부신을 손상시키기 때문입니다. 부신이 손상되면 '시상하부–뇌하수체–부신'축이 불균형하게 되고, 난소와 같은 성선이 생

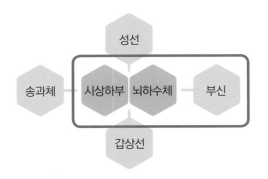

내분비 시스템 전체에 매우 중요한 하나의 선. 바로 '시상하부-뇌하수체-부신' 축선이다. 이 축이 불균형이면, 난소와 같은 성선을 포함한 내분비 시스템 전체에 느낌이 옵니다.

리 기간에 분비해야 할 호르몬의 양이 맞지 않을 수 있습니다. 따라서 순조롭고 별 느낌이 없는 생리를 원한다면 근치음식이 절대로 필요합니다.

● **염증을 일으키는 음식을 삼가한다.**

생리기간 자궁내막이 벗겨질 때 염증반응이 있기 마련입니다. 만약 식사에 염증을 유발하는 음식이 과다하면 이런 염증반응이 더 커져 증상이 심각해질 수 있습니다. 따라서 생리 전과 그 기간 동안 염증을 일으키는 음식을 삼가하면 몸에서 염증의 반응을 통제할 수 있습니다.

염증을 쉽게 일으키는 고당분 음식과 유제품은 88쪽을 참조하세요. 고당분 음식으로는 면, 밥, 빵, 디저트, 과일 등이 유제품으로는 우유류, 치즈, 요거트 등이 있습니다.

● **기름을 옳게 사용하면 염증을 일으킬 수도 있고, 소염을 할 수도 있다.**

앞글의 설명을 통해 순조로운 생리기간 원한다면, 먼저 염증을 일으킨 후 소염합니다. 염증과 소염과 같은 메커니즘은 대개 지방에 의지하는데, 단지 염증과 소염을 안내하는 지방이 다를 뿐입니다. 사실 대부분의 요리용 기름으로 각종 기름을 먹을 수 있는데, 비율이 다를 뿐입니다. 따라서 염증과 소염과 같은 메커니즘이 순조롭게 작동하려면 가장 좋은 방법은 각종 좋은 기름을 번갈아 먹는 것입니다. 또한 사용방법을 올바르게 해야 하고, 그렇지 않으면 아무리 좋은 기름을 쓴다 해도 염증을 일으킬 운명입니다.(식용유를 올바르게 사용방법, 41쪽 참조)

생리적으로는 염증과 소염의 메커니즘이 다른 프로스타글란딘(PG)을 장악하고 있습니다. 프로스타글란딘은 아라키돈산(arachidonic acid, AA)에서 전환하여 만든 것으로, 이러한 유분은 다가불포화지방산 오메가6입니다. Omega3, 또는 Omega6을 필수지방산이라고 부르는 것은 우리가 스스로 만들 수 없고 음식에서나 섭취할 수 있기 때문입니다. 그래서 생리에 문제가 있을 경우 생리 전이나 생리 기간 동안 다음과 같은 오일의 보충을 고려할 수 있습니다. 보리지 오일(borage oil), 달맞이꽃 오일(evening primrose oil), 까치 씨앗 오일(blackcurrant seed oil), 이런 오일은 프로스타글란딘의 균형에 도움을 줍니다.[162]

Omega3는 프로스타글란딘의 합성을 효과적으로 조절하기 때문에 Omega3가 풍부한 어유, 간유와 크릴오일(krill oil)은 위의 기름을 섞어 먹기에 적합합니다.[163]

서로 다른 오일을 교체 배합할 것을 권장합니다. 예를 들면 먼저 보리지 오일에 간유를, 다 먹고 나면 달맞이꽃 오일에 크릴오일을 먹습니다. 종류가 다원적이어야, 쉽게 평형에 도달할 수 있습니다.

소염을 돕고 싶다면, 요리할 때 약간의 강황가루를 넣거나 강황 한 포기를 먹거나, 파인애플효소(bromelain)를 복용하면 됩니다. 강황의 강황소는 염증을 억제하여 대부분의 인도 가정에서 강황을 일상 식재료로 삼습니다. 강황 포기를 섭취하면 강황소뿐만 아니라 강황 내의 중요한 친 유성 성분도 섭취할 수 있습니다. 강황소(tumerone), 아틀란톤(atlantone), 진지베론(zingiberone)처럼 이 물질은 강황소를 흡수하는 데 도움을 줍니다. 강황을 직접 채소에 넣고 먹는 좋은 점은, 가짜 강황가루를 먹지 않는다는 것입니다.[164] 파인애플 효소는 파인애플에서 채취하며, 강황소와 같은 작용을 하여 염증을 억제하는 능력도 있습니다.[165]

● **마그네슘, 아연, 비타민 B6/B3, 비타민 C를 보충하여 생리통증의 완화에 도움
  을 준다.**

마그네슘, 아연, 비타민 B6/B3, 비타민 C는 모두 필수 지방산을 프로스타글란
딘 E(PGE)로 전환하여 혈관의 이완을 돕습니다. 따라서 이러한 종류의 건강보조
식품은 자궁 수축이 과도하여, 통증을 겪을 때 사용하여 증상을 완화시킬 수 있습
니다.[166] 마그네슘은 혀에 머금을 수 있는 것을 사용하면 필요한 작용 시간이 비
교적 짧습니다. 많은 사람들이 생리기간에 갑자기 초콜릿을 먹고 싶어 하는 이유
는 초콜릿에 마그네슘이 풍부하기 때문입니다. 하지만 다수의 초콜릿은 많은 설
탕을 함유하고 있고, 설탕은 염증을 일으키는 음식이므로 초콜릿을 약으로 사용
하지 마세요.

● **온찜질, 고추, 생강, 마늘이 순환을 촉진시켜, 생리통의 증세를 줄인다.**

생리통은 대개 프로스타글란딘 F(PGF)가 혈관을 수축시켜 유발된 것입니다. 온
찜질은 혈관 확장을 촉진하기 때문에 증상을 완화시킬 수 있습니다.[167] 온찜질 외
에 혈액순환을 촉진하는 원소인 생강, 고추, 생마늘을 복용하면 혈관확장을 촉진
할 수 있습니다.[168][169][170] 마늘 안에 혈관을 확장할 수 있는 물질인 알리신은 요리
중에 이미 유실되며, 익은 마늘은 매운맛이 없고 몸을 뜨겁게 하지 않으며 혈관을
확장할 수 없습니다.

순수한 생강탕은 매우 맵습니다. 많은 사람들은 생강탕을 마실 때 흑설탕이나
꿀 넣는 것을 좋아합니다. 단 설탕은 염증을 일으키는 음식이므로 생리기간에 증
상이 있을 때는 피하는 것이 좋습니다. 생강탕, 생강차를 마시고 싶다면 다음과
같이 하면 됩니다. 생강 + 물 + 나한과 또는 스테비아를 끓이고, 불을 끄고, 냄비
에서 담아낼 때 레몬즙을 약간 첨가하세요. 나한과와 스테비아는 단맛이 있지만
혈당이 요동치지 않는 아주 좋은 대체 설탕입니다. 냄비에서 담아낼 때 레몬즙을
첨가하면 풍미를 더할 뿐만 아니라 비타민C를 증가시켜 면역력을 향상시켜 생리
에 유익합니다.

위의 음식을 식이요법으로 사용하는 것 외에, 순환을 촉진하는 가장 효과적인 방법은 운동과 림프절을 마사지 하는것입니다. 그래서 활동량을 늘리거나 매일 림프 마사지 운동도 순환을 촉진하고 생리 증상을 늦추는 데 좋은 방법입니다.[171]

● '시상하부─뇌하수체─부신'축을 지원한다.

생리의 자발적인 염증반응이 효과적으로 통제되는 것은 부신의 덕입니다. 부신은 생리에 의해 생산되는 코르티솔이 염증을 억제하는데 효과적입니다. 그래서 부신의 건강 상태는 한 사람에게 생리 문제 여부를 결정합니다.

부신이 건강하려면 첫째 혈당이 요동치지 않아야 하고, 다음은 일찍 잠자리에 드는 것입니다. 왜냐하면 우리가 밤에 버티면서 잠을 자지 않을 때는 바로 부신이 에너지를 조절하고 계속 우리의 기운을 버틸 수 있도록 하기 때문입니다. 그 외에도 생활 스트레스가 부신을 망가뜨릴 수 있습니다. 예를 들어 학업 스트레스, 환자를 돌보는 스트레스, 또는 누군가와 잘 지내지 못하는 스트레스는 무시해서는 안 됩니다.

마지막으로 학부모는 반드시 아이가 장기간 염증을 일으키는 일이 없는지 주의해야 합니다. 염증이 오래되면 부신을 탈진시킬 수 있습니다. 그것은 부신이 항상 소염작용을 도와주기 때문입니다. 예를 들어 충치, 관절 손상, 알레르기, 비염 및 피부 질환은 모두 장기적인 염증이 원인입니다.

위의 부신을 상하게 할 수 있는 요소를 피하는 것에 유의하는 것 외에, '시상하부-뇌하수체-부신' 축을 지원하는 건강보조식품을 보충할 수도 있습니다.

● 흰 버드나무 껍질 추출물은 천연 진통제이다.

생리의 자발적인 염증반응은 프로스타글란딘에서 일으킨 것입니다. 프로스타글란딘이 불균형할 때 통증이 생깁니다. 시중에서 가장 보편적인 진통제인 아스피린, 타이레놀 또는 부루펜은 주로 프로스타글란딘의 합성을 차단하여 통증을 멈추게 하는데 사용됩니다.[172] 그러나 이런 약물을 복용하는 것은 위장에 아주 부정

흑설탕 생강차가 생리통을 멈출 수 있을까?

흑설탕 생강차는 생리에 유용하기도 해롭기도 합니다. 흑설탕에는 비타민 B6/B3가 함유되어 있어 필수지방산이 프로스타글란딘 E(PGE)로 전환하는데 도움을 주고 혈관의 이완을 돕기 때문에 효과적입니다. 그러나 흑설탕 속 설탕은 염증을 촉진시킵니다. 생리 때는 흑설탕 생강차를 마시고 설탕을 들어 올리면 혈관이 확장돼 증상이 완화됩니다. 그러나 그것이 일으키는 혈당의 진동은 호르몬을 더욱 불균형하게 해서 다음 파의 생리문제를 일으킵니다.

설탕을 만들 때 부산물이 하나 있는데, 바로 당밀(molasses)입니다.

당밀은 영양이 풍부합니다. 비타민 B6/B3 외에도 미네랄 칼슘, 마그네슘, 철분, 망간 및 칼륨이 풍부합니다. 제조 과정에서 당밀이 완전히 추출되면, 그것이 흰 설탕입니다. 일부 당밀이 남아 있으면 다른 색상의 홍설탕이 생성됩니다. 당밀이 많이 남아 있는 것은 바로 흑설탕입니다.

당밀을 가지고 요리할 수 있는데, 맛있을 뿐만 아니라 영양도 풍부합니다. 저는 항상 당밀로 닭이나 오리를 재우고, 구운 닭이나 구운 오리를 만듭니다. 돼지고기를 재우는 데 사용해도 매우 맛있습니다.

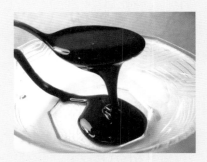

자당 제조 부산물 : 당밀(자료 출처 : https://reurl.cc/QXin5)

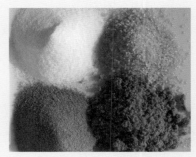

당밀 보유 비율이 다르기 때문에, 다른 종류의 황설탕과 흑설탕이 생산된다.(자료 출처 : https://reurl.cc/dDbV2)

적인 영향을 줍니다. 또 진통제가 앞으로 더 심한 염증반응(189쪽 참조)을 일으켜 약물 의존 문제가 생길 수 있다는 연구 결과도 나왔습니다.

이때 천연 흰 버드나무 추출물은 순하고 부작용이 적은 좋은 선택입니다. 흰 버드나무 추출물은 통증과 열을 멈추게 하는데 사용되었습니다. 인류는 이미 삼천 오백 년 동안 사용해왔습니다. 흰 버드나무 추출물에는 살리신(salicin)이 함유되어 있어 체내에서 아스피린과 유사한 살리실산으로 대사하였습니다.[173] 살리신 이외에도 흰 버드나무 껍질에 많은 폴리페놀과 바이오 플라보노이드가 포함되어 있습니다. 그래서 효과가 나타나는데 걸리는 시간은 아스피린보다 길지만 효용성은 비교적 오래가는 편입니다.[174] 흰 버드나무 껍질 추출물은 진통제를 끊을 때 사용하기에 적합한 과도기 지원 약초입니다.

아스피린에 알레르기가 있는 사람들은 흰 버드나무껍질 추출물을 사용해서는 안 된다는 것을 명심하십시오.

● **뼈대를 바로잡다.**

자궁, 수란관, 난소는 모두 인대에 매달려 고정되어 있는 반면, 많은 인대는 뼈대에 고정되어 있습니다. 그래서 뼈대가 바르지 않을 때 자궁, 수란관, 난소가 모두 비뚤어지거나 비틀어질 수 있습니다. 자궁이나 난소가 배란이나 생리 때 자발적인 염증 과정을 거쳐 크게 부었을 때, 골격이 바르지 않아서 자궁이나 난소가

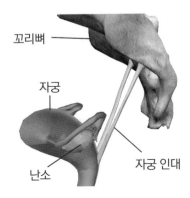

꼬리뼈

자궁

난소

자궁 인대

그 중 하나가 자궁을 고정시키는 자궁 인대는
바로 꼬리뼈에 고정되어 있다.
(자료 출처 : https://reurl.cc/ p6bZl)

삐뚤어지거나 비틀어질 수 있고 뼈와 신경까지 압박하여 산통이나 통증을 느낄 수 있습니다.(178쪽 참조) 아이가 사춘기에 키가 크고 골조 변화가 심할 때는 자궁, 수란관, 난소를 잇는 인대가 쉽게 연동됩니다.

그러니까 아이가 생리에 문제가 있다면 생리화학을 조정하는 것 외에 가능한 물리적인 문제들도 살펴보아야 합니다. 한의사나 면허가 있는 척추 교정사를 찾아 자세 조정과 골조 조정을 해보세요.

● 마야 복부 마사지를 한다.

마야 복부 마사지(Maya abdominal massage)는 자연 의학 의사인 로시타 아비고 (Rosita Arvigo)에 의해 중미에서 습득되었습니다. 이것은 골반강 기관을 정상위치로 되돌리도록 유도하는 마사지 방식입니다. 혈액과 림프순환을 돕고 생식기관의 건강을 촉진시킵니다. 마야 복부 마사지에 등뼈 조정으로 여성에게 생식기관을 위한 최적의 운영공간을 줄 수 있습니다.

● 골반 찜질욕

골반 찜질욕(pelvic steam bath)은 한국에서는 좌욕, 남아메리카에서는 반로스(banjos)라고 부릅니다. 간단히 말해서 약초 훈증으로 하체를 찜질하여 골반강의 혈액 순환을 촉진시키는 것입니다. 생리의 생화학적 과정은 고리가 서로 연결되어 극히 복잡합니다. 때문에 혈관은 훼손과 재건을 겪습니다. 재건할 때 또한 흉터가 남아있지 않는 것은 그 전 과정이 원활한 혈액 순환에 의존하기 때문입니다.

그러나 생식기관은 골반강 깊이에 위치해 활동이 쉽지 않아서 자세가 바르지 않은 경우(예: 곱사등), 음식 불균형, 과도한 스트레스, 기혈체류의 문제가 생기기 쉽습니다. 여학생들이 자신의 골반강을 돌보고, 골반 찜질을 하는데 매달 약간의 시간을 보낸다면, 긴장을 풀고 휴식을 취할 수 있으며, 골반강의 심층 혈액순환을 촉진시켜 월경을 돕는 전체 프로세스가 원활하게 운영됩니다.

골반 찜질에 사용할 수 있는 약은 오레곤(oregano) 바질,(basil), 금잔화

(calendula), 라벤더(lavender), 로즈마리(rosemary), 레드로즈(red rose), 레몬밤(lemon balm), 카모마일(chamomile), 크램프 껍질(cramp bark), 블랙 리프트(black cohosh), 다미아나(damiana), 질경이(plantain), 서양톱풀(yarrow)입니다.

약초는 특히 음부 피부에 민감하기 때문에 오일로 대체해서는 안 됩니다.

● 전기치료

인간은 충전된 존재입니다. 이것이 고대 이집트인들이 통증을 치료하는 데 전기가 있는 물고기를 사용한 이유입니다. 인체의 전류는 활동전위(action potential)라는 것을 통해 전도됩니다. 이 물건은 약간 움직이는 배터리 같습니다. 전해질(즉, 물에 녹은 미네랄)은 세포막을 드나들며 서로 다른 전위를 발생시켜 전류를 전도합니다.

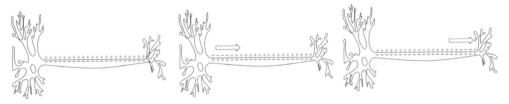

이것은 활동전위가 한 신경세포에 전도된 것이다. 상이한 전해질을 통한 세포막 출입, 전위 극성 전환, 전류 전도 (자료 출처 : https://reurl.cc/ 8jAYy)

바로 이 전류가 있기 때문에 우리가 감각을 가질 수 있거나 근육이 수축하고 이완될 수 있습니다. 그것은 혈류와 림프순환을 돕고, 염증을 줄이고, 손상된 세포를 복구하고,[175] 통증을 경감시킵니다.

우리의 신체 감각은 우리를 즉시 보호하려고 존재하는 것입니다. 그래서 평소에 통증을 느낀 전류는 켜져 있지만 중간에 문이 닫혀 있어서 뇌에 전류가 들어오지 않아 통증을 느끼지 않습니다. 하지만 만약 어딘가에 상처가 나거나, 끊어지거나, 염증이 생기면, 이 문은 열리고, 전류가 뇌에 닿으면 통증을 느끼게 됩니다. 이때

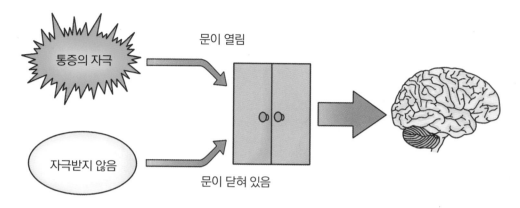

통증을 느낀 신경은 열려있는데, 그것이 표피 감각 신경과 뇌가 연결되어 있다. 표피 감각 신경이 자극을 받지 않고 가운데 문이 닫혀 있다면 뇌는 감각을 감지하지 못할 것이다. 표피 감각 신경이 자극을 받으면 가운데 문이 열리고 뇌가 통증을 느끼게 된다. 아니면 다른 느낌이다.

특정 신경을 자극할 수 있다면, 이 문을 닫아 통증을 줄일 수 있습니다.[176] 이것은 우리가 부딪혀서 아플 때, 손으로 상처 부위를 문질러서 통증을 가라앉히는 것과 같은 것입니다. 손으로 비비는 동작은 신경을 자극하고, 문이 닫히고, 전류가 뇌로 잘 전달되지 않아 통증이 가라앉습니다. 이것이 바로 전기 치료의 기초입니다.

신경 자극을 잘 선택하면 생리통과 생리 두통을 줄일 수 있습니다.[177] 전기치료 시 뇌에서 엔돌핀 분비를 촉진시키는 것은 왜 전기치료를 멈춘 후 통증을 멈추는 효과가 지속되는지를 설명해 줍니다.[178] 미국 쇼핑 사이트를 탐색할 때, 'TENS' (경피 신경 자극 치료기)를 입력하면, 많은 제품이 뜹니다. 타오바오 사이트를 탐색할 때 '전기치료 마사지'나 'TENS'를 입력하면 많은 제품이 뛰쳐나옵니다. 이런 종류의 제품은 대만에서 거의 찾아볼 수 없습니다. 그런데 사실 이 기계들은 대만 사람들이 디자인한 것들이 많습니다. 또한 생식 계통에 낭종이 생기거나 종양이 생겨도 심각한 고통을 겪을 수 있습니다. 따라서 심각한 고통을 겪는다면, 의사의 확인을 받아 이런 문제가 발생했는지 확인해야 합니다. (192쪽 참조)

진통제를 사용하면 할수록 아픈가?

진통제로 인해 염증을 일으키는 통로를 차단합니다. 그런데 염증이 생기는 것은 회복과 완치의 한 과정입니다. 따라서 염증을 일으키는 통로를 차단하는 것은 또한 복구 과정을 차단하는 것입니다. 복구는 위장에서 가장 중요한 역할을 합니다. 진통제인 아스피린, 타이레놀, 부루펜 등의 약물을 복용하면 위장점막을 손상시키는 부작용이 가장 큽니다. 위 점막이 파괴되어 위산과 같은 강한 산성이 위벽을 크게 부식시킬 수 있습니다.[179] 따라서 진통제 사용자의 39~50%는 위식도 역류, 트림, 헛배 부름, 식후에 구역질과 같은 증상을 보입니다.[180] 진통제 사용자의 40%는 위식도 역류, 딸꾹질, 헛배 부름, 식사 후 메스꺼움과 같은 증상을 보입니다. 이 밖에도 진통제는 간을 손상시켜 간수치를 불균형하게 만들 수 있습니다. 담즙도 간에서 분비되기 때문에 약물로 인한 간 중독은 동시에 담의 손상을 초래할 수 있습니다.[181]

진통제의 가장 큰 해로움은 즉시 염증을 줄이고 통증을 완화시킬 수 있지만 미래에 염증과 통증의 원인이 될 수 있다는 것입니다. 우리의 몸은 평형을 중요시합니다. 부상이 있기에 복구가 있습니다. 완치과정에서 먼저 염증을 일으켜 혈관이 확장하게 해야 면역 세포가 혈관 벽을 밀어내고 상처 난 곳에 가서 복구하는 일을 할 수 있습니다. 그러나 혈관이 끝없이 확장되어서는 안 됩니다. 실혈을 줄이기 위해서 신체는 동시에 혈관을 수축시키고 혈액을 응혈시켜서 상처를 복구해야 합니다. 그래서 염증/소염, 응혈/응혈 억제는 상부상조가 동시에 맞서야 균형을 잡을 수 있습니다. 이것이 바로 우리 몸 안에 염증을 일으키는 프로스타글란딘이 있고, 소염을 일으키는 프로스타글란딘이 있는 이유입니다.

진통제는 염증을 일으키는 프로스타글란딘의 합성을 차단하므로 프로스타글란딘을 만들 수 없습니다. 결국은 몸이 염증을 일으키지 않을 뿐만 아니라, 동시에 소염도 하지 못합니다. 다음 생리기간 자발적으로 염증이 생길 때 특히 심각해 보일 수 있는데, 그것을 조절할 수 있는 프로스타글란딘이 충분하지 않으면,[182] 더 심한 통증을 초래할 수 있기 때문입니다.[183]

스템버 대학 마취과 Martin Angst 교수가 말한 바와 같이, 통증은 사람을 괴롭히기 위한 것이 아니라 우리를 보호하기 위한 것입니다. 그래서 우리가 약으로 통증을 멈추고 우리가 아픈 소리를 듣지 못했을 때, 우리의 자연생화학 반응은 '나는 이 약들에 눈이 멀어서, 나는 다시 통증을 느껴야 한다.'는 것입니다. 따라서 약물로 통증을 멎게 한 뒤 다시 느끼는 통증은 이전보다 훨씬 더 선명하고 강렬할 것입니다.[184] 진통제를 사용한 후 다시 나타나는 통증이 더 심할 수 있기 때문에, 통증을 완화하는 진통제가 더 필요하여 그에 의존하게 됩니다. 그래서 진통제를 사용하면 중독될 가능성이 있습니다.[185]

생리 기간의 작은 비밀

　생리 시에는 신체가 대형 재가공 과정(구침대 시트를 벗겨내기)을 진행 중이기 때문에 신체에 필요한 에너지가 크게 증가합니다. 평소 부신을 잘 보호하지 않는 여학생은 이때 유난히 식사량이 많아서 식욕이 왕성해집니다. 하지만 평소 부신을 잘 보호할 경우 이때 평소와 같이 식사량이 변하지 않는다면, 그 몸은 비축된 지방을 가지고 소모해야 하고 생리가 지나면 살이 빠지기 쉽습니다. 우리가 자신의 건강보호를 잘하면 그것은 생리할 때마다 완벽한 다이어트의 좋은 기회가 될 수 있습니다.

　생리 중 면역력이 자연히 떨어지기 때문에 과도하거나 심한 운동은 적합하지 않습니다. 과격한 운동은 많은 에너지를 소비하고 면역 체계의 자원에 영향을 주기 때문입니다. 그래서 여학생들은 생리 기간을 작은 방학으로 생각하고 잘 보양하고 느긋하게 지내는 것이 좋습니다. 결국 새로운 생명을 맞이하는 전체 준비 절차는 우주에서 가장 큰 일입니다.

　많은 여학생들이 생리 기간에 특히 붉은 고기를 먹고 싶어 하는 것은 생리 때 철이 매우 빨리 손실되는 반면, 붉은 고기에 몸이 흡수하여 가장 사용하기 쉬운 철분이 있기 때문입니다. 그래서 여학생들은 생리적으로 혈량이 많은 음식을 먹는 것이 좋습니다. 예를 들어 간, 신장, 심장, 붉은 고기 등. 식물성 철분과 동물성 철분은 서로 다르고 식물성 철분의 흡수와 사용은 동물성 철분만큼 쉽지 않다는 것을 잊지 마세요.

　종종 누군가는 왜 어떤 사람은 생리통을 겪지 않고, 어떤 사람은 온 가족이 생리통을 겪느냐고 수군거립니다. 이 상황은 보통 유전과 큰 관련이 있습니다. 내분비 계통의 선체 체질 유전자만 유전되는 게 아니라 골조 같은 물리적 건강도 유전자와 관련이 크기 때문입니다.

　그 밖에 또 다른 유전 되는 것은 식습관입니다. 이전 세대는 밀가루, 쌀밥 음식, 고당분 음식을 먹었는데, 차후 세대는 그에 따라 먹을지 모를 가능성이 높습니다.

　유전자 유전은 수정할 수 없지만 유전자 표현은 음식과 환경에 크게 영향을 받습니다. 그래서 우리가 음식을 수정하면, 원래의 생리통을 겪던 '운명'을 덩달아 되돌릴 수도 있습니다.

건강 TIPS

세탁 가능한 생리 패드와 생리 컵은 친환경적이면서 건강하다.

여성들이 사용하는 생리대와 탐폰은 대부분 내분비 시스템을 방해할 수 있는 화학 성분을 함유하고 있습니다. 그런데 종종 우리의 생식기관과 친밀하게 접촉합니다.[186) 따라서 세탁 가능한 생리 패드와 생리 컵은 친환경적이면서도 안전하고 건강한 대체품입니다.

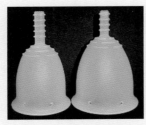

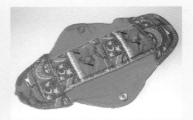

세탁식 생리컵(자료 출처 : https://reurl.cc/VLxnb)

세탁식 생리 패드(자료 출처 : https://reurl.cc/qLRoD)

19 자궁내막증/난소낭종/ 월경 유방부종/자궁근종/ 자궁내막 이위증/자궁선근증

　자궁내막증 등등의 병들은 모두 호르몬에 문제가 생기는 것과 관련이 있습니다. 호르몬이 작용하려면 수신기에 먼저 꽂아야 세포가 메시지를 받습니다. 한 방송 출력이 지역 전체에 퍼지는 것처럼, 라디오 메시지를 듣기 위해서는 그 주파수를 수신할 수 있는 라디오가 있어야 합니다. 그래서 세포가 호르몬의 영향을 받는 것은 꼭 호르몬 자체에서 오는 것이 아니고, 그 수신기에 달려있습니다.

　자궁, 난소, 가슴의 가장 큰 공통점은 그들이 모두 풍부한 성 호르몬 수신기를 가지고 있다는 것입니다.[187] 이 수신기들이 그 증식을 위해 소리치는 호르몬과 연결되면 조직이 증식하고 세포가 성장합니다.[188] 매달 신체가 새로운 생명을 위한 침대시트를 깔 때 호르몬이 증가하면, 자궁내막은 수정란이 착륙할 수 있는 온상을 만들기 위해 두꺼워지기 시작합니다. 하지만 신체 세포가 끝없이 늘어나면 낭종, 종양 등의 문제가 생깁니다. 따라서 다 쓴 호르몬은 즉시 간으로 가지고 가서 분해해야 하며, 그런 후에 분해된 수용성 물질을 신장(소변)에서 배출하고 지용성 물질을 담(대변)에서 배출합니다. 그러나 간이 호르몬을 분해할 수 있다는 전제는 호르몬이 먼저 간으로 가져가야 한다는 것입니다.

　성 호르몬이 수신기에 삽입되어 세포에게 소리치고 나서, 보통 확산 작용을 통해 혈류로 돌아가거나 혹은 모세 림프관이 입을 열어 세포 밖으로 향한 조직액으로부터 호르몬을 회수합니다. 다시 림프 순환에서 혈류를 가져와[189][190] 간으로 가

서 분해합니다.[191]

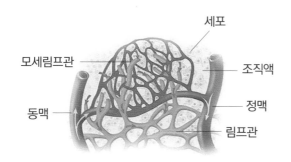

림프관은 입을 열고 세포간의 조직액에 이미 세포에게 대화를 마친 호르몬을 회수한다. 다시 이 호르몬들을 혈류로 가져와서 간으로 가서 분해하도록 한다.(자료 출처 : https://reurl.cc/51xyM)

조직액은 약간 세포가 다 쓴 물 같습니다. 그것을 회수하는 림프 시스템은 마치 우리의 배수 시스템 같습니다. 림프는 혈류와는 달리 펌프가 없고, 림프의 순환과 이동은 근육 수축과 호흡 시 흉압에 의해서만 바뀝니다. 그래서 아이의 활동량이 부족하면 림프는 체류할 가능성이 매우 높으며, 골반강 속의 조직액을 배출하려면 자궁내막에서 자궁근막으로 가야 합니다. 중요한 관문은 골반강 안의 림프절입니다.[192]

림프절이 감염, 알레르기, 병으로 인해 붓거나, 림프순환이 잘 안 되어 체류하고, 붓는다면 이 '배수계통'은 막혔다고 할 수 있습니다. 배수 시스템이 막히면 호르몬이 간에서 분해되지 않고 이리저리 돌아다닐 수밖에 없습니다.

호르몬이 자궁으로 돌아가면 자궁에는 자궁 내막과 자궁 근막이 있는데, 자궁 내막증이나 자궁 근종이 발

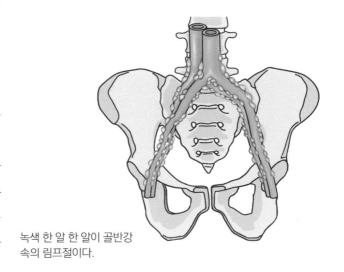

녹색 한 알 한 알이 골반강 속의 림프절이다.

생할 수 있습니다. 혈류와 림프순환이 잘 안되거나 간에 호르몬을 분해할 여유가 없다면, 호르몬의 분비량이 문제가 되지 않더라도 몸속의 호르몬이 배설되지 않아 불균형이 생기기 시작합니다. 성호르몬의 비율이 불균형할 때, 여성호르몬과 황체소의 불균형과 같이 자궁내막 이위증을 초래할 수도 있습니다.[193] 또는 성호르몬의 비율이 불균형하여 자궁내막과 근막의 경계가 과도하게 증가하여 자궁선근증이 생길 수도 있습니다.[194]

간은 다 쓴 호르몬을 분해해서 다시 배출하는 것 외에 혈당 조정에도 크게 관여하고 있습니다. 혈당이 너무 높으면, 간은 그것을 바쁘게 포장하여 지방으로 저장해야 합니다. 혈당이 너무 낮으면 간은 저장한 지방을 다시 꺼내 설탕으로 바꿔 혈당을 들어올리기 바쁩니다. 혈당은 에너지이기 때문에 신체의 모든 작동은 그것 없이 불가능하고, 그래서 혈당 조정의 우선 순서가 호르몬 분해보다 높습니다. 아이가 계속 잘못 먹으면 항상 혈당을 뒤흔들고, 간은 혈당 조절에 지쳐 호르몬을 분해할 틈이 없을 가능성이 큽니다. 이때 배출되지 않는 호르몬이 가슴으로 순환하면 그곳의 수신기를 끊임없이 자극하게 됩니다. 수신기가 과도한 자극을 견디지 못하고 염증, 통증을 일으키면 생리 중 가슴이 붓기 쉽습니다.[195] 난소까지 순환해서 거기 있는 수신기를 자극하면 난소 낭종을 일으킬 수 있습니다.[196]

이들 질환은 모두 호르몬 불균형과 증식에 관련되어 있기 때문에 공통 증상은 '통증'과 '생리 문제'입니다.

자궁내막증/난소낭종/월경 유방부종/자궁근종/ 자궁내막 이위증/자궁선근증의 흔한 증상	
● 골반통증	● 생리통
● 성교통증	● 아랫배가 아프고 등이 아프다.
● 생리가 불규칙하다.	● 빈뇨
● 생리혈이 많아지고, 생리 전에 피가 떨어진다.	● 불임

자궁내막증/난소낭종/월경 유방부종/자궁근종/자궁내막 이위증/ 자궁선근증을 어떻게 피할 수 있나?

● 월경 문제를 개선한다.

'생리 문제'를 지원하는 모든 방법에는 이러한 병들이 적용됩니다. (179쪽 참조)

● 운동을 많이 하고, 림프절을 두드린다.

면역체계가 외부의 적에 저항하고 균종을 통합하는 시스템이라면, 그 림프절은 '군기처'라고 할 수 있습니다. 이 군기처처럼 원활하게 작동하려면 림프 순환이 반드시 좋아야 합니다.

사실 우리 몸 안의 혈류가 미세혈관을 흐를 때 아주 큰 부분의 혈청이 빠져나와 혈관 밖으로 달려가 조직간액을 형성합니다. 이러한 조직간액은 미세 혈관을 둘러싸고 있는 개방된 림프관에 의해 연결되어 림프액을 형성합니다.

림프액이 순환하고 움직일 수 있는 것은 호흡할 때 흉강의 이동에 의존합니다. 그리고 또한 우리가 활동할 때 근육이 수축하면서 주는 동력입니다. 림프관에는 갑문이 있는데 옆 근육이 수축하면

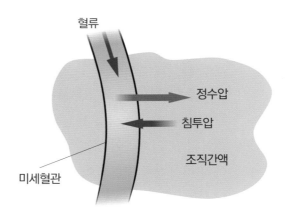

혈청이 압력에 의해 미세혈관에서 뛰어나와 조직간액을 형성한다. (자료 출처 : https://reurl.cc/AAKXB)

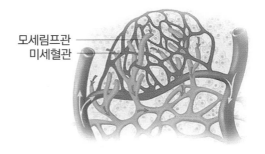

미세혈관 주위를 감싸고 입을 연 림프관(자료 출처 : https://reurl.cc/WGkVe)

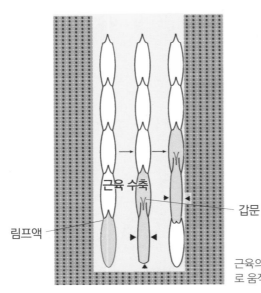

근육의 수축과 이완, 갑문을 열고 닫고, 림프는 앞으로 움직인다.(자료 출처 : https://reurl.cc/VLjgY)

갑문이 열리고 림프액이 들어가고, 근육이 풀리면 수문이 닫히고 림프액이 전진합니다. 우리가 움직이지 않으면 림프액이 움직이지 않는다고 할 수 있습니다.

　예전에는 집에 장난감이 많이 없을 때 아이들이 밖으로 뛰어나가기를 좋아했고 활동량이 많았습니다. 실외에서 활동할 때 항상 몸이 뻗고 근육은 항상 수축합니다.

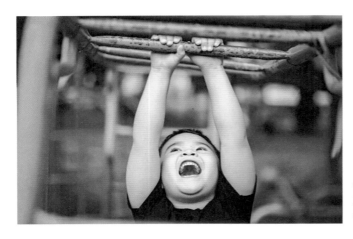

아이가 밖에서 놀 때는 늘 사지를 펴고, 근육은 항상 수축한다.(자료 출처 : https://reurl.cc/DjWGd)

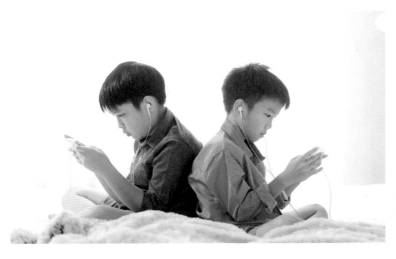

아이가 집에서 놀 때는, 그다지 사지를 펼치지도 않고, 그다지 활동적이지도 않다.(그림 출처 : shutterstock)

지금은 집집마다 텔레비전, 전화, 게임기, 컴퓨터 등을 다 갖추고 있어서 아이들이 밖에 나가 뛰어놀지 않습니다. 아이가 집에 있으면 몸이 잘 펴지지 않고 잘 움직이지 않습니다. 큰 림프액이 이동하지 않으면 림프 순환에 좋지 않습니다.

신체의 림프절은 사지와 머리가 몸통과 연결되는 곳에 모입니다. 뻗지 않은 데다가 몸이 움직이지 않아 림프액 체증을 일으키

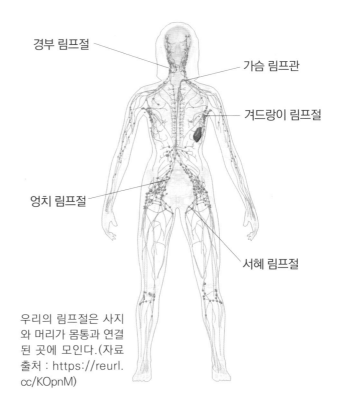

경부 림프절

가슴 림프관

겨드랑이 림프절

엉치 림프절

서혜 림프절

우리의 림프절은 사지와 머리가 몸통과 연결된 곳에 모인다.(자료 출처 : https://reurl. cc/KOpnM)

면 림프절이 막히기 쉽고, 림프절이 막히면 '군기처'가 문을 닫는 것과 같습니다.

그렇기 때문에 실외에서 잘 활동하지 않는 아이들은 면역 체계가 좋지 않고 종종 아프게 됩니다. 따라서 면역력을 키우려면 아이들의 실외활동을 권장해야 합니다.

아이가 밖에서 뛸 기회가 없다면, 반드시 림프절을 두드리는 운동을 가르쳐야 합니다. 즉 위 그림의 림프가 모여 있는 곳을 주먹으로 치는 것입니다. 겨드랑이, 서혜부, 두경부, 귀 뒤의 림프를 손으로 아래로 마사지할 수 있습니다. 림프는 흉관을 통해 체내에서 혈압이 가장 낮은 쇄골하 정맥으로 들어가 혈류와 합쳐집니다. 그래서 손가락으로 두 개의 쇄골이 꺼진 곳을 가볍게 눌러 순환을 촉진시킬 수도 있습니다.

림프절은 '통하면 아프지 않다' '아프면 통하지 않는다'는 뜻입니다. 뻐근한 부분을 많이 두드리거나 마사지해주는 것을 잊지 마세요.

여성들은 림프절을 두드릴 때 림프절이 겨드랑이에서만 모이는 것이 아니라, 가슴에도 사실 많은데 마사지할 때 이곳을 잊지 마세요. 또한 겨드랑이 또는 가슴의 림프절이 부어 오르거나, 가슴이 부어 오르거나 무시하지 마세요. 아프기만 하면 염증이 생기는데 염증이 오래되면 암으로 옮길 위험이 있기 때문입니다.

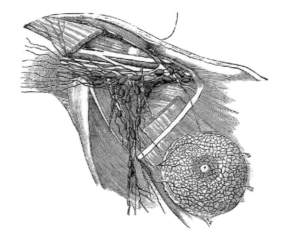

파란색 부분이 바로 앞가슴, 겨드랑이 림프절이 모여 있는 곳
(자료 출처 : https://reurl.cc/519p7)

● **변비를 피하고 소변을 참지 않으며 간담신 디톡스 파이프를 지원한다.**

　소변을 참거나 물을 마시지 않는 습관이 있다면 호르몬이 분해되고 나서 수용성 부분이 배설되지 않을 수 있습니다. 같은 이치로 대변을 보지 않거나 변비 문제가 있다면 호르몬의 지용성 부분을 배출하지 못할 수도 있습니다.[197] 이런 곳에서부터 막히면 다시 간이 막히게 되고, 호르몬 분해 작업에 지장을 줄 수 있습니다. 따라서 오줌을 참는 습관, 물 먹는 습관, 식습관을 바로잡는 것은(248쪽 참조) 아이의 호르몬을 균형 있게 하는 데 매우 중요한 영향을 미칩니다.

　아이가 음식이나 스트레스, 또는 다른 이유들로 인해 간담신 디톡스 파이프를 과로시킨다면, 그것이 잘 작동하지 않아서 종종 이미 다 쓴 호르몬이라는 '독소'를 배출하지 못합니다. 따라서 호르몬의 배출을 확보하기 위해서 간담신의 작동, 몸의 청소와 정화를 지원하는 건강보조식품을 보충할 수 있습니다.

● **사용하는 약물과 피부 관리 용품에 주의하라.**

　많은 치료약물은 인슐린, 갑상선 호르몬, 갱년기 호르몬 치료법, 피임약과 같은 호르몬을 함유하고 있습니다.(많은 어린이의 피부와 생리 문제는 피임약으로 치료됩니다) 이러한 추가 호르몬은 과도한 양으로 인해 몸이 처리하기 어려워서 수신기를 과도하게 자극할 수 있습니다.[198]

　그 외에도 피부 관리 용품에 함유된 원료와 성분은 대부분의 국가에서 엄격하게 관리하지 않습니다. 따라서 주름 방지, 노화방지, 젊음을 유지하는 많은 제품들은 호르몬을 첨가할 수 있습니다.

　이들 외래 호르몬은 피부에서 흡수되어 마찬가지로 혈류에 쉽게 들어갈 수 있으며 신체의 다른 기능과 기관에 영향을 미칩니다. 증식 증세가 있는 여성은 각별히 주의해야 합니다.

20 너무 뚱뚱하다/너무 말랐다

아이의 과체중을 파악하기는 쉽지 않습니다. 그래서 아이가 자라서 여전히 뚱뚱하면 부모는 당황하기 시작합니다. 주된 이유는 모두가 통통한 아이를 좋아하기 때문입니다. 아기는 통통해야 귀엽고, 살이 좀 쪄야 잘 먹는다고 생각합니다. 할머니, 할아버지는 토실토실한 아이를 보면 더욱더 좋아합니다. 그래서 아기가 어릴 때 뚱뚱한 것은 매우 격려를 받습니다.

하지만 아이가 사춘기에 접어들 때까지 여전히 뚱뚱하면 어른들은 무언가가 잘못되었다는 경각심을 가지게 됩니다. 이때 아이의 뚱뚱한 습관은 이미 다 길러졌고, 그때에 와서 고치는 것은 모두 근본적인 방법이 아닙니다. 일시적으로 고치는 것에 불과합니다. 체중이 오르락내리락하는 요요 현상을 반복하게 됩니다.

비만이 되기 쉬운 생활 습관

● 설탕은 너무 많고, 고기는 너무 적다.

설탕이 너무 많고 고기가 너무 적어서 고기가 설탕을 잡아당기지 못하면 설탕이 몸 안에서 빠르게 상승하고, 에너지가 너무 많습니다. 몸에는 에너지를 조절하는 전담 요원, 즉 췌장과 부신이 있습니다. 설탕이 너무 빨리 올라가면 췌장은 빠르게 설탕을 아래로 누릅니다. 그리고 설탕이 빠르게 바닥으로 떨어졌을 때 부신이 그것을 들어 올립니다. 만약 그들이 없다면 우리의 에너지는 조절되지 않고, 설탕이 너무 높거나 낮으면 쉽게 의식불명이 되고 심지어 생명이 위험할 수도 있습니다.

한 아이가 항상 잘못 먹어서 설탕이 너무 많고 고기가 너무 적으면, 이런 에너지는 하루 종일 오르락내리락 요동칩니다. 그러다가 췌장과 부신이 끝내 손상됩니다.

사람마다 체질이 다릅니다. 어떤 사람은 췌장이 부신보다 빨리 상합니다. 이때 부신은 여전히 설탕을 들어 올릴 수 있지만 췌장이 설탕을 눌러 내릴 수 없습니다. 이것이 바로 인슐린 저항성입니다. 인슐린은 췌장이 혈당을 누르는데 사용하는 도구입니다. 이 도구가 작동하지 않으면 혈당을 더 이상 눌러 내릴 수 없어서 이 사람은 무엇을 먹든 혈당이 항상 높습니다.

설탕이 몸의 주요한 에너지원인 이상 설탕이 너무 많을 때 몸은 보물로 저장되어야 합니다. 우리 몸에 에너지를 저장하는 방법은 그것을 싸서 지방으로 만드는

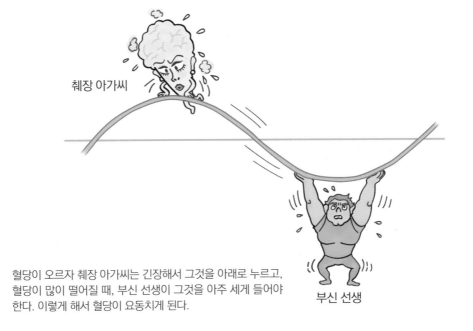

췌장 아가씨

부신 선생

혈당이 오르자 췌장 아가씨는 긴장해서 그것을 아래로 누르고, 혈당이 많이 떨어질 때, 부신 선생이 그것을 아주 세게 들어야 한다. 이렇게 해서 혈당이 요동치게 된다.

것입니다. 왜 싸서 지방으로 만들까요? 왜 근육으로 저장하지 않는 거죠? 그것은 지방 1그램에 9개의 칼로리가 있는 반면 단백질 1그램은 4개의 칼로리에 불과하고 탄수화물 1그램은 4개의 칼로리에 불과합니다. 칼로리는 에너지의 단위인 1그램의 지방이, 가장 많은 에너지를 저장할 수 있는 몸의 최선의 선택이기 때문입니다. 그래서 아이가 무엇을 먹든 췌장은 혈당을 낮추지 못하고, 혈당이 항상 높은 것은 에너지가 항상 너무 많다는 것을 의미합니다. 몸은 너무 많은 에너지를 지방으로 포장하느라 바쁘고, 이 아이는 무엇을 먹어도 살이 찝니다.

아이가 설탕을 너무 많이 먹기 때문에 그의 장균에서도 설탕을 먹는 균이 과하게 됩니다. 몸에 설탕을 계속 달라고 하는 많은 균이 살고 있을 때 이 아이는 사탕을 매우 좋아할 것입니다. 아이가 사탕을 좋아하여 설탕을 배불리 먹고 고기는 건드리지 않아서, 에너지는 더욱 위 아래로 흔들려 평온한 날이 없습니다. 이로 인해 체중 문제도 더욱더 심각해지고 있습니다.

● **너무 빨리 먹는다.**

아이는 천천히 씹어 먹는 습관이 없으면 너무 빨리 먹게 됩니다. 배부른 메시지가 소화기 계통에서 뇌로 전달되는 데는 시간이 걸립니다. 따라서 아이가 너무 빨리 먹으면 메시지를 받기 전까지 자신의 배가 꽉 찼다는 것을 모릅니다. 뇌가 메시지를 받을 때, 아이는 이미 과식하게 됩니다. 아이가 옳게 먹든 그르게 먹든 에너지가 넘치면, 살이 잘 찝니다.

● **스트레스가 많지만 의사소통할 줄 모른다.**

의사소통을 할 줄 모르는 아이는 무슨 불쾌한 일이 있으면 늘 답답해합니다. 이 정서적 스트레스는 몸이 일률적으로 '호랑이 쫓기'라고 생각합니다. 호랑이에게 쫓기는데 가장 필요한 것은 에너지입니다. 그래서 몸은 한 무더기의 에너지를 풀어주어 설탕이 계속 올라갑니다. 아이가 활동하여 소모시키지 않으면 이 에너지는 다시 간에서 회수되어 지방으로 저장됩니다. 그래서 스트레스를 많이 받고 잘

풀 줄 모르는 사람은 지방이 모두 배 속에 저장됩니다.

● 설탕음료를 마시고, 끓인 물을 마시지 않는다.

물을 마시지 않는 아이는 틀림없이 설탕음료나 과일로 갈증을 해소할 것입니다. 하지만 이들은 이뇨탈수의 음식이고, 오히려 아이들에게 더 물이 부족하게 만듭니다. 아이가 몸이 불편하면 다시 설탕음료나 과일로 해소하다가 설탕의 양이 더욱 과다하게 되며, 췌장이 약한 아이는 갈수록 살이 찝니다.

그럼 대체 설탕음료는 어떤가요? 그러면 혈당이나 에너지에 영향을 주지는 않겠죠? 사실은 그렇지 않습니다. 미국 내분비협회의 2017년 제99회 연례총회의 토론 주제 중 하나는 바로 '대체 설탕, 저칼로리음식과 음료가 어떻게 내분비 시스템을 교란시켜 지방이 축적하는가'에 대한 것이었습니다. 그래서 설탕을 먹으려면, 인공적으로 합성된 대체 설탕 대신 천연의 설탕을 먹는 것이 더 낫습니다.

● 활동량이 충분치 않다.

아이가 살이 찔지 안 찔지는 호르몬과 큰 관계가 있습니다. 호르몬 사용을 마치고 제대로 배출되는지는 림프순환과 직결됩니다. 하지만 우리의 림프 순환은 근육이 수축해야 움직일 수 있습니다. 즉 아이가 집에 있는 것을 좋아하고 움직이는 것을 좋아하지 않는다면 그의 림프 순환은 좋지 않고, 신진대사도 연루돼 체중 문제가 생기기 쉽습니다.

● 음식과 몸과의 관계가 좋지 않다.

아이가 어렸을 때 뚱뚱해서 모두가 매우 귀엽다고 생각하지만, 아이 자신은 마음에 두지 않습니다. 하지만 자라면서 뚱뚱해서 차별을 받습니다. 아이가 자라면서 갑자기 모두가 그를 보는 눈이 다르다는 것을 알아차립니다. 모두가 자기를 총애하다가 이제는 걱정이나 미움으로 변하여, 아이는 무엇을 탓해야 할지 몰라 자신의 몸을 탓합니다.

　우리가 자신의 몸을 좋아하지 않는다면 그것과 좋은 관계를 가질 수 없을 것입니다. 우리와 좋은 관계가 없는 사람들은 우리는 그것을 이해하고 돌보고 싶어 하지 않고, 그것을 자꾸 조절하고 통제하려고 합니다. 아이는 자신의 몸을 잘 이해하지 못할수록 그에 어떻게 순응하고 협조해야 하는지 더욱 더 모릅니다. 온갖 극단적인 다이어트를 시작합니다. 자기를 굶기고, 과일 채소만 먹고, 광적으로 운동을 하고, 약을 먹고 설사를 하고, 구토를 재촉합니다. 몸이 일정 기간 동안 맞춰지고, 이어서 다시 살이 찌면, 아이는 자신의 몸을 더욱 싫어하게 됩니다. 다이어트를 반복할 뿐만 아니라, 결국에는 건강까지 잃게 됩니다.

　같은 이치로 아이가 어릴 때, 어른들은 아이에게 마음대로 먹으라고 하든지, 그렇지 않으면 억지로 많이 먹였습니다. 하지만 아기가 커지자 어른들은 아기가 너무 뚱뚱하다고 느끼기 시작하면서 다시 먹는 것을 제한하기 시작합니다. 어른이 음식을 독사나 맹수처럼 보는 것을 보고 아이들은 음식을 좋아하는 것에서 음식을 의심하고 두려워하는 것으로 바뀌게 됩니다. 우리가 우리 자신에 대해 의심하고 두려워하는 대상과 좋은 관계를 맺기는 어렵습니다. 음식과 잘 지내지도 못하고 손도 대지 않을 수 없게 되자 결국 식이장애로 이어집니다.

아이는 왜 살이 찌지 않는가?

　아이가 너무 마르면 보통 나이가 어릴 때는 모두가 초긴장합니다. 부모는 다른 집의 희고 통통한 아이를 보면서 자신이 무능하고 아이를 너무 못 키운다고 느낍니다. 아이가 너무 마르면 부모는 탄수화물을 많이 먹으려고 합니다. 탄수화물을 많이 먹어야 살이 찌는 줄 압니다. 사실 그렇지 않습니다. 탄수화물은 모두 설탕입니다. 탄수화물이 너무 과하면 에너지가 안정되지 않고, 에너지가 출렁거리면 췌장과 부신이 다칠 것입니다. 만약 이 아이의 체질이 부신이 비교적 약하다면, 비록 췌장이 혈당을 눌러도, 부신이 들 수가 없습니다.

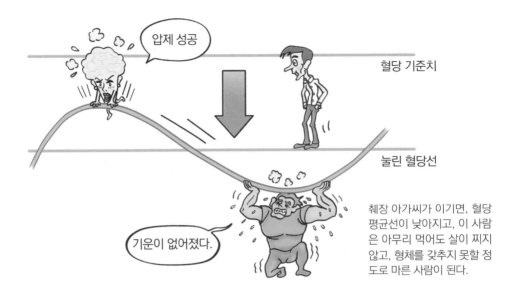

췌장 아가씨가 이기면, 혈당 평균선이 낮아지고, 이 사람은 아무리 먹어도 살이 찌지 않고, 형체를 갖추지 못할 정도로 마른 사람이 된다.

부신이 들지 못하면 혈당이 계속 낮아집니다. 부신을 너무 심하게 다치면 아이는 쉽게 기운이 빠지고 무엇을 해도 기운이 나지 않고 아침에 일어날 수 없습니다. 혈당이 너무 낮다는 것은 에너지가 너무 적다는 것을 의미합니다. 이때 몸은 저장된 지방을 꺼내어 에너지로 만들어야 합니다. 그러나 때때로 에너지 부족이 너무 심해서 지방을 태우는 것 외에도 몸은 근육을 태워야 합니다. 이런 아이는 아무리 먹어도 살이 찌지 않습니다. 이것은 왜 이런 아이가 마른 것 외에도 근육이 없고 바싹 마른지 걱정이 되는 이유입니다.

어떻게 너무 뚱뚱하고 / 너무 마른 것을 피하나?

아이의 체질이 평생 균형 잡히게 하는 근본적인 방법은 균형 잡힌 식사 습관을 기르는 것입니다.

● 균형 잡힌 식사를 할 줄 안다.

아이가 설탕의 양이 과하지 않고 고기가 너무 적지 않으면, 충분한 양의 고기가 혈당을 끌어당길 수 있습니다. 혈당이 급속히 올라가다가 떨어지지 않고, 혈당이 천천히 올라가면 천천히 내려갑니다. 이때 에너지가 안정되어 췌장과 부신이 지치지 않으면 몸은 지방을 보존하면서 기름을 태웁니다.

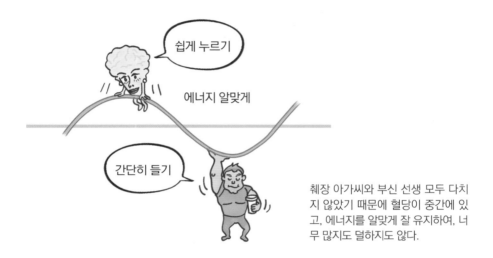

췌장 아가씨와 부신 선생 모두 다치지 않았기 때문에 혈당이 중간에 있고, 에너지를 알맞게 잘 유지하여, 너무 많지도 덜하지도 않다.

이렇게 되면 몸매가 자연히 고르게 됩니다. 또 혈당이 너무 떨어지지 않아서 에너지가 크게 부족하지 않습니다. 그래서 몸에 기름을 태우고, 근육까지 동원할 필요가 없으면 아기는 근육이 생깁니다.

● 잘 씹어 먹는다.

잘 씹어 먹어야 빨리 먹지 않고, 머리가 비로소 배부르다는 소식을 제때에 들을 수 있습니다. 식사량을 신체의 수요에 따라 항상 알맞게 조달할 수 있습니다.

● 할 말이 있으면 털어놓는다.

아이의 의사소통 습관은 학습을 거쳐 온 것이므로, 일찌감치 그들에게 의사소통

능력을 가르쳐 주면 정서가 몸에 갇혀 질병이 되지 않습니다.(『정서적 한계 : 아이의 인생에 필수적인 경쟁력』참조)

● 끓인 물을 많이 마시고, 음료수는 적게 마신다.

아이가 물을 많이 마시도록 훈련시키는 방법은 247쪽 참조

● 균형적인 운동

아이가 몸을 움직이기 좋아하는 것은 좋은 습관입니다. 아이가 어릴 때부터 부지런히 활동하는 습관을 들이면 어른이 된 후에도 주저앉아 있지 않을 것입니다. 하지만 아기가 어릴 때 뚱뚱하면, 어른들은 그가 귀엽다고 생각하곤 합니다. 아이가 더 크면 틀렸다는 것을 알아차립니다. 어른들이 당황해서 아이들을 핍박하여 운동을 하게 하거나, 아이들이 주류 개념에 따라 미친 듯이 운동을 하게 되면, 악성 다이어트를 하게 됩니다.

대부분의 사람들은 운동을 많이 하면 할수록 마르고, 근육은 더 자랄 것이라고 생각합니다. 사실 운동은 음식과 마찬가지로 균형이 맞아야 합니다. 음식은 '에너지가 들어온다'는 개념이고, 운동은 '에너지가 나간다'는 개념입니다. 에너지가 너무 빨리 들어와도 균형을 잃게 되고, 에너지가 너무 빨리 나가도 균형을 잃게 됩니다. 그래서 운동은 적당히 하는 것이 좋습니다.

사실 아이는 특별히 무슨 운동을 해서 체중을 조절할 필요가 없고, 실외 활동을 하는 습관을 기르면 됩니다. 어릴 때부터 매일 조금씩 시간을 내어 밖에서 뛰고, 공을 차고 노는 습관을 들이도록 합니다. 집에서도 아이들에게 집안일을 시켜서 활동하는 습관을 들여야 합니다. 햇빛 아래서 노는 것을 좋아하는 아이는 가만히 있으면 지내기 힘듭니다. 좀처럼 활동하지 않는 전자 게임 같은 것에 빠져들지 않습니다.

● **음식과 신체와 좋은 관계를 맺다.**

　음식과 몸을 아이의 친구로 생각하고 소개시켜 줍니다. 아이에게 먹여주기만 하지 말고, 먹는 것이 무엇인지, 어디서 오는지 이해할 수 있도록 가르쳐야 합니다. 아이한테도 자신의 몸을 알고 관찰하도록 가르치고, 무엇을 먹으면 어떤 반응이 나올지 지켜보라고 해야 합니다. 어릴 때부터 이런 일을 해야만 아이가 충분히 이해할 수 있고, 오해하거나 두려워하지 않습니다. 아이가 음식이나 몸과 좋은 관계를 맺으면 반드시 시간을 들여 자신을 위해 좋은 음식을 찾거나, 몸의 소리를 들으려고 할 것입니다.

● **항 설탕의 건강보조식품을 보충한다.**

　진균의 주식은 설탕입니다. 아이의 음식에서 설탕이 너무 많으면 진균이 지나치게 번식합니다. 진균이 지나치면 사람들은 설탕을 좋아하게 됩니다. 이전에 우리는 균의 종류가 불균형하면, 유산균을 보충하는 것이 좋다고 했습니다. 그러나 모이는 균은 생물막을 낳아 자신을 보호합니다. 그것은 바로 칫솔모양의 그 매끈매끈한 것, 이끼가 밟혀서 미끄러운 것입니다.

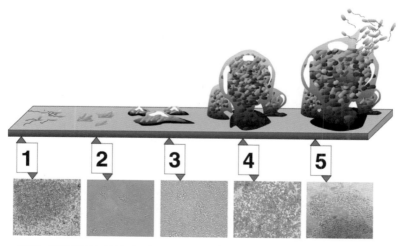

모이는 균은 자기 보호의 생물학을 만든다.(자료 출처 : https://reurl.cc/qOvzy)

생물막을 가진 균은 마치 성벽을 가진 것 같아서 면역 군대가 공격할 수 없습니다. 항생제나 유산균은 그에 대해 속수무책입니다.[199] 그래서 진균의 성장을 억제하려면, 설탕을 빼는 것 외에 생물막을 부수는 효소를 복용할 수도 있고, 게다가 유산균을 첨가할 수도 있습니다.

● **디톡스를 촉진한다.**

아이가 이미 체중에 문제를 가지고 있다면 위의 방법 외에 디톡스 촉진을 강화할 수 있습니다. 디톡스 파이프가 잘 통해야 호르몬, 지방을 분해하고 배출할 수 있습니다. 디톡스를 촉진하고 간, 담, 신을 지원하는 건강보조식품을 복용할 수 있으며, 매일 림프절(198쪽 참조)을 두드려 전체 순환을 촉진할 수도 있습니다.

21 폐경

폐경은 '원발성'과 '차발성' 무월경증으로 나뉩니다. 원발성이란 나이가 14세 소녀로 아직 제2성징의 발육이 없고, 초경도 없었습니다. 혹은 열여섯 살의 소녀는 제2의 성징이 발육했지만 아직 초경은 없었습니다. 반면 차발성 무월경증은 규칙적으로 월경을 했는데도 석 달째 생리가 없는 것을 말합니다. 원발성 무월경증은 흔히 염색체에 문제가 발생하여 생기는 것입니다. 그러나 월경(특히 초경)은 영양과 밀접한 관계가 있기 때문에 만약 아이의 생리가 늦어지면, 부모는 아이가 충분한 영양을 섭취하고 있는지 반드시 검사해야 합니다.[200]

대만에는 높은 비율의 채식인구가 있기 때문에 여학생들의 월경 문제가 흔히 어릴 때부터 집에서 채식을 해서 생긴 것으로 보입니다. 자라나는 청소년은 음식을 잘 배합하지 못하는 한 채식하기에 적합하지 않습니다. 연구결과, 채식을 하는 것이 생리시간을 지연시킨다는 사실을 발견했습니다.[201]

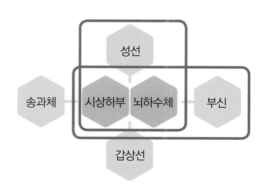

'시상하부–뇌하수체–성선' 축은 월경의 전체 과정을 주도하고 있다.

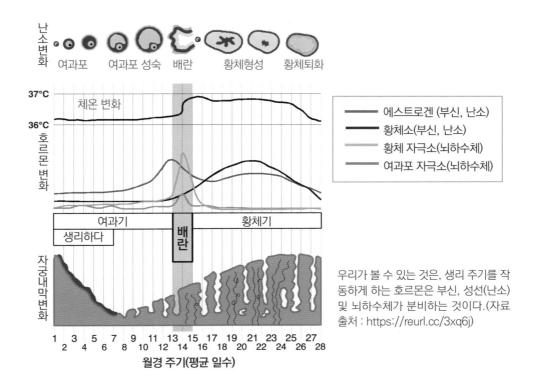

난소변화
여과포 여과포 성숙 배란 황체형성 황체퇴화

37℃
체온 변화
36℃
호르몬 변화

에스트로겐 (부신, 난소)
황체소(부신, 난소)
황체 자극소(뇌하수체)
여과포 자극소(뇌하수체)

여과기 배란 황체기
생리하다

자궁내막변화

우리가 볼 수 있는 것은, 생리 주기를 작동하게 하는 호르몬은 부신, 성선(난소) 및 뇌하수체가 분비하는 것입니다.(자료 출처 : https://reurl.cc/3xq6j)

1 2 3 4 5 6 7 8 9 10 11 12 13 14 15 16 17 18 19 20 21 22 23 24 25 26 27 28
월경 주기(평균 일수)

반면 소녀 차발성 폐경의 가장 일반적인 원인은 빠른 체중감량, 지나친 운동, 스트레스와 약물입니다. 월경은 전체 작동으로 '시상하부-뇌하수체-성선'의 축선에 크게 의존합니다. 도표에서 우리는 월경 중의 몇몇 중요한 호르몬들이 이 전체 축에서 생산되는 것을 볼 수 있습니다.

젊은 여자들은 모두 살이 찌는 것을 두려워하고 늘 살을 빼려고 합니다. 다이어트 방법은 종종 자신을 굶기거나 아니면 많은 운동을 하는 것입니다. 하지만 몸은 자신을 굶기는 것과 많은 운동을 하는 것이 살을 빼기 위한 것임을 알지 못합니다. 그것은 단지 이러한 움직임들이 에너지 조절에 큰 위협이 됨을 알고 있습니다. 몸 안의 모든 작동에는 에너지가 필요하고, 에너지는 지폐와 같습니다. 그래서 우리가 지폐가 들어오지 않는다는 것을 알게 되면 절약해서 써야 하는 것입니다. 즉 불필요한 작동을 줄이는 것입니다. 이때 '새 생명 맞이'는 불필요한 작동

중 하나입니다. 몸이 '시상하부−뇌하수체−성선' 축을 끄면 생리가 오지 않습니다.[202]

우리가 삶의 스트레스에 직면할 때, 신체는 삶의 변화가 있어서 스트레스가 있는 것을 모르고 우리가 호랑이에게 쫓기는 줄로만 압니다. 이렇게 안전하지 못한 상황에서 새로운 생명을 맞이하는 것은 현명하지 못합니다. 그렇다면 새 생명을 맞이하지 않으면 생리가 필요 없게 됩니다. 그래서 여학생들이 시험을 보는 동안 어른들과 싸우거나 잠을 잘 못 자거나 여행할 때 생리가 잘 안 됩니다. 게다가 스트레스는 모두 부신에 의해 처리됩니다. 우리가 위의 그래프에서 볼 수 있듯이 부신도 월경 호르몬 분비에 크게 관여하고 있습니다. 그래서 부신이 잡혀서 스트레스를 처리할 때, 생리 호르몬의 분비에 관여하지 못하고 이로 인해 폐경이 될 수 있습니다.

생리에 영향을 주는 호르몬이 골질의 형성을 크게 주도하기 때문에, 사춘기 여학생이 폐경할 때 뼈의 성장에도 문제가 생겨 젊은 나이에 골다공증이 나타나는 경우가 많습니다. 이 외에도, 약물은 폐경을 초래할 수도 있습니다.

폐경을 초래할 수 있는 약물[203]

- 피임약(정지 시 폐경이 될 수 있음)
- 항정신병 약물(antipsychotic, 정신분열증, 조울증 치료용)
- 항암치료
- 항우울증 약물
- 항혈압약물
- 항알레르기 약물(복용, 외용)

폐경이 되면 어떻게 할까?

● 음식 조절, '유기농'이 곧 '고영양'은 아니다.

부신은 월경뿐만 아니라 혈당 조절에도 관여하기 때문에, 그래서 아이들의 음식

조합이 혈당을 계속 흔들어대고, 부신이 손상되면 월경에 영향을 줄 가능성이 높습니다. 혈당이 요동칠 때 그것은 '인위적인 기근'과 같이 매우 낮게 떨어집니다. 옛날 옛적에는 설탕이 많이 든 음식이 없어서, 우리의 혈당이 그렇게 낮아진 것은 단지 기근이나 며칠 동안 음식을 먹지 않았기 때문이었을 뿐입니다. 기근이 있으면 에너지 공급에 문제가 있고, 몸은 반드시 지출을 절약해야 합니다. 첫 번째 줄이는 것은 새 생명을 맞이하는 것입니다. 스스로 살아남는 문제로 다른 생명을 지원할 수 없어서 생리가 오지 않습니다. 음식을 조절하는 올바른 방식은 설탕이 든 음식이나 음료를 줄이는 것입니다.

다시 '유기농 음식' = '고영양밀도'라고 생각하지 마세요. 많은 부모들은 아기에게 유기농 음식만 먹이면 충분한 영양이 될 것이라고 생각합니다. 사실 아이들은 곡류, 과일, 채소만으로는 성장에 필요한 영양이 충분하지 않습니다. 그래서 이런 것들이 유기농이든 아니든 이것만 먹는 것은 충분하지 않습니다. 아이의 육신과 골조는 반드시 육류와 뼈에 있는 영양 원소로 구축되어야 합니다.

● 스트레스를 줄인다.

부신을 보호하려면 무엇보다 스트레스를 줄여야 합니다. 아이의 스트레스가 다른 사람과 어울리는 충돌에서 온다면, 모든 사람은 자신의 정서적 한계를 가지고 있기 때문에 다른 사람의 정서적 한계를 존중하는 방법과 자신의 정서적 한계를 어떻게 지킬 것인지 배워야 한다는 것을 아이들에게 가르쳐야 합니다.(『정서의 경계선: 아이 인생에 필수적인 경쟁력』 참조)

● '시상하부-뇌하수체' 축 건강보조식품을 추가 지원, 약초로 부신 지원

'시상하부-뇌하수체' 축은 월경의 적극적인 참여자이므로 폐경의 경우 이러한 건강보조식품을 보충할 수 있습니다. 부신을 지원하는 건강보조식품은 선체와 약초 두 종류로 나누어집니다. 저는 아이가 선체종류를 먹고 부신을 지원하는 것이 너무 자극적이기 때문에 홍경천과 같은 약초를 먹고 부신을 지원했으면 합니다.

● **약물을 검사하다.**

약물도 폐경을 초래할 수 있습니다. 그 중 하나가 항알레르기 약물입니다. 요즘 많은 아이들이 알레르기 문제를 가지고 있습니다. 아이가 어떤 양약을 사용하고 있으면, 그 부작용을 체크해야 합니다.

22 충치/입 냄새/이빨은 추위에 약하고 더위에 약하다

　설탕을 많이 먹으면 이가 썩는다는 것은 모두가 알고 있습니다. 하지만 설탕이 어떻게 충치를 만들까요? 설탕이 이빨에 달라붙어 박테리아가 생긴 겁니까? 만약 그렇다면 왜 아이가 매일 이를 닦고 매일 치실과 구강청정제를 사용하는데도 충치가 멈추지 않나요?

　왜 충치가 생겼는지 알아보려면 먼저 '상아질세관'이 무엇인지 알아야 합니다. 간단히 말하면 상아질 세관은 치아의 가장 깊숙한 부분이 치아의 가장 바깥쪽 법랑질로 연결되는 통로입니다. 이 통로에 림프가 있는데, 림프는 확산 원리에 따라 밖으로 흘러나와 법랑질을 통과하고, 그런 다음 치아 표면의 작은 구멍에서 나옵니다.[204] 치아는 뼈와 다릅니다. 뼈는 혈관이 가득한 조직이지만 치아는 가장 안쪽을 제외하고는 상아질이나 법랑질에 혈관이 없습니다. 이것이 바로 치아가 왜 상아질의 작은 관에 있는 림프에 의해 영양분을 운반하고 노폐물을 배출해야 하는지에 대한 이유입니다. 그 외에도 뼈는 공기 속의 균과 직접 접촉하지 않지만, 치아는 균이 있는 환경에 직접 접촉합니다.[205]

　림프에는 강력한 면역 군사력이 주둔하여, 치아 표면에서 우리를 위해 병균을 섬멸할 수 있습니다. 게다가 림프는 계속 밖으로 흘러나와서, 병균이 밖에서 들어오지 못하도록 막습니다. 이렇게 하면 법랑질이 보호되고 충치가 생기지 않으며, 치석이나 입 냄새가 잘 나지 않습니다.[206]

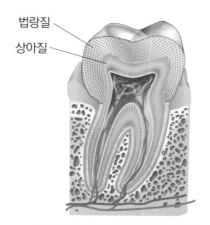

법랑질과 상아질은 혈관이 없다.(자료
출처 : https://reurl.cc/51n8R)

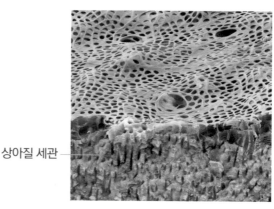

상아질 세관(작자 제공)

그러나 림프 순환이 잘 되지 않고 림프는 외부로 수송하기에 부족하면 상황은 달라집니다. 만약 림프 밖으로의 수송이 부족하면, 병균은 밖에서 치아 안으로 쉽게 침입할 수 있습니다. 법랑질 표면은 림프 속의 면역군으로부터 보호되지 않으면 세균에 의해 쉽게 좀먹을 수 있습니다.[207] 그 외에도 림프 밖으로의 수송이 부족하면, 매우 차갑거나 뜨거운 것을 먹고 마실 때, 상아질 세관에 깊이 들어가 신경을 자극하기 쉽습니다. 우리는 냉열에 특히 민감하게 반응합니다.[208]

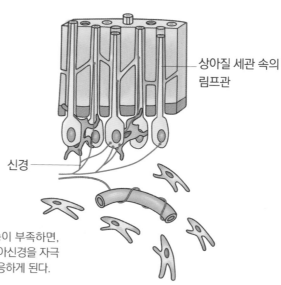

상아질 세관 속의 림프관

신경

상아질 세관 내의 림프가 외부로 수송이 부족하면, 바깥의 추위와 열은 침입하기 쉽다. 치아신경을 자극하여, 우리는 냉열에 특히 민감하게 반응하게 된다.

무슨 까닭으로 상아질 세관 안에 있는 림프수송을 부족하게 할까요? 연구결과, 상아질 세관에게 전화해서 밖으로 림프액을 수송하도록 할 수 있는 것이 '시상하부-뇌하수체-이하선' 호르몬 분비 축선이라는 것을 발견했습니다.[209] 호르몬은 하나의 네트워크이기 때문에, 서로 영향을 줍니다. 우리는 모든 선체를 주도하는 주축이 '시상하부-뇌하수체-부신' 축이라는 것을 알 수 있습니다.

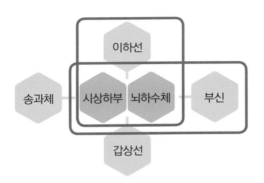

호르몬의 주간선은 '시상하부-뇌하수체-부신' 축선, 상아질 세관 끝에서 밖으로 림프액을 운반하는 것은 '시상하부-뇌하수체-이하선' 축선이다.

부신은 스트레스와 혈당 조정을 주관합니다. 연구결과에서, 이것이 바로 우리가 스트레스를 받거나 설탕을 과다하게 먹었을 때 충치가 쉽게 생기는 이유라는 것을 발견했습니다.[210][211] 부신이 너무 힘들어지면, 이하선도 뇌하수체를 통해 영향을 받기 때문입니다. '뇌하수체-이하선'은 더 이상 상아질 세관 끝의 상아질모 세포에서 림프를 밖으로 운반하도록 전화하지 않습니다. 치아는 외래 바이러스의 침입을 받기도 쉽고, 냉열의 영향을 받기도 쉽습니다.

어떻게 충치/입 냄새/이빨이 추위에 약하고 더위에 약한 것을 예방하나?

● 설탕을 줄이고, 스트레스를 줄인다.

오래 전에는 충치가 설탕 발효의 산으로 인해 법랑질을 부식한다고 생각했습니다. 이제는 설탕의 번식을 촉진시키는 균이 림프의 면역 군사력에 의해 통제될 수 있다면 치아를 쉽게 손상시키지 않을 것이라는 것을 알고 있습니다. 그렇다면 왜 음식에서 여전히 설탕을 빼야 하나요?

설탕이 과하든가 스트레스를 받든가 하면 부신은 손상됩니다. 부신이 다치면 그것과 연결된 '시상하부-뇌하수체'가 덩달아 연루됩니다. 그것들이 영향을 받으면, '시상하부-뇌하수체-이하선'이라는 축선도 영향을 받아 충치가 생기기 쉽습니다. 음식에서 설탕을 줄이고, 생활에서 스트레스를 줄여야만, 부신이 건강할 것입니다. 이렇게 되면 상아질 세관의 림프가 밖으로 내보내는 것이 정상적으로 되고, 치아는 안에서부터 밖으로까지 보호를 받을 수 있습니다.

요즘 아이들은 설탕이 함유된 음료를 손에서 놓지 않고, 음식에 설탕이 많은 데다 생활 스트레스까지 심합니다. 수업이 끝난 후 끝이 없는 학원의 수업이 기다리고 있어서, 부신이 피로하여 견딜 수 없습니다. 이가 지저분하게 썩는 것은 당연합니다. 아이의 음식에서 설탕을 줄이고, 다시 꽉 짜인 스케줄을 좀 줄여서, 아이에게 실외 활동과 휴식 시간을 줘야 치아가 건강해질 수 있습니다

● '시상하부-뇌하수체' 축을 지원하는 건강보조식품을 추가한다.

아이가 특히 피곤한 시기를 겪고, 예를 들어 큰 시험을 치르고 수면이 부족하다면, '시상하부-뇌하수체-부신'을 지원하는 건강보조식품을 보충할 수 있습니다. 이런 건강식품은 장기간 복용해서는 안 됩니다. 스트레스가 감소되면 바로 그만 복용해야 합니다.

아이의 치아가 천성적으로 좋지 않아 좀먹기 쉬우면, '시상하부-뇌하수체-이하선'을 지원하는 건강보조식품을 보충할 수도 있습니다. 보건에 쓰이기 때문에, 매일 복용하지 않는 것이 좋으며, 일주일에 2~3번이면 좋습니다. 아이가 치아 검사를 할 때 충치가 없어지기 시작한다면 더 이상 복용할 필요가 없습니다.

● **무알코올로 양치질을 한다.**

치아를 교정하는 아이는 마우스피스에 음식물이 끼기 쉬우므로, 오일로 조리한 구강청정제를 구입하여 사용할 수 있습니다. 구강청정제는 알코올을 함유하지 않아야 합니다. 알코올을 함유한 구강청정제는 좋은 균을 포함해서 모든 균을 죽이기 때문입니다. 입안에 좋은 균이 충분히 없으면 언제든지 나쁜 균이 과도하게 번식하고 커집니다. 구강청정제를 구입할 때는 성분을 살펴보는 것이 좋습니다. 많은 오일은 천연 세균 억제 기능이 있지만 좋은 균의 성장에는 영향을 주지 않습니다.

● **디톡스 오일 풀링**

오일 풀링(oil pulling)은 충치와 입 냄새를 예방하는데 효과적입니다.

건강 TIPS

디톡스 오일 풀링의 방법

1. 좋은 코코넛 오일이나 올리브 오일을 고르세요. 코코넛 오일은 천연 항균에 좋은 선택입니다.
2. 목욕하기 전에 기름을 한 모금 머금으세요.
3. 목욕을 하면서 오일 풀링을 반복합니다. 이 동작은 동시에 얼굴 근육운동을 할 수 있습니다.
4. 목욕을 하고 옷을 다 입은 후에 기름을 뱉으세요. 이때 오일이 하얗게 변하는 것은 가글링 시간이 충분히 길다는 뜻입니다.(보통 오일 풀링 시간은 10~20분 정도입니다)

오일풀링이 디톡스라고 불리는 것은 오일로 입을 헹굴 때 상아질 세관에서의 림프 흐름을 이끌 수 있기 때문입니다. 림프 자체는 유성 분자의 수송 파이프로서,

유성의 것에 특히 친합니다.[212] 림프가 이 끌려 밖으로 나가면, 병균은 쉽게 침입하지 않습니다. 림프 순환이 잘 되면, 독소 배출에 협조할 뿐만 아니라, 치아 표면의 면역 대군도 충분하여 충치를 효과적으로 예방할 수 있습니다.[213]

오일 풀링은 독소 배출을 촉진하기 때문에 처음 양치질을 할 때 발진, 여드름, 콧물, 가래 등 독소 회복 반응이 나타날 수 있습니다. 평소 갑상선이나 편도선 증상이 있으면 목에 여드름이 한 바탕 생길 수 있습니다.

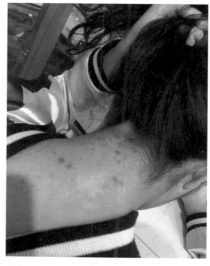

처음 오일풀링을 할 때는 디톡스 반응이 나온다. 평소 갑상선이나 편도선 증상이 있는 사람은 이때 목에 여드름이 한 바탕 생길 수 있다.(肖海静 제공)

● 이하선을 지원하고 미역 해초를 정기적으로 먹는다.

이하선과 갑상선은 조직적으로 같은 소스입니다.[214] 이 두 가지 모두 작동에 있어 미네랄 '요오드'에 크게 의존합니다. 요오드가 함유된 가장 풍부한 음식은 바로 다시마와 해초입니다. 그래서 이런 선체를 보건하려면, 한 달에 2~4번 정도 미역 갈비탕이나 다시마, 해초볶음을 먹는 것이 좋습니다. 그렇지 않다면 스피루리나를 건강보조식품으로 보충할 수 있습니다.

요오드를 알맞게 보충하면 갑상선의 건강을 유지할 수 있을 뿐만 아니라 면역력을 높일 수 있습니다. 하지만 요오드가 과다 보충되면 그 반대의 작용이 나타난다는 것을 명심하세요.[215] 일반적으로 스피루리나 건강보조식품의 일일 권장 사용량은 너무 많습니다. 이러한 건강보조식품은 천연적인 것이라도 조제량이 매우 집중되어 있습니다. 단지 보건을 원하면 일주일에 한 번 이상 먹지 말아야 하고, 스피루리나 알약은 한 번에 세 알 이상 먹지 말아야 합니다. 증상이 있을 경우, 예를 들어 이하선이나 갑상선이 이미 붓거나 치석이 갑자기 빨리 생성되면 하루에 한 알씩 먹을 수 있습니다. 증상이 사라지면 하루를 걸러 한 번씩 먹고, 일주일 후에 이틀 걸러 한 번씩 먹습니다. 일주일에 한 번으로 줄어들 때까지.

추출한 요오드를 직접 보충하는 것은 왜 권장되지 않는가요? 그것은 천연 음식에 있는 요오드가 다른 미네랄, 특히 셀레늄을 동반하기 때문에 광물질을 함께 보충하지 않으면, 항상 더 심각한 유실을 초래할 수 있습니다. 그래서 음식을 직접 먹는 것이 가장 포괄적이고 안전합니다. 미역 해초를 먹는 것이 가장 좋고, 그 다음 말린 후의 음식으로 스피루리나 와 같은 건강보조식품입니다. 성분표에 있는 주요 성분이 요오드만 있다면 피하는 것이 좋습니다.

건강 TIPS

아이에게 불소를 발라줄까?[216)217)]

테프론(불소) 코팅이 된 후라이팬은 독이 있어서[218)] 감히 쓰지 못합니다. 그런데 아기가 이를 보러 가는데 이빨에 불소를 발라주려는 것은 모순이 아닐까요?

불소는 본래 자연 속의 원소로 불소의 양이 딱 좋을 때 건강에 유익합니다. 그러나 불소가 지나치게 많으면 사실은 독이 되는 것입니다. 이것이 대만 수돗물 공사가 수돗물에 불소를 넣지 않기로 과학적으로 결정한 이유입니다.

타이완의 수도회사 웹사이트에서 '식수 수질기준'에 근거하여 수돗물 불소의 함량은 얼마인가? 그것과 인체의 건강의 관계는 무엇인가? 설명합니다.[219)]

균형 잡힌 영양 식사에는 이미 불소와 접촉할 수 있습니다. 하지만 지금은 프라이팬이나 치약, 구강청정제, 건강보조식품에 불소가 들어있어서, 우리는 지나치게 많은 양의 불소를 먹곤 합니다. 특히 어린이들은 불소를 너무 많이 초과할 수 있습니다. 어린이의 삼키기 반사가 아직 미숙한 데다 치약 맛이 종종 입에 맞아 아이는 자신도 모르게 불소를 너무 많이 삼키기 때문입니다.

불소 과다로 인한 후유증

- 치아불소증(dental fluorosis)
- 골격불소증(skeletal fluorosis)불소가 뼈에 침적되어 뼈가 아프고 관절이 아프다.
- 소화불량, 위장문제
- 신장 문제
- 경련 문제, 신경 마비 문제
- 암
- 기형아 출산(성장 중인 아동의 불소 흡수가 가장 빠르기 때문에, 이것이 왜 태반이 천연 장벽을 형성하고 유아의 불소 접촉량을 제어하는 이유)

건강 TIPS

균열 봉합제는 림프 흐름에 영향을 주나?

균열 봉합제 (fissure sealants)는 치아에 깊은 도랑, 틈새를 접착제로 막아 충치의 확률을 낮추기 위한 것입니다. 아교(접착제)는 치아 전체를 덮는 것이 아니고 면적이 크지 않기 때문에 상아질 세관의 림프 흐름에 심각한 영향을 주지 않습니다.

생활에서 어떤 물질은 요오드의 유실을 야기할 수 있는데, 그중 가장 주의해야 할 것은 불소입니다. 치약에는 불소가 많이 들어 있고, 테프론 코팅 프라이팬은 표층에도 불소가 자주 있기 때문에, 테프론 코팅 프라이팬과 불소치약을 사용하지 않는 것이 좋습니다. 이것이 바로 제가 어린이의 치아에 불소를 바르는 것을 반대하는 이유입니다.

우리 집에는 테프론 코팅이 된 후라이팬이나 불소 함유 치약을 사용하지 않습니다. 왜냐하면 지금 우리는 불소의 부족이 아니라 불소의 과잉의 시대에 살고 있기 때문입니다.

23 성조숙증/성만숙증

　많은 부모들은 아기들에게 닭 먹이는 것을 매우 두려워합니다. 왜냐하면 닭이 성장 호르몬 주사를 맞았다고 생각하기 때문입니다. 사실 오늘날의 목축은 이전의 환경보다 훨씬 더 진보되어 있습니다. 육계가 빨리 자라는 것은 호르몬을 맞아서가 아니라 현대의 품종이 이렇게 빨리 자라기 때문입니다. 닭이 먹는 음식은 성장을 가속화합니다.

　결국 닭은 인간과 마찬가지로 몸 안에 호르몬을 가지고 있습니다. 이들의 호르몬은 우리의 경우와 마찬가지로 제때 분해 배출됩니다. 그래서 아이가 성적으로 조숙할 수 있는 것은 닭을 많이 먹어서가 아닙니다. 사실 대부분의 아이들에게 성적으로 조숙이나 만숙은 선천적인 문제가 원인이 아니라, 대개는 음식의 문제입니다. 닭고기를 먹고 나온 게 아니라 설탕을 너무 많이 먹어서 생긴 것입니다

　성조숙증/성만숙증, 그것의 생화학적 근원은 너무 뚱뚱한/너무 마른 것과 같습니다. 말하자면 똑같이 잘못 먹고, 음식에 당분이 너무 많습니다. 하지만 아이들마다 췌장과 부신의 체질이 달라 조숙한 성격과 만숙의 경우가 있습니다.

　아이들이 아침 식사에 단백질을 먹지 않고 설탕을 너무 많이 먹고, 끓인 물을 마시지 않고 음료수만 마십니다. 점심은 또 설탕이 과하고 저녁 식사, 간식도 마찬가지로 설탕이 너무 많으면 그들의 혈당은 하루 종일 요동을 칩니다. 하루 종일 진동하는 혈당은 췌장과 부신을 상하게 할 수 있습니다. 췌장과 부신이 시름하여,

췌장이 지면 혈당이 눌리지 않고, 고공행진을 하는 혈당을 인슐린이 과다 분비되어 낮추려고 할 것입니다. 인슐린이 증가하면, 유사 인슐린 성장인자가 증가합니다.

　말 그대로 유사 인슐린 성장인자는 성장을 자극하는 호르몬입니다. 그 양이 딱 맞을 때, 시상하부, 뇌하수체, 부신과 성선이 호르몬을 분비하도록 촉진시켜 아기의 성장을 돕습니다. 그러나 유사 인슐린 성장인자가 지나치게 많으면 성호르몬이 증가해 아이가 지나치게 뚱뚱해지거나 성조숙증이 생길 수 있습니다. 특히 고당분 식사가 인슐린 분비를 증가시킬 수 있다는 점 외에도 스트레스를 무시할 수 없다는 점을 명심해야 합니다. 스트레스도 인슐린 분비량을 빠르게 증가시킵니다. [220][221][222]

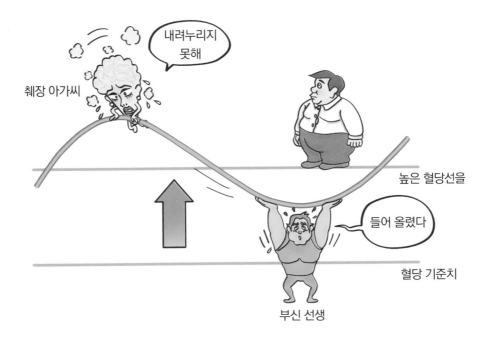

부신이 이기면 혈당 평균선이 높아진다. 이 사람은 무엇을 먹어도 지방으로 축적되어, 공기를 마셔도 살이 찌는 사람이 된다.

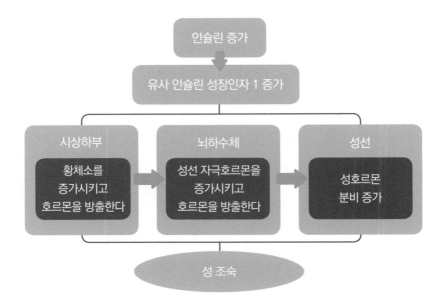

설탕을 너무 많이 먹어, 부신이 췌장과 씨름하여 이기면, 혈당이 줄곧 높게 유지되어 떨어지지 않으면, 인슐린은 과잉 분비되어 일련의 호르몬 분비를 끌어당겨 성 조숙을 초래한다.223)

췌장과 부신이 씨름을 하여 부신이 지면, 혈당이 항상 너무 낮습니다. 부신에서 분비되는 코티솔이 과하게 됩니다. 코티솔은 부신이 혈당을 올리기 위해 사용한 것입니다. 코티솔이 증가하면 인슐린이 감소하고, 유사 인슐린 성장인자도 감소합니다. 이 성장인자가 너무 적을 때 아이의 성장을 억제하는 동시에 생식기관의 만숙, 즉 성만숙을 초래합니다.

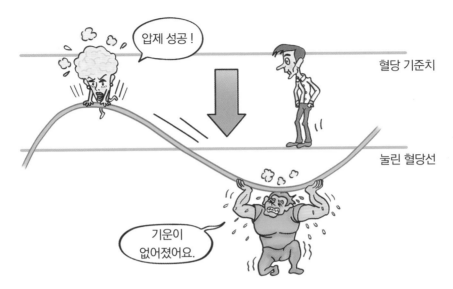

췌장 아가씨가 이기면 혈당 평균선이 낮아져, 이 사람은 아무리 먹어도 살이 안찌고, 형체 없이 마른 사람이 될 것이다.

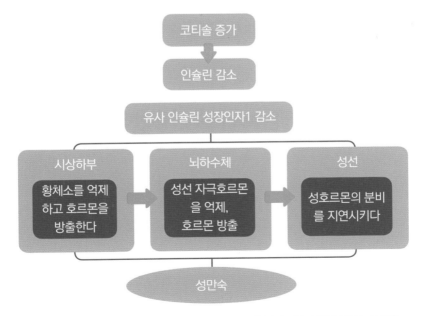

설탕을 너무 많이 먹어서 부신이 췌장과 씨름에 져서 혈당이 계속 너무 낮아서, 부신은 지속적으로 코르티솔을 분비하여 혈당을 올리고, 일련의 호르몬 분비를 끌어당기며, 성적 만숙을 초래한다.224)

　아이가 균형 잡힌 식사를 한다면 코티솔과 인슐린 분비가 딱 좋습니다. 유사 인슐린 성장인자도 딱 좋아서 아이의 성발달이 빠르거나 느려지지 않습니다. 혈당 외에도 유제품(우유, 치즈, 요거트 등)도 유사 인슐린 성장인자에 직접적인 영향을 미칩니다. 유제품이 직접 인슐린 성장인자의 분비를 자극할 수 있기 때문입니다.[225]

　이 밖에 아이가 조숙한 것도 호르몬 분해와 배출이 빠르지 못한 탓이 큽니다. 성호르몬이 충분히 빨리 배출되지 않으면 생식기관을 계속 자극해 너무 빨리 성장하게 됩니다.

호르몬 분해와 배출이 빠르지 않은 원인

● 기름을 잘못 먹는다.

　기름을 잘못 먹으면 간에서 만든 담즙이 지나치게 진합니다. 호르몬 분해 후 지방 부분을 담즙에 넣었다가 마지막으로 대변에서 배출됩니다. 담즙이 너무 진하면 간이 막힙니다. 간이 막히면 호르몬이 배출되지 않습니다. 특히 지방을 원료로 하는 성호르몬이 그렇습니다.

● 간염에 걸렸다.

　아이가 A형, B형, C형 간염에 걸리면 간이 잘 작동하지 않아 호르몬 배출에 영향을 줄 수 있습니다.

● 변비

　아이가 매일 대변을 보지 않는다면 그것은 변비입니다. 호르몬은 대변으로 배출되는데 대변을 보지 않으면 호르몬이 배출되지 않습니다.

● **담에는 결석이나 군살이 있다.**

담석이나 군살이 있으면 담즙이 간으로 역류해 간이 막힐 수도 있습니다.

● **물을 충분히 마시지 못한다.**

요즘 아이들은 음료수를 좋아하고 맹물 마시는 것을 싫어합니다. 아이가 물을 충분히 마시지 못할 때 성호르몬의 수용성 부분을 소변으로 배출할 방법이 없어서 호르몬 균형에 문제가 생깁니다.

● **충분히 움직이지 않아 림프가 막혔다.**

요즘 아이들은 모두 잘 움직이지 않고, 매일 공부를 하지 않으면 집에만 있습니다. 활동량이 부족하면 림프가 막히기 쉽습니다. 림프도 호르몬을 실어 나르는데 림프순환이 잘 안되면 호르몬이 혈액순환으로 제때 가져오지 못하고, 간이라는 분해공장에 들어가지 못하면 다 쓴 호르몬이 배출되지 않습니다.

아이가 성적으로 조숙하다/성만숙이면 어떻게 하나?

성조숙/성만숙 생리 메커니즘은 너무 뚱뚱한/너무 마른 것과 같기 때문에 뚱뚱하고 마른 것을 개선하는 방법을 사용할 수 있습니다.(205쪽 참조) 혈당의 균형이 잡힌 후에, 성적으로 조숙한 것은 느려지기 시작하고, 성적으로 늦는 것은 따라잡기를 가속화하기 시작합니다. 또한 다음과 같은 방법으로도 성조숙/성만숙의 문제를 개선할 수 있습니다.

● **햇볕을 많이 쬐고 비타민 D를 보충**

비타민 D는 단지 비타민이 아니라 사실 호르몬의 일종으로 아기가 자랄 때의 성적 성숙에 직접적인 영향을 미칩니다. 그래서 사춘기 아이들은 특히 비타민 D를 많이 필요로 합니다.[226) 몸에서 바로 사용할 수 있는 비타민 D를 얻는 가장 좋은 방법은 햇빛을 쬐는 것입니다. 그러나 오늘날의 아이들은 모두 수업에 눌려서, 하루 종일 집에 있으면서 충분한 햇빛을 접하는 일이 드뭅니다. 겨울에는 햇볕이 적어서 더 심해집니다. 그래서 가급적이면 실외 활동을 많이 하도록 권장합니다.

또는 아이에게 직접 비타민 D를 보충할 수 있습니다. 비타민 D는 지용성이므로 오일과 함께 복용하지 않는 한 사용률이 낮습니다. 비타민 D를 가장 효과적으로 섭취하는 방식은 고품질의 간유를 복용하는 것이라고 생각합니다. 주의하세요. 어유가 아니라 '간유'입니다. 주로 동물 간이 비타민 D를 저장하는 곳이기 때문입니다. 이것이 바로 간유의 비타민 D 비율이 어유보다 훨씬 더 큰 이유입니다. 간유 외에도 일주일에 두 번씩 아이에게 간을 먹일 수도 있습니다.

● **시상하부와 뇌하수체를 지원하는 건강보조식품을 보충한다.**

시상하부와 뇌하수체는 사춘기 호르몬의 지휘소라고 할 수 있습니다.[227] 원활한 작동을 위해서는 시상하부와 뇌하수체의 건강보조식품을 추가로 지원할 수 있습니다.

● **오일 풀링/ 디톡스 오일 풀링**

올바른 오일 풀링 방법 219쪽 참조

● **성적으로 조숙하면 유제품을 줄여야 한다.**

유제품은 유사 인슐린 성장인자의 분비를 자극해 성적으로 조숙한 아이에게 해를 끼칩니다. 성적으로 조숙한 아이가 유제품을 많이 먹으면, 유사 인슐린 성장인자가 증가하는 것으로 검사 보고서에 나타나 있습니다. 따라서 아이가 이미 성적으로 조숙하다면 유제품 섭취를 크게 줄이는 것이 좋습니다.

역전적 조숙의 실례

아다는 제 독자입니다. 그녀와 남편은 2018년 6월 8살인 초등학교 3학년 딸 아리아나의 가슴이 발달하기 시작한 것을 알아챘습니다. 그들은 인터넷을 통해 '성조숙'에 관한 자료를 찾고 성조숙을 탐구하는 페이스북 동아리에 가입했습니다. 그들의 마음속에서 '주사(치료)/침을 맞지 않는(음식운동 통제)' 두 가지 아이디어가 오가는 줄다리기를 수시로 겪었습니다.

같은 해 9월에 진찰을 받아 의사가 뼈 나이로 판단했을 때, 아리아나의 최종 키는 142~147cm 사이(유전키 157~167)가 되었습니다. 성조숙 동아리에서 많은 멤버의 아이들이 치료를 받고 나서 최종 신장은 모두 예상 신장을 10센티 이상 초과하였습니다. 아다는 주사를 맞는 치료를 선택하려고 했습니다.

10월에 혈액 보고서를 보면, 아리아나의 아연은 550 표준 미달(낮은 기준 700), 철은 55(낮은 기준 50보다 약간 높음)이었습니다. 의사는 아연 및 철 정제를 처방했습니다. 콜레스테롤 179, 중성 지방 62가 기준치를 초과하고 다른 발육 관련 호르몬 수치가 기준치를 초과하기 때문에 그래서 음식 통제를 하고 운동과 병행하게 되었습니다. 12월 초 초음파 및 MRI 추가검사를 기다리는 동안, 식사는 주로 음식을 근치하고 섭식량을 조절하여 체중을 유지했습니다. 운동은 줄넘기 이외에도 내가 건강강좌에서 시범을 보인 림프절마사지법을 아다가 딸에게 가르쳐 주었고, 또한 추가로 철봉을 당겨서 림프 디톡스 파이프가 원활하게 통하도록 하면서, 여러 가지 방법을 병행하였습니다.

그때 페이스북 동아리 'Sara 스스로 건강을 지키기'가 'AskSara' 코너를 열어 동아리 맴버들의 문제 해결을 돕고 있었습니다. 아다는 일단 해보자는 생각으로 편지를 보내서 물었습니다. 나는 즉시 답장을 해서 철 알약(정제)이 장내의 설탕을 즐겨 먹는 균을 크게 키울 수 있음을 주지시켰습니다. 아리아나는 잘 먹었지만 아연과 철이 부족한 것을 발견했습니다. 위산이 부족해 영양을 분해하거나 흡수하지 못해 소화를 지원해야 할 가능성이 높았습니다. 마침 내가 직접 조제한 소화보건식품을 테스트를 하고 있어서 아리아나에게 한 부 보냈습니다. 그 후 아다가 보낸 편지는 상황을 보고하고, 딸은 조언대로 복용하여 '부풀어 오른 가슴이 그렇게 서서히 줄어들어 가라앉았습니다.'

2019년 1월 혈액 보고서를 보면, 3개월 전 수치에 비해 아연 609, 철 82로 표준에 도달해서 '소화'가 영양 흡수에 있어서 얼마나 중요한 역할을 하는지 확인했습니다. 아다는 과거에 어린이가 위산 부족 문제를 겪지 않았고, 그들에게 '스트레스가 없기' 때문에 소화 문제를 일으키지 않을 것이라고 생각해왔습니다. 사실 아이들은 어른들이 느끼는 모든 스트레스를 흡수할 수 있습니다. 이때 아리아나는 콜레스테롤 167, 중성지방 32, 기타 발육과 관련된 호르몬 수치가 모두 떨어졌습니다. 3개월 동안의 식사 통제, 지속적인 운동과 소화 방향이 맞는 것으로 나타났습니다.

성장 발육과 영양은 호르몬과 밀접하게 연관되어 있습니다. 제대로 먹고 소화흡수가 되고, 노폐물을 잘 배출시키는 것이 성장발육 문제를 해결하는 왕도입니다.

24 키가 잘 자라지 않는다/ 키가 너무 크다

   미국 국립 보건원(National Institutes of Health, NIH)은 우리의 키의 80% DNA가 유전적이고, 20%는 환경이 좌우한다고 생각합니다.[228] 의심할 필요 없이 그 20%의 환경 요인 중 가장 키를 좌우하는 것은 음식입니다. 키의 성장이 멈추는 것은 뼈 안의 성장판이 언제 성숙하느냐에 달려 있습니다. 성장판은 바로 아래 그림 화살표가 가리키는 틈새로 좌우에 두 뼈가 각각 하나씩 있습니다. 그것은 긴 뼈의 끝에 있는 투명한 연골입니다. 우리의 새 뼈가 자라고, 뼈가 길어지는 것은 바로 여기서 시작됩니다. 성장판이 성숙할 때 융합이 되고, 그 후에 뼈가 더 이상 자라지 않으면, 사람의 키는 멈춥니다.[229]

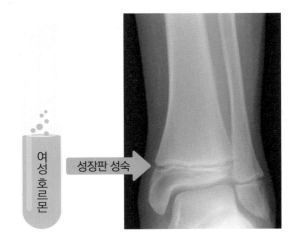

여성 호르몬이 일정한 양에 도달하면, 남녀생이든 여학생이든 성장판이 성숙하게 되고, 키가 자라는 것을 멈추게 된다.(자료 출처 : https://reurl.cc/adMXD)

많은 연구들은 남자든 여자든 상관없이 여성 호르몬이 일정한 양에 도달하면 성장판이 성숙하게 되고 키가 자라는 것이 멈추게 된다고 지적하고 있습니다.

이것은 여학생들이 남학생들보다 키가 더 빨리 자라고, 또 모두 남학생들보다 더 빨리 멈추는 이유로, 여자들은 여성호르몬이 많기 때문입니다. 당신은 물을 것입니다. 남학생에게 여성 호르몬이 있나요? 있습니다. 남성의 몸에도 여성호르몬이 있는데, 남성호르몬이 방향화 효소(아로마타제)를 통해 여성호르몬으로 변하는 것입니다.

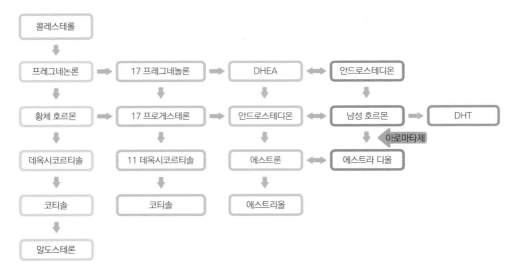

호르몬 레벨링 과정. 호르몬은 하나씩 하나씩 변환되어 만들어진다. 그것들이 전환될 때, 중간에 효소가
매개체로 사용된다. 남성 호르몬이 여성호르몬(에스트라디올)으로 바뀌는 매개체가 바로 아로마타제이다.

방향화 효소(아로마타제)가 남성호르몬을 여성호르몬으로 바꾸는 속도는 인슐린의 영향을 크게 받는다는 문제가 있습니다. 인슐린의 양이 높을 때 방향화 효소의 작업 속도가 **빨라집니다**. 인슐린의 대항 호르몬이 코티솔입니다.[230]

그래서 사춘기 남학생들의 음식 조합이 잘못되었을 때(설탕이 너무 많고 고기가 너무 적고) 그의 체질에 따라 누가 자꾸 나와서 일을 하게 되는지 보아야 합니다.

인슐린이 자꾸 나와 혈당을 낮추면, 이 남학생의 방향화 효소는 작업 속도가 빨라지고, 남성 호르몬이 너무 빨리 여성 호르몬으로 전환됩니다. 성장판의 성숙이 따라서 가속화된다면, 그는 아마도 비교적 작고 뚱뚱할 것입니다.[231] 그는 여성 호르몬이 지나치게 많고, 가슴이 튀어나오는 것처럼 여성 성징이 나타날 수도 있습니다.

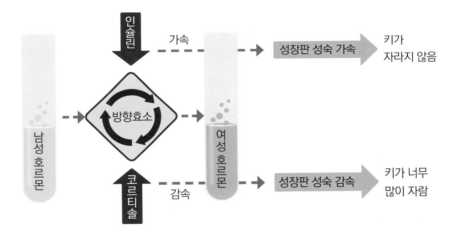

사춘기 남자들이 설탕을 너무 많이 먹어서, 인슐린을 늘 쉬지 않고 생산하게 하다. 방향화 효소(아로마타제)의 작업 속도가 빨라질 것이다. 남성 호르몬은 빠르게 여성 호르몬으로 바뀌고, 성장판의 성숙이 빨라지기 때문에 비교적 빨리 성장을 멈춘다.
만약 사춘기 남성의 코티솔이 끊임없이 생산된다면, 방향효소의 작업 속도는 감소할 것이다. 남성호르몬이 느리게 여성호르몬으로 바뀌고, 성장판의 성숙이 늦어진다. 키는 계속 자랄 수 있지만 근육은 자라지 못한다.

음식을 잘못 먹는 또 다른 남학생은 체질이 다른지 모르지만, 코티솔이 항상 혈당을 올리기 위해 나와서, 이 남학생의 방향화 효소의 작업 속도가 느려집니다. 남성호르몬이 지나치게 느리게 여성호르몬으로 전환되고 성장판 성숙이 지연됩니다.[232] 이런 남학생들은 어떻게 먹어도 살이 찌지 않고, 근육이 자라지 못하고, 대나무처럼 마르고 키가 큽니다.

아이의 키가 잘 자라지 않거나 너무 크는 것을 어떻게 피할 수 있을까?

키 성장은 호르몬과 관련되어 있기 때문에 성 조숙/성 만숙의 처리 방법도 키 성장에 적용됩니다.(229쪽 참조)

25 잇몸염증/치석/치주병

　어린이와 청소년은 음식 불균형 때문에 흔히 치주병에 걸립니다. 치주병의 증상은 잇몸이 빨갛게 부어오르고 염증이 생겨서, 자주 건드리면 피를 흘립니다. 입냄새가 나고 심하면 이가 흔들리고 떨어집니다.

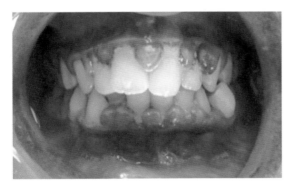

잇몸이 빨갛게 부어오르는 것은 치주병 증상 중 하나이다. (자료 출처 : https://reurl.cc/v7zqy)

　치주병의 근원은 세 가지 측면에서 시작되었을 수 있습니다. 첫 번째 근원은 치석입니다. 한 사람의 '시상하부−뇌하수체−이하선'이 불균형하면 상아질 세관 내 림프의 외부 이송이 부족합니다.(216쪽 참조) 치아 표면에 면역 주둔군이 부족합니다. 치아가 공기에 직접 닿으면 각종 병균이 아무도 통제를 받지 않아서 치아에서 번식을 시작합니다. 병균의 번식이 지나치면 생물막이 생깁니다. 이것이 바로 치석입니다.

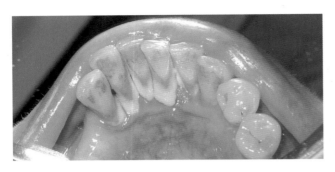

치석(자료 출처 : https://reurl.cc/7G4zb)

치석은 처음에는 무색이지만 두꺼워지고 굳어지면 노란색이나 갈색으로 변할 수 있습니다. 박테리아에 의해 방출되는 이런 것들은 잇몸을 붉게 하고 염증을 일으키며, 시간이 오래되면 치주병이 됩니다.[233] 치주병은 음식에 설탕이 너무 많이 들어 있어서 생긴 것일 수도 있습니다. 혈당이 빠르게 상승하여 대사물이 산성이 되는 속도가 너무 빠르면, 몸속의 완충장치 중 하나가 뼈에서 알칼리성 칼슘을 방출하는 것입니다. 그것을 가져와서 혈액속의 산을 중화시키면, 혈관이 산을 부식시키지 않고 상처를 입지 않도록 보호합니다.[234]

치아를 지탱하는 잇몸 뼈에 칼슘이 너무 많이 빠져나가면 치아가 고정되지 않아 흔들립니다. 흔들리는 이가 잇몸에 부딪혀서 상처를 입을 수 있습니다. 동시에 치주병을 일으킬 수 있습니다.[235][236]

잇몸뼈

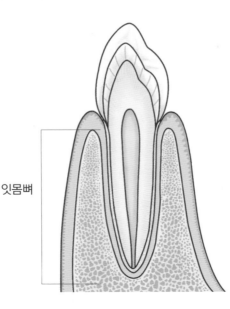

치아를 지탱하는 잇몸 뼈가 고혈당에서 나오는 산을 중화시키기 위해 칼슘이 너무 많이 빠져나가면, 치아가 고정되지 않아 흔들리며, 흔들리는 치아는 잇몸을 상하게 하고 치주병을 일으킬 수 있다.

어떻게 잇몸염증/치석/치주병을 예방하나?

● 치아 문제를 개선한다.

모든 충치/입 냄새/치아가 추위와 더위에 약해지는 것에 대한 예방 방법은 잇몸염증/치석/치주병(217쪽 참조)에도 적용됩니다.

● 복합식 비타민 C를 보충한다.

치주병이 발작할 때 세균감염이 있어서 완치 시 조직의 치유가 필요합니다. 이때 비타민 C를 보충하는 것이 왜 이렇게 중요한가 하는 이유입니다. 비타민 C는 콜라겐 합성을 도와 아물기를 가속화합니다. 또한 그것은 면역 체계에 협조하고, 병균에 저항하며, 번식을 억제합니다.[237] (복합식 비타민 C의 선택 방법은 153쪽 참조)

● 유산균을 보충한다.

치주질환을 앓을 때 나쁜 균의 번식이 지나치게 많기 때문에 유산균의 보충이 중요합니다. 유산균을 복용하는 것 외에 잠들기 전에 유산균 캡슐을 열어 입안에 머금고 잠을 청할 수도 있습니다. 단 제품 성분은 설탕을 포함할 수 없으므로 먼저 검사 후 사용하세요.

● 붉게 부은 잇몸에 마늘기름 캡슐을 바른다.

대부분의 세균 억제 오일은 외용으로만 적합하고 복용에는 적합하지 않지만 마늘기름 캡슐은 다릅니다. 마늘기름 캡슐을 절개하여 잇몸과 치아의 틈에 마늘기름을 바를 수 있습니다. 마늘 속의 알리신(allicin)이 세균을 효과적으로 억제하여 치주병의 붉은 부종을 가라앉히고 완쾌에 도움을 줄 수 있습니다.(하지만 냄새가 날 수 있습니다.)

버디와 그의 이빨

우리 집 강아지 이름은 버디입니다. 버디는 양치질을 할 때 가만히 있지 않고 나를 자주 뭅니다. 그래서 나는 강아지에게 양치질을 하는 것이 중요하다는 것을 알고도, 그에게 양치질을 하는 경우가 거의 없습니다. 어느 날 버디와 함께 자는 딸이 버디의 입에서 냄새가 많이 난다고 말했습니다.

나는 아주 내키지 않는 듯이 양치질을 도왔지만, 앞니가 온통 들떠 있는 것을 발견했습니다. 손 좀 댔다가 심하게 흔들어, 한 번 잡아당기면 그 이가 떨어질 것이 확실했습니다. 이것은 당황스러운 일입니다. 왜냐하면 그것은 버디가 고기를 찢어먹는 이빨입니다. 버디는 평소에 원형의 고기를 먹는데, 이가 없으면 고기를 아주 작게 썰어서 주어야 해서 매우 번거롭기 때문입니다. 나는 인터넷으로 자료를 조사하고 치과의사에게 다시 한 번 가르침을 청해서 비로소 '시상하부-뇌하수체-이하선'의 관계를 찾아냈습니다.

버디는 평소에 잘 먹습니다. 그의 음식은 정원의 풀을 뜯는 것 외에는 거의 전혀 설탕이 없습니다. 그래서 가장 가능성이 높은 원인은 요오드 결핍이었습니다. 대만에서 가져온 녹조가루(해조가루의 하나, 대만에는 조류가 세계에서 가장 많음)를 꺼냈습니다. 버디의 이가 너무 흔들려서 큰 고기를 먹을 수 없어서 나는 고기를 아주 작게 썰고 녹조가루를 섞었습니다. 버디는 이렇게 3일 동안 먹었습니다. 어느 날 그의 입을 열었더니, 막내딸이 보고 '엄마, 이가 나았네!' 라고 하여 내가 손을 뻗어 흔들었더니 이가 움직이지 않았습니다. 그의 잇몸이 더 이상 붓지 않고, 더 이상 검지 않고, 입 냄새가 더 이상 나지 않는 것이 신기했습니다.

더욱 신기한 것은 또 며칠이 지나자, 버디는 치석의 색깔조차 옅어지기 시작했습니다. 이렇게 하루에 반 티스푼의 해조가루를 보충해 주고 열흘 정도 지나자, 처음에는 해조가루 냄새가 나면 게걸스럽게 먹더니 그 후 더 이상 해조가루가 섞인 음식을 기꺼이 먹지 않았습니다. 나는 아마 충분히 보충한 것이라고 생각했습니다. 이제 보건을 하기 위해 그에게 넣는 해조가루를 매일 1/20로 줄였고, 매일 음식에는 아주 적은 해조가루만 뿌려서 주거나, 일주일에 한 끼만 반 티스푼을 넣어줍니다.

26 장기 변비/설사

옛날 사람들의 생활 리듬은 지금과 같이 서두르지 않았고, 가공되지 않은 자연음식을 먹었습니다. 탈수 음료도 없어서 한 끼 먹고 대변을 한 번 보았습니다. 제막내딸이 그랬습니다.

『로마회의 진단준칙 제3판』(Rome 3 diagnostic criteria)에 '기능성 변비'는 1주일에 대변 두 번 미만이라고 지적했습니다. 저는 아이가 적게 먹지 않는 한, 하루에 한 번이라도 대변을 보아야 한다고 생각합니다. 성장 중인 아이들은 신진대사가 빨라 배출해야 할 노폐물이 많습니다. 만약 아이가 하루 종일 대변을 보지 못하면 독소 배출에 문제가 생길 수 있습니다.

변비의 피해는 매우 큽니다. 똥으로 배출해야 하는 모든 독소, 노폐물이 나가지못하고, 장에 앉아 있으면 다시 흡수되어 되돌아갑니다. 변을 보지 못하는 사람은독하다고 할 수 있습니다. 아기가 여러 날 대변을 못 보면 불편하고, 아이가 불편하면 함께 지내기가 어렵습니다. 하지만 어떤 아이들은 소화관이 불편하면 변비가 아닌 설사하는 방식으로 표현합니다. 따라서 변비나 설사를 많이 해도 부모가소홀히 해서는 안 됩니다.

아이의 변비나 설사의 원인

● 우유 알레르기

우리는 알레르기가 있는 음식을 먹을 때 그 음식을 완전히 분해하는 것이 어렵습니다. 장에 염증을 일으키면 변비에 걸리기 쉽습니다. 아이를 변비에 걸리게 하는 알레르기 식품은 유제품이 가장 흔합니다. 우유는 원래 유당과 유단백을 분해하는 효소를 함유하고 있습니다. 그러나 고온 소독을 거친 후에 이 효소들이 유실되었습니다. 그래서 지금 우유에 있는 유당과 유단백은 분해하기가 어렵습니다. 이것이 바로 많은 아이들이 우유를 마신 후에 방귀와 대변에서 냄새가 나는 이유입니다. 하지만 우유가 포장되어 '건강한 식품'으로 판매되기 때문에 대부분의 사람들은 우유를 마시면 아기의 키를 자라게 할 수 있다고 생각합니다. 그래서 많은 아이들이 우유를 너무 많이 먹습니다. 아이가 유제품을 소화하지 못하면 변비에 걸리기 쉽습니다.238)

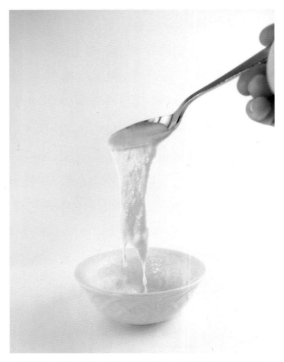

● 탄수화물이 과다하다.

밀가루가 젖으면 바로 끈적끈적합니다. 아이가 탄수화물을 지나치게 많이 먹는다면(특히, 밀가루와 같은 음식), 대변이 너무 끈적끈적해서 장이 꿈틀거릴 때 너무 느리게 움직여 변비가 되기 쉽습니다.

밀가루는 물에 닿으면 끈적끈적하고, 밀가루류와 정크 푸드를 많이 먹으면 대변이 끈적끈적하다.(작자 제공)

● 지방이 부족하거나 좋지 않다.

지방은 담즙의 원료인데, 먹은 기름이 좋지 않다면, 담즙이 걸쭉해져 담낭에서 배출하기 어렵습니다. 담즙은 장이 꿈틀거리게 하는 동력으로, 담즙이 원활하게 흐르지 않고 담낭에서 잘 분출되지 않으면 변비가 될 수 있습니다.[239]

● 채소 섭취의 과다 또는 부족

아이가 야채를 먹지 않을 때, 프리바이오틱(Prebiotic) 섬유가 부족하여 장균이 쉽게 균형을 잃게 됩니다. 장균이 불균형하면 소화와 배설에 영향을 받습니다. 대부분의 사람들은 섬유섭취가 부족하면 변비에 걸리기 쉽다는 것을 알고 있습니다. 하지만 섬유를 너무 많이 섭취하면 변비나 설사를 할 수 있다는 것을 아는 사람은 드뭅니다. 섬유섭취가 부족하면 섬유로 먹고사는 장균은 밥이 없어 장균의 불균형을 초래하여 변비나 설사를 하기 쉽습니다. 그러나 섬유는 장균에 의해 분해되기 때문에 우리가 먹는 섬유 섭취량이 분해할 수 있는 장균의 작업량을 초과할 때, 장에 염증이 생겨 설사, 심한 통증 또는 변비가 생길 수 있습니다. 그래서 섬유질은 모든 음식과 마찬가지로 '하루 권장량' 섭취가 최고입니다.

● 물을 충분히 마시지 못한다.

장이 꿈틀거리는 것은 담즙의 자극 외에 또 다른 가장 큰 동력이 물입니다. 요즘 아이들은 음료수를 손에서 놓지 않습니다. 끓인 물을 즐겨 마시는 아이들이 드뭅니다. 문제는 대부분의 음료가 탈수이뇨제이고, 게다가 대변이 대장에 들어갈 때 수분이 쉬지 않고 회수된다는 것입니다. 이것은 몸이 재활용할 수 있는 자원을 모두 놓치지 않기 때문입니다. 따라서 아이가 물을 충분히 마시지 않으면 당연히 똥의 수분이 부족할 수밖에 없습니다. 게다가 아이가 공중화장실에 갈 엄두를 내지 못하거나, 지나치게 놀면 변을 자주 참습니다. 대변이 나와야 하는데 제대로 나오지 않고 몇 시간이 지나면 대장은 대변의 수분을 짜낼 수 있습니다. 대변이 마르면 이동이 힘들어 변비에 쉽게 걸립니다.

● 소화불량

음식이 제대로 소화되지 않을 때 느리게 소화되기 때문에 배설이 늦어지면 자연히 변비가 됩니다. 아이의 소화가 잘 안 될 때, 종종 입맛이 좋지 않고, 방귀나 대변에서 유난히 냄새가 나고, 입 냄새도 심할 수 있습니다.[240]

● 음식 조합이 잘못되어, 내분비 불균형을 초래한다.

장의 꿈틀거림으로 순조롭게 변을 배출하는 것은 호르몬과 신경계가 서로 협력하여 만든 정밀한 메커니즘입니다. 그래서 호르몬의 불균형이 생기면 변비가 잘 생기고, 갑상선 기능이 감퇴한 사람처럼 변비에 걸리기 쉽습니다.[241]

아이가 식사를 잘못하여 매 끼 식사에 설탕의 양이 너무 많고, 설탕이 든 음료를 마시거나 과일을 너무 많이 먹으면, 혈당이 반드시 흔들립니다. 혈당이 요동칠 때마다 신체에 상처를 줍니다. 부신에 상처가 났을 때 전체 내분비계통의 주요 간선은 균형을 잃을 수 있습니다.

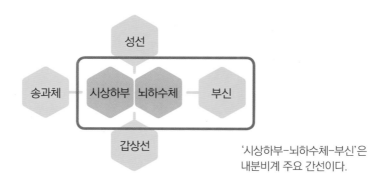

'시상하부-뇌하수체-부신'은
내분비계 주요 간선이다.

내분비계라는 축이 균형을 잃으면 갑상선 기능이 감퇴하고 신진대사가 느려집니다. 배설 속도는 신진대사를 따라가기 때문에 신진대사가 느려지면 배설도 느려집니다. 이런 아이는 체중도 쉽게 올라갑니다.

● 긴장하고 초조해 한다.

우리의 장신경은 많은 신경 전도소로 만들어졌기 때문에, 사람의 정서는 장에 직접적인 영향을 미칩니다. 사람이 긴장하면 장의 연동 운동이 바뀌기 때문에, 변비나 설사를 하기 쉽습니다.[242] 아이가 나이가 어려서, 생활 규칙은 항상 자신의 통제 하에 있지 않습니다. 긴장하면 자신의 느낌을 표현할 줄도 모르고 배설에 반응합니다. 긴장하고 초조해하면서도 말을 하지 못하면 설사나 변비를 합니다.

● 활동이 부족하다.

장을 꿈틀거리려면 반드시 움직여야 합니다. 아이가 잘 움직이지 않으면, 창자는 따라서 잘 움직이지 않고 변비에 걸리기 쉽습니다.

또 대변이 잘 나오는지 여부는 골반 밑 근육의 영향을 크게 받습니다.

골반 저근 근육은 많은 다른 근육들로 이루어져 있습니다. 그들의 집합체는 요도, 질, 그리고 항문을 둘러싸고 있습니다. 이 근육의 장력과 탄력은 우리가 그들을 효과적으로 통제할 수 있는지에 영향을 줍니다. 만약 우리가 통제할 수 없다

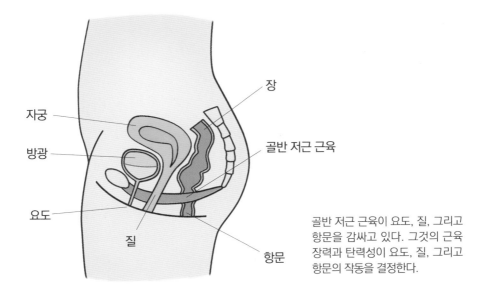

자궁

방광

요도

질

장

골반 저근 근육

항문

골반 저근 근육이 요도, 질, 그리고 항문을 감싸고 있다. 그것의 근육 장력과 탄력성이 요도, 질, 그리고 항문의 작동을 결정한다.

면, 요실금에 걸리거나, 오줌을 싸려고 해도 나오지 않을 수도 있습니다. 골반 저근 근육의 장력과 탄력성은 동시에 우리가 대변실금 혹은 대변을 푸는 것이 어려워 변비에 걸리느냐 여부를 결정합니다.[243]

골반 저근 근육의 장력과 탄력성은 우리의 활동량에 크게 영향을 받습니다.[244] 그래서 활동량이 부족한 아이는 골반저근 근육의 장력과 탄력이 부족할 가능성이 높습니다. 대소변에 대한 장악력이 약해져 요실금이나 소변이 나오지 않거나 대변실금이나 변비가 생길 수 있습니다.

● 대변을 자주 참는다.

많은 아이들이 변비의 고통을 겪고 있습니다. 대변이 나오지 않을 때 항문이 베이는 느낌이 두렵습니다. 그들은 용변이 있을 때 더 쉽게 참고 대변을 보지 않을 수 있습니다. 대변이 대장에 머물면서 수분이 줄어들고 대변이 점점 굳어져서 아이의 악몽이 현실로 나타납니다.

아니면 그들은 공중화장실이 더러울까봐 참고 화장실에 못 갑니다. 오래 참으면 대변이 지속적으로 수분을 회수하는 대장에 머뭅니다. 깨끗한 화장실을 찾았을 때는 너무 딱딱해서 나올 수가 없게 됩니다.

● 변을 보는 자세가 틀렸다.

인간의 진화 과정에서 우리는 모두 웅크리고 앉아 대변을 보고 있었고, 선조들은 변기를 사용하지 않았습니다. 평소에 우리가 서 있고 앉아 있을 때 항문거근이 대장을 매달아 줄처럼 매달려 있습니다. 그러면 언제 어디서나 대변실금이 되지 않습니다. 우리가 들판에 쪼그려 앉아 있을 때, 항문거근은 대장의 각도가 비교적 잘 맞도록 긴장을 풀어주고 대변이 잘 나오게 합니다. 16세기에 존, 할링턴 경(Sir John Harrington, 1561~1612)이 변기를 발명했고, 그 후에야 우리는 앉아서 변을 보기 시작했습니다. 하지만 앉아서 변을 보는 것은 항문거근을 완전히 풀어주는 방법이 없습니다. 대장의 각도가 순조롭지 못하고 여전히 매달려 있어서, 대변이 잘 나오지 않게 합니다. 이것이 바로 아이가 때때로 대변이 쪼그려 앉아서는 나올 수 있지만, 변기에 앉아서는 나오지 않는 이유입니다.[245]

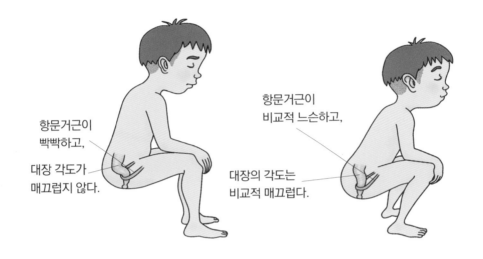

항문거근이
빡빡하고,

대장 각도가
매끄럽지 않다.

항문거근이
비교적 느슨하고,

대장의 각도는
비교적 매끄럽다.

앉아서 대변을 볼 때 항문거근이 빡빡하고 대장 각도가 좋지 않아 대변이 잘 나오지 않는다.
쪼그려 앉아 대변을 볼 때 항문거근이 느슨하고 대장 각도가 비교적 매끄러워서 대변이 잘 나온다.

● 약물 부작용

많은 약물의 부작용은 변비의 원인이 됩니다. 만약 아이가 어떤 양약을 복용하고 있다면, 부모는 부작용이 무엇인지 자세히 살펴보는 것이 좋습니다.[246]

변비에 걸릴 수 있는 모든 약물을 상세히 열거할 수 없기 때문에, 만약 아이가 변비와 함께 약물을 사용하고 있다면, 반드시 약물의 부작용을 자세히 조사해야 합니다.

변비를 일으키는 흔한 약물	
● 해열제	● 항고혈압제
● 항콜린약제	● 항고지혈증제
● 항우울제	● 근육 이완 약물
● 항간질 약물	● 항궤양 약물
● 항정신병 약물	● 항히스타민제
● 철제	● 항암치료제
● 칼슘 정제	● 피임약
● 위산 중화제	

● **미량염증**

아이의 신체 어느 부위가 미량의 염증을 일으키면, 신체가 이 염증을 장기간 통제해야 해서 결국 면역과 호르몬이 모두 무너질 수 있습니다. 배변은 신경과 호르몬의 정밀하고 복잡한 교집합으로 완성되기 때문에 호르몬이 불균형하면 아이가 변비에 걸리기 쉽습니다.

가장 흔히 간과되는 미량염증부위
● 위염
● 치아염증
● 잇몸 염증
● 관절염
● 중이염
● 간염

어떻게 해야 변비/설사를 멀리할 수 있나?

● **물을 마시는 좋은 습관을 기른다.**

여기서는 끓인 물을 의미하며, 다른 음료는 '물'이라고 할 수 없습니다.

아이에게 끓인 물을 마시는 습관을 들이는 가장 좋은 방법은 그가 목이 마를 때 맹물만 잡도록 하는 것입니다. 그러니 어른들은 음료수를 사서 집에 놔두지 말고 끓인 물만 제공하세요.

아이가 자주 물을 마시러 가는 것을 보지 못했다면, 그는 이미 '갈증'의 경보가 없을 수도 있습니다. 아이에게 스스로 고른 물병을 사주고, 처음에 물을 마시라고 일러주세요. 아니면 그에게 알람시계를 만들어 20분마다 한 번씩 하루 종일 작은 입으로 물을 마시라고 할 수도 있습니다. 아이가 끓인 물을 먹기가 힘들다고 느끼지 않을 때까지 마시면 그의 갈증 경보가 돌아올 것이고 더 이상 주의를 줄 필요가 없습니다.

　아이들이 처음에 끓인 물을 삼키지 못한다고 생각되면, 약간의 과일 조각이나 레몬 슬라이스, 허브 잎을 물에 넣으면 됩니다. 은은한 단맛은 아이가 가장 힘든 시기를 보낼 수 있도록 도와줍니다. 과일의 양은 천천히 줄일 수 있고, 목마른 경보가 돌아오면, 아이는 물을 못 마신다고 느끼지 않을 것입니다. 그때 그는 물에서 과일 냄새가 나는지 상관하지 않을 것입니다.

● 탄수화물을 줄이고, 좋은 기름을 먹고, 섬유질의 양을 적당히

　대변이 항문 주위에 달라붙는 아이는 보통 탄수화물을 줄이면 대변을 비교적 순조롭게 배출할 수 있습니다. 아이가 변비나 설사를 하는 경우가 있다면 부모는 반드시 좋은 기름으로 요리했는지(41쪽 참조) 또는 아이가 먹은 기름이 충분한지 체크해야 합니다.

　아이들은 매끼 식사마다 야채를 먹는 것이 중요합니다. 많은 사람들은 아침에 서둘러 집을 나서 점심 식사도 집에서 하지 않습니다. 유일하게 야채를 먹은 것은 저녁 식사뿐입니다. 우리 몸속의 많은 유익균들은 주식으로 섬유질을 필요로 합니다. 그것이 바로 그들의 양식입니다. 섬유 유익균이 하루에 한 번만 섬유질을 먹고, 다른 유익균이 세 끼를 먹는다면 섬유 유익균은 특히 적고 약할 것입니다. 만약 아침 식사에 너무 급하게 채소를 준비하지 못할 경우 냉장고에 있는 발효 김치로 대체하면 됩니다.(김치발효법은 『28일 초간편 근치음식법』 참조)

　요즘 아이들은 부드러운 음식을 좋아하고 섬유질이 많은 야채를 좋아하지 않습니다. 그들은 야채 더미를 보면 스트레스를 많이 받습니다. 나는 아이들에게 야채를 준비하는데, 국물과 함께 연하게 삶아서(국물 속에 비타민이 유난히 많습니다) 작은 접시에 담아서 줍니다. 야채가 비교적 적고 연해 보이면, 아이들은 수용도가 비교적 높습니다. 여기서는 큰 잎의 초록색 채소를 의미하는 것으로 당분이 높은 콩이나 근채류가 아닙니다.

아이가 야채의 쓴맛을 싫어한다면 체내의 균종이 균형을 잃었음을 의미합니다. 유산균 캡슐을 열어서 자기 전에 입에 물도록 하고, 이렇게 해서 아이가 더 이상 야채의 쓴맛을 느끼지 않을 때까지 계속합니다. 유산균 캡슐에 설탕이 들어 있는지 주의하고, 설탕이 들어 있다면 머금고 밤을 지내지 않아야 합니다. 그 밖에 아이는 매일 좋은 기름을 먹는 것이 좋습니다. 그들은 기름을 마실 필요가 없습니다. 요리할 때 좋은 기름을 쓰거나 고기를 먹기만 하면 됩니다. 고기 속의 기름은 모두 좋습니다. 이렇게 하면 좋은 기름을 먹을 수 있습니다. 아이가 하루 종일 외식을 하면 좋은 기름을 먹지 못합니다. 아침이나 저녁 식사 때 아이에게 야채를 만들어 주고 좋은 기름을 붓거나, 좋은 기름에 야채를 볶아줍니다. 이렇게 하면 아이가 하루에 한 번이라도 집에 있는 좋은 기름과 함께 야채를 먹을 수 있게 됩니다.

아이가 섬유질을 너무 적게 먹는다고 생각하면 약간의 치아씨드 씨앗, 바질 씨앗, 또는 질경이 씨앗을 아이의 물병에 넣어도 됩니다. 이 씨앗들은 수용성 섬유질이 풍부해서 수분을 제대로 흡수하고, 대장에 앉아 줄곧 수분을 회수하는 대변에 시간을 주어서 그렇게 빨리 똥이 마르지 않도록 합니다.[247] 수분을 제대로 흡수한 이 씨앗들은 진주 밀크 티 속의 진주처럼 특별한 맛이 나지 않아, 아이들이 쉽게 받아들일 수 있습니다. 이런 것을 아이에게 권할 때에는 강제로 하지 않아야 합니다. 당신이 윽박지르면 당연히 싫어합니다. 당신은 아이가 받아들이기를 원한다면 납득할 수 있는 설득법이 있어야 합니다.

● 양유로 바꿔 유제품 섭취를 줄이고 효소를 복용한다.

우리는 항상 어떤 음식이 건강에 좋다는 말을 들으면 필사적으로 먹지만 자신에게 적합한지 관찰하지 않습니다. 아이에게 자신이 무엇을 먹고 어떤 느낌이 드는지 관찰하는 법을 일찍이 가르쳐야 합니다. 그것이 건강을 지키는 좋은 습관입니다. 아기가 유제품을 건드리기만 해도 변비나 설사를 하면 이 음식이 아이에게 맞지 않는 것입니다. 대체품을 찾을 수 있습니다. 예를 들면 양유가 우유보다 소화가 잘 됩니다. 또는 유제품의 섭취를 줄일 수 있습니다. 이런 일은 아시아에서 어렵지 않아, 마음만 먹으면 반드시 할 수 있습니다. 아이가 유제품과 접촉을 피할 수 없다면, 먹기 전에 유당효소와 유단백질효소가 함유된 소화 건강보조식품을 복용할 수도 있습니다.(91쪽 참조)

● 활동량을 늘린다.

아이가 많이 움직여야 골반 저근 근육과 항문 거근을 포함하는 전신 근육의 성장이 건전할 수 있습니다. 그래서 아이에게 습관을 심어주어, 매일 태양 아래서 움직이거나, 놀거나, 적어도 걸을 수 있게 해야 합니다. 근육이 제대로 작동하려면 비타민 D가 충분해야 합니다. 비타민 D를 얻는 방법이 햇볕을 쬐는 것임을 잊지 마세요. 아이가 원한다면 케겔 운동(Kegel exercise)도 가르쳐 줄 수 있습니다. 아이에게 엉덩이를 수축시키게 합니다. 마치 방귀를 참거나 소변을 참고, 방귀나 오줌이 나오지 않게 하는 것처럼. 그에게 그 수축된 근육이 바로 골반 저근 근육이라고 말하세요. 아기가 매일 스탠딩 샤워할 때 이 운동을 할 수 있게 해줍니다.

건강 TIPS

케겔 운동

1. 골반 저근근육을 수축시키고, 1부터 3까지 세고, 그런 후 이완을 시킨다.
2. 이상 5번에서 10번 반복한다.

● 소화를 돕는 건강보조식품을 보충한다.

아이가 소화가 잘 안되고 입맛이 좋지 않아 많이 먹지 않을 경우 소화를 돕는 건강보조식품을 복용해 볼 수 있습니다. 이런 종류의 건강보조식품은 매 끼니마다 한 알씩을 먹는 것으로부터 시작합니다. 식사를 거를 때 먹지 않습니다. 그 후 아이가 나쁜 반응을 보이지 않을 경우 매끼에 조제량을 증가시키고, 대변과 방귀 냄새가 나지 않을 때까지 첨가하면 그것은 그가 필요로 하는 조제량입니다.

아이가 이런 건강보조식품을 먹을 경우 위가 타는 느낌이 든다고 불평하거나, 먹고 오히려 설사를 하면, 그것은 조제량이 과다한 것입니다. 이때부터 양을 줄일 수 있습니다. 아이가 소화가 좋아지고 영양 흡수가 증가하면 소화액을 만드는 원료가 생겨서, 항상 정방향 순환을 하게 됩니다. 소화를 돕는 건강보조식품에 대한 수요는 점점 줄어들 것입니다.

● 배변을 돕는 건강보조식품을 보충한다.

대변은 복잡한 호르몬과 신경계 협력 절차가 있기 때문에 아이가 변비에 걸리는 경우가 있는데 반드시 소화불량에 의한 것은 아닙니다. 이때 배변을 위한 건강보조식품을 보충할 수도 있습니다.

● 아이에게 정서를 표현하도록 가르친다.

우리의 정서가 스스로 수용되지 않고 말하지 않을 경우 독이 배출되지 않는 것처럼, 반드시 몸 안으로 들어가서 상처를 입힐 것입니다. 그래서 아이가 감각과 정서가 있을 때는 말을 할 수 있는 것이 좋습니다. 이러한 '의사표현'은 학습된 능력입니다. 아이에게 감정을 효과적으로 표현하는 방법을 일찍감치 가르쳐 주면 앞으로 많은 건강 문제를 해소해 줄 수 있습니다.(『정서경계선: 아이의 인생에 필수적인 경쟁력』 참조)

● **아이에게 공중화장실을 청소할 도구를 준비한다.**

아기에게 작은 캔의 스프레이 알코올이나 아기를 위한 변기 방석지를 준비해서 가지고 다니도록 할 수도 있습니다. 이런 종류의 제품들은 낱개로 포장하거나 아이가 따로따로 포장할 수도 있습니다. 아이에게 알코올로 변기 뚜껑에 뿌리고 화장지로 깨끗이 닦는 방법을 가르칩니다. 아이는 자신의 화장실을 깨끗하게 청소하는 도구가 있어, 비교적 밖에서 화장실에 가는 것을 꺼려하지 않습니다.

● **화장실에 까치발 걸이를 준비한다.**

지금은 집집마다 변기가 있어서 쪼그리고 앉아 대변을 보기가 힘듭니다. 부모들은 인터넷을 검색하여 화장실의 발판을 준비할 수 있습니다. 자연스러운 쪼그려 앉는 자세를 가질 경우 항문거근 완화에 좋고 대변을 볼 때 대장 각도가 비교적 매끄럽습니다.

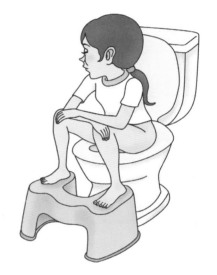

화장실 발판이란 도구가 변기를 사용하게 할 때 쪼그려 앉는 동작을 모방하며, 대장의 각도를 바로잡아 대변이 원활하게 진행되도록 한다.

● **약물의 부작용을 검사하고, 아이가 어디에서 미량의 염증을 일으키는지 검사한다.**

위와 같은 문제를 모두 제외했는데도 아이가 변비나 설사를 자주 할 경우, 아이가 먹고 있는 약물을 반드시 검사해야 합니다. 부작용의 원인은 도대체 무엇인가? 그 외에 다른 부위에서 염증이 있는지 점검할 수도 있습니다.

● **위염**

요즘 아이들은 항상 생활의 긴장으로 위산이 부족하고 위 환경이 충분히 시지 않기 때문에 헬리코박터 균이 장에서 유문으로 옮겨가서 유문을 파괴합니다. 유문에 염증이 생기면 아이가 음식을 먹을 때마다 불편하지만, 그들은 표현을 못할 수도 있어서 단지 입맛이 없어 보일 것입니다.

일반적으로 말하면 분변으로 헬리코박터균을 검사하는 것이 탄소13 호기검사보다 정확합니다. 나의 환자들은 종종 호기검사에서는 헬리코박터균의 감염이 나타나지 않지만 똥에서는 나타납니다.

● 치아의 염증

충치가 염증을 일으킬 수 있으니 치과의사에게 검사를 받으세요.

● 잇몸 염증

잇몸에 염증이 있는 아이는 양치질을 할 때 출혈이 있을 수 있으므로, 아이에게 잇몸염증을 볼 수 있는 방법을 가르치도록 치과의사에게 요청하거나, 치과의사에게 검사를 요청하면 됩니다.

● 관절염

아이가 잘못 먹으면(설탕이 너무 많고 고기가 너무 적어) 운동을 하다가 다치고 삐끗할 때 종종 염증이 가라앉지 않습니다. 관절에 염증이 생길 경우 보통 먹는 것이 맞는지 아닌지를 검사해야 합니다.

● 중이염

균종의 균형을 잃은 아이는 중이염에 걸리기 쉽습니다. 만약 아이의 균종이 불균형하면 무엇이 문제인지 체크해야 합니다.(88쪽 참조)

● 간염

간염은 대부분 증상이 없습니다. 면역력이 너무 낮은 사람은 간염에 걸리기 쉽습니다. 그래서 모든 가능성을 배제하고 아이가 여전히 변비나 설사를 할 경우 간을 검사해 볼 수도 있습니다.

● 심리 건설

많은 아이들은 변비 때문에 딱딱한 변으로 항문이 베이는 고통으로 마음의 그늘이 생겼습니다. 아이가 대변을 보다가 때때로 놀라서 울곤 합니다. 이런 아이들은 대변을 참기 쉽기 때문에 처음에는 반드시 그들에게 대변을 보는 자신감을 심어주어야 합니다. 배변류를 돕는 건강보조식품을 그들에게 먼저 보충해주고 대변을 부드럽게 해주어 대변이 비교적 잘 나올 경우 아이에게 이 배변의 느낌을 일깨워줍니다. 배변을 아프지 않고 한 번에 깨끗하게 할 수 있어서 좋은 느낌이 될 것입니다. 아이가 이런 좋은 느낌을 기억하게 하는 것은 나중에 대변이 나오기를 바라는 데 도움이 될 것이고, 두려움을 느끼지 않을 것입니다.

27 | 장조증/궤양성 결장염/셀리악병

장조증/궤양성 결장염/셀리악병 등은 경미에서 심각까지, 정도별로 장에 염증이 생기는 것입니다. 아래 그림에서 보듯이, 심각한 것은 붉게 부어오를 뿐만 아니라 궤양과 손상도 나타납니다.

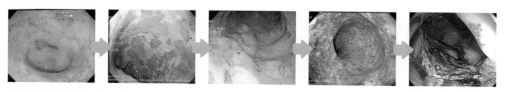

경미함에서 심각함까지, 정도별의 장염 (자료 출처 : https://reurl.cc/Mp613, https://reurl.cc/2QmaO, https://reurl.cc/ LnM2y, https://reurl.cc/qYNaN, https://reurl.cc/Om4Qr)

장염의 공통적인 증상으로는 배설 이상, 변비, 설사, 배앓이, 대변에서 피가 나옵니다. 장이 체내에 위치하여 이렇게 심한 상처를 입을 수 있는 것은 칼로 베이지 않았다면 틀림없이 우리가 먹은 것에 상처를 받았을 것입니다. 식사 조합이 잘못되었거나(음식을 가려 먹거나 편식), 소화가 잘 되지 않았거나(분유로 타서 먹는 우유를 마시는 것으로부터 벌써 시작되었을 수도 있습니다), 장이나 장균을 상하게 할 수 있는 약물을 오래 사용하면 가벼운 염증에서 심한 염증이 생길 수 있습니다.

　염증이 오래되면 장루가 생깁니다. 장루가 생기면 땅콩/견과류, 해물, 글루텐 등 다양한 음식 알레르기가 생길 수 있습니다. 그 다음 면역체계가 피곤해지고, 면역체계가 피곤하면 항진이 생길 수 있고, 이어서 자가 면역체계에 문제가 생길 수 있습니다

　그래서 정도별로 장의 염증은 진행 관계가 있는 것으로 생각됩니다. 가벼운 장루에서 장 조증, 궤양성 결장염, 그리고 자가 면역 문제의 셀리악병으로 진행합니다.[248]

음식이 잘못되어 소화가 잘 안 되고 약이 영향을 미친다. - - - → 장루 - - - → 장조증 - - - → 궤양성 결장염 - - - → 셀리악병

장염은 하나의 진행 과정이고 이 병들은 하나의 계보에 위치한다.
모든 것은 소화불량이나 약물이 소화에 영향을 주는 것으로부터 시작된다. 다시 장염으로 인한 장루증, 그 다음에 장조증, 그 뒤에 궤양성 결장염이 있다. 마지막으로 염증이 오래되어 자가 면역문제가 생겼는데, 그것이 바로 셀리악병이다.

　어린이에게 심한 장염이 생기는 것은 통상 어머니의 출산 때부터 이미 불량인자가 심어졌을 수 있습니다. 아이가 제왕절개수술을 하여 태어났다면 어머니의 산도를 통해 전반적인 장균을 얻을 기회가 없었을 것입니다. 아니면 아기가 일찍 항생제를 접하여 장균의 생태에 영향을 주었을 수도 있습니다. 그 후 아이의 소화는 조제유를 먹을 때 이미 다쳤을 가능성이 높습니다. 조제유는 우유를 가공해 만들기 때문입니다. 아기가 마시면 소화가 잘 안 되기 때문에 조제유를 마시는 아이는 쉽게 속이 더부룩하거나 변비에 걸립니다.(『살빼기, 순산, 아기 먹기 출발지에서 이기다』 참조)

장조증/궤양성 결장염/셀리악병 피하는 방법

● 아이들의 음식을 함부로 제한하지 마라.

아이의 장이 염증을 일으키면 장루가 생기고, 한번 장루가 생기면 음식에 알레르기가 생깁니다. 부모가 아이에게 알레르기가 있다는 것을 알고 가장 많이 하는 조치는 대규모의 음식 규제입니다. 이런 제한의 결과는 보통 음식을 가려먹거나 편식을 하는 것과 같은 결과를 낳습니다. 그것은 음식이 포괄적이지 못하고, 아주 적은 음식 선택만 있는 것입니다. 극단적이고 편파적인 영양은 소화관 건강에 더 큰 부담을 줍니다.

음식의 종류를 제한하면서 소화의 문제를 처리하지 않고 장루는 그대로 두면, 끝내 원래 알레르기가 없는 음식조차도 먹을 수 없게 될 것입니다. 그 때는 더 많은 제한을 둘 수밖에 없습니다. 아이의 장루는 장기간의 불완전한 소화로 생긴 것입니다. 그러므로 장루를 처리하면서 이걸 저걸 먹으면 안 되는 것으로 제한할 것이 아니라, 아이가 음식을 완전히 소화할 수 있도록 해야 할 것입니다.(아래의 방법 참조)

● 자연식품을 선택한다.

식품류 제품은 모두 유행을 따르는 것입니다. 예를 들면 글루텐 프리 같은 식품.

많은 학부모들은 아이들이 알레르기가 있을 경우 글루텐 프리 제품을 주면 비교적 건강해질 것으로 생각합니다. 그래서 밀가루를 대신해서 쌀 과자를 줍니다. 문제는 이들이 가공식품이고, 가공식품은 아이의 장이 낫는 데 도움이 되지 않습니다. 진짜 포괄적인 영양가 있는 음식은 자연식품입니다. 그러므로 아기 소화관에 문제가 생겼을 경우, 더더욱 가공식품을 피하고 자연식품을 선택해야 합니다.

● **음식 조합이 정확하다.**

만약 음식이 불균형하여 이것저것이 부족하거나 혹은 어떤 종류의 음식이 지나치게 많으면 장균의 생태는 균형을 잃게 됩니다. 따라서 근치음식의 채택과 올바른 음식 조합은 매우 중요합니다. 균형 잡힌 식사로 여러 가지 음식을 번갈아 먹어야 장균의 생태가 균형을 잡습니다. 장균의 생태적 균형이 맞아야 장 면역체계가 제대로 작동하고 장에 염증이 생기지 않습니다.

● **음식을 많이 삶아라.**

기존에 제가 제안했던 소화관 완쾌음식(『살빼기, 순산, 아기 먹기 출발지에서 이기다』참조)은 캠벨-맥브라이드 의사(Natasha Campbell- MeBride)에 의해 설계되었습니다. 최근 몇 년 동안 저는 장염에 대해 더 깊이 연구했고 소화관 완쾌 음식의 뒷면의 원리도 이해했습니다. 소화관 완쾌 음식은 뼈 국물을 기본으로 합니다. 뼈 국물은 모든 음식을 초보적으로 가수분해합니다. 삶는 방식으로 음식을 작게 분해하는 것입니다. 이렇게 되면 소화 시스템에 대한 부담이 적어집니다. 음식이 장에 닿을 때 '음식'이 '영양'으로 제대로 분해되면, 몸이 인지하지 못하는 분자가 장루에서 혈액 속으로 뛰어들어 면역체계의 공격을 일으키는 경우가 없습니다.

소화기 완쾌의 음식을 수행할 수 없음에도 장을 낫게 하고 싶다면, 요리할 때 삶는 방법으로 음식을 초보적으로 가수분해하는 것이 중요합니다. 하지만 죽이 좋은 음식이라는 것을 의미하지 않음을 명심하세요. 제대로 된 죽 한 그릇을 만들려면 탄수화물의 양이 고기나 야채보다 틀림없이 더 많아져 음식 조합 전체가 엉망이 됩니다. 여기서 스튜란 삶은 고기를 말합니다. 소화에 문제가 있는 대부분의 사람들이 가장 잘 소화하지 못하는 것은 육류이기 때문입니다.

● **아이의 소화와 배설을 지원하다.**

부모는 아이의 배설에 각별히 신경을 써야 합니다. 종종 변비와 설사를 하는 것은 정상이 아닙니다. 아이가 음식을 다 먹고 나서 헛배가 부르거나 배가 아픈 것도 정상이 아닙니다. 만약 아이가 소화와 배설 문제를 가지고 있다면 일찍 직시해야 합니다. 그렇지 않으면 아이가 성인이 될 때 심각한 장루나 궤양성 결장염이 생기거나 셀리악병이 생길 수 있습니다.

아이의 설사나 변비는 작은 문제인 것처럼 보이지만 사실은 큰 문제입니다. 이때 아이에게 소화를 돕는 건강보조식품을 보충하는 것을 고려해 볼 수 있습니다. 한 끼 한 알부터 대변과 방귀 냄새가 나지 않을 때까지 계속 추가합니다. 아이에게 궤양이 있다면 소화기 건강 보조식품은 식사 직후에 섭취하는 것이 가장 좋습니다. 일단 음식이 들어가고 소화보조식품을 먹어야 궤양에 통증을 일으키지 않습니다.

28 자지 않거나 잘 못 잠/몽유/ 악몽/도한

내가 사진 속의 몸무게였을 때, 나의 큰 딸은 두세 살이었고 먹는 음식은 나와 같았습니다. 우리는 종종 식사 전에 초콜릿 과자 한 봉지를 나눠 먹었습니다. 나중에 제 엄마가 당뇨병에 걸린 뒤 저는 딸에게 단 것을 먹지 못하게 하고 초콜릿 쿠키를 감자칩으로 바꾸었습니다. 제 생각엔 짠 건 괜찮을 것 같았습니다. 그때 딸아이는 저녁 식사 때 물을 마시지 않고 요구르트만 먹었습니다. 나는 요구르트가 유산균이 많아서 좋을 것으로 생각했습니다. 저녁 식사를 하고 한두 시간 뒤에는 아이들에게 한 바구니의 과일을 먹였습니다. 왜냐하면 나는 과일이 영양가가 높기 때문에 어린이들이 많이 먹어야 한다고 생각했습니다.

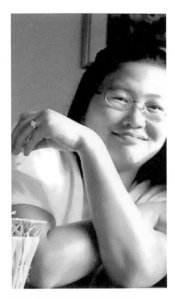

저자 賴于凡 체중의 절정기
(작자 제공)

그때 딸에게 수면 문제가 있었습니다. 늦을수록 그녀는 정신이 맑아져서 잠을 잘 수가 없었습니다. 우리 부부는 항상 먼저 잠이 들었고 그녀는 그때까지도 잠을 자지 못했습니다. 하지만 반쯤 자면 그녀는 일어나서 법석을 떨었습니다. 이와 같은 음식은 그녀가 4학년 때까지 계속되었습니다. 그때 딸아이의 불면증이 더 심해졌고, 밤새 잠을 못 자서 초조해서 울었습니다. 곧 일어나 학교에 가야 했거든요. 저와 남편은 딸아이가 밤마다 잠자는 것으로 인해 공포에 떨며, 매일 불면증에 시달리는 것을 보고 당황했습니다.

그 당시 매일 밤 딸아이가 식전 과자로부터 식후 과일에 이르기까지의 설탕의 양을 되돌아보았습니다. 그저 놀라울 따름입니다. 초콜릿 쿠키에는 설탕, 감자칩에는 설탕, 흰밥에는 설탕, 요구르트에는 설탕, 과일에는 설탕이 들어 있습니다. 그녀의 몸에 그렇게 많은 설탕이 흡수되었습니다. 설탕이 주된 에너지이고, 에너

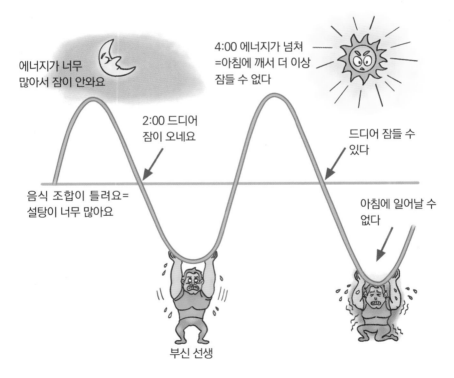

딸아이는 저녁식사에 설탕을 잔뜩 먹고 한밤중에 혈당이 높아서 매우 흥분한 상태에 있다. 두 시가 되면 거의 설탕이 평형선으로 떨어져 결국 잠을 잘 수 있게 된다. 하지만 그전에는 설탕이 빨리 올라가서 지금은 똑같이 빨리 떨어지고, 날이 밝기도 전에 혈당이 바닥으로 떨어지자, 부신은 코르티솔을 분비하여 혈당을 빠르게 들어올렸다. 혈당=에너지. 지금 에너지가 너무 많아서 사람이 깨면 잠이 안 온다.

지가 너무 충분해서 몸이 쉴 수 없어서, 밤에 잠을 잘 수 없었습니다.

　마침내 딸의 혈당이 평형선 근처로 떨어질 때까지 기다려서 에너지가 그렇게 많지 않게 되어서야 비로소 잠이 들었습니다. 그러나 그녀가 전 식사에서 먹은 음식에 너무 많은 설탕이 있었기 때문에, 혈당이 천천히 떨어지는 것이 아니라 급하게 아래로 떨어졌습니다. 혈당이 너무 낮을 때 부신은 코르티솔을 긴급 분비해 혈당을 빠르게 들어 올립니다.

　혈당이 다시 급상승하기 시작하여 평형선 위로 올라가면 혈당=에너지로 인해 오전 4시에 딸이 에너지 과다로 인해 잠을 깹니다. 그리고 에너지가 너무 많아서 더 이상 잠을 잘 수가 없어서 한 시간을 더 떠들다가 혈당이 다시 떨어져서야 잠이 들었습니다.(음식이 수면에 미치는 영향은『근치음식은 당신을 만성병으로부터 멀리한다』참조) 결국 정말 일어나야 할 시간에는 일어나지 못합니다.

　그래서 아이들이 수면 문제를 갖게 된 것은 대개 저녁을 균형 있게 먹지 못하여 고기와 기름이 부족하고, 설탕이 너무 많기 때문입니다. 결국에는 코르티솔이 좀

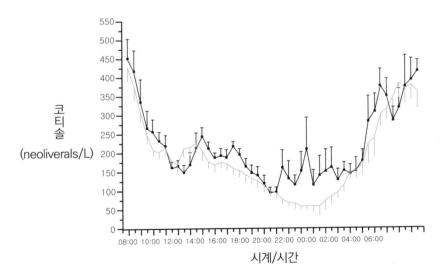

검은 곡선은 불면증에 시달리는 사람의 24시간 동안의 코티솔이다. 적색 곡선은 정상인의 24시간 동안 코티솔의 양이다.(對照組)250)

많으면, 사람은 편히 쉴 생각을 하지 말아야 합니다. 이것이 바로 잠을 잘 못 자는 사람들이 보통 사람들보다 코티솔의 양이 더 많은가 하는 이유입니다. 특히 밤에 잠을 잘 시간에.[249]

코티솔은 잠에서 깨는 것 외에 코티솔의 양이 많으면 악몽을 잘 꾸고, 몽유[251][252], 또는 도한이 있습니다. 한밤중에 도한이 나는 것은 평소 혈당이 떨어져 손이 떨리는 것과 같습니다. 그래서 이런 수면 문제를 줄이는 근본적인 방법은 아이들의 식사를 바꾸는 것이고, 저녁식사는 특히 균형에 신경을 써야 합니다.

음식의 불균형 외에도 자주 보게 되는 또 다른 가장 흔한 어린이 수면 문제의 주원인은 바로 사이다와 카페인 함유 음료를 너무 많이 마시는 것입니다. 시중에는 캔 녹차, 캔 커피, 콜라, 사이다, 에너지 드링크 레드불 등 카페인 음료가 많습니다. 아이가 살이 찔까 봐 (설탕 대체) 감미료가 든 음료를 선택하면(다이어트를 표방한다) 문제가 더 커집니다.(에너지 음료에도 감미료를 자주 사용합니다)

인공감미료 아스파탐이 체내에 들어오면 아스파틱산(aspartic acid), 메탄올, 페닐알라닌(phenylalanine)으로 변합니다. 아스파틱산은 글루탐산의 전신입니다. 자극적인 신경 전도소인 글루탐산은 양이 많으면 전체 수면 과정에 있는 신경 전도소의 조합이 불균형해집니다. 신경 전도소가 균형을 잃으면 아이는 잠을 잘 못 잡니다. 아이가 밤에 잘 자지 못하기 때문에 낮에 일어나지 못하거나, 그렇지 않으면 기운이 나지 않습니다.[253][254]

또한 많은 아이들이 잠을 충분히 자지 못하는 것은 잠을 잘 못 자는 것이 아니라 잠버릇이 나쁘기 때문입니다. 잠버릇이 나쁜 아이는 시간을 끌고 버티면서 자지 않고, 계속 공부를 하거나 게임을 하거나 TV를 봅니다. 아기가 자지 않고 있으면 부신이 받치고 있는 것입니다. 이런 아이는 잘 먹고도 시간이 오래 되면, 부신이 피로로 인해 균형을 잃을 수 있습니다. 부신이 균형을 잃으면 내분비 계통이 문란해집니다. 그때는 아이가 자고 싶어도 잠이 오지 않는 진짜 불면증이 생길 수도 있습니다.

자지 않거나 잘 못 잠/몽유/악몽/도한 등을 어떻게 피할 수 있나?

● 근치음식, 특히 저녁 식사

아이들은 보통 심각한 내분비 계통의 불균형으로 인해 수면 문제가 생기는 것이 아닙니다. 아이의 수면 문제를 조정하려면 보통 음식을 균형 있게 조절하면 됩니다. 저녁 식사는 잠자는 시간에 가장 가까워서 수면 문제가 있는 아이의 경우 특별히 균형 잡힌 식사를 해야 합니다.

수면 품질은 전반적인 건강에 지대한 영향을 미칩니다. 따라서 디저트는 저녁 식사에 두지 말고 점심 식사에 둘 것을 권합니다. 저녁식사 후에는 과일이 과하지 않도록 주의해야 합니다.

● 설탕 대체 음료를 줄이기

아이들에게 어떤 음료가 설탕 대체 감미료가 들어 있으며, 설탕 대체 감미료가 몸에 미치는 영향을 알 수 있게 가르쳐줍니다. 아이에게 설탕 대체 음료를 줄이라고 하려면, 처음에는 천연 당분이 있는 음료로 대체할 수 있습니다. 그런 후에 음료를 마시는 시간을 앞당겨 최대한 오후 3시 이후에는 음료에 손대지 않도록 하세요. 이어서 음료 대신 과일을 조각내어 끓인 물에 넣고, 마지막으로 물에 넣은 과일을 빼서 점차적으로 아이에게 물을 마시는 좋은 습관을 만들어줍니다.

● 좋은 수면 습관을 기른다.

청소년들과 그들의 친구들은 대부분 늦게 자는 습관을 가지고 있습니다. 휴대폰에 머물고 있거나 컴퓨터에 있지 않으면 텔레비전 앞에 있습니다. 아이들은 모두 밤에 활동하고 사교를 위해 잠을 자지 않고 친구들과 함께 있는 시간만 좋아합니다.

부모는 아이가 어릴 경우 아이가 잘 때 3C 제품을 방에 남겨두지 않도록 주의해야 합니다. 아이가 이미 큰 경우 3C제품 때문에 잠을 제대로 못자면, 잠자리에 드는 시간에 이걸 압수하고 아이가 습관이 들 때까지 계속합니다. 먼저 규칙을 정하고 이어서 경고하고, 다 효과가 없으면 몰수합니다. 아이는 반드시 떠들고 화를 낼 것입니다. 아이의 행동을 어떻게 관리하느냐는『정서적 경계선: 아이의 인생에 필수 경쟁력』을 참조하세요.

● **부신을 지원하는 건강보조식품을 보충한다.**

　식사를 조정한 후에도 아이가 여전히 수면 문제를 극복할 수 없는 경우 보통은 부신 피로와 관련이 있습니다. 이때는 부신을 지원하는 건강보조식품을 보충할 수 있습니다.

29 여드름/비듬/머리 기름

여드름/비듬/머리 기름의 근원적인 문제는 모두 피지선에서 과도한 양의 기름이 분비되어 생긴 것입니다. 피지선이 가장 많이 모이는 곳은 얼굴, 두피, 윗가슴 및 등입니다. 손바닥이나 발바닥에는 피지선이 없어서 이것이 손발이 건조하기 쉬운 이유입니다. 피지선에서 분비되는 피지가 우리의 피부와 머리카락을 촉촉하게 하고 피부와 머리카락을 방수시켜 줍니다. 날이 더워 땀을 흘릴 때는 지방의 분비가 우리의 탈수를 막아 줍니다. 날씨가 추울 때는 기름 분비가 보온을 해 줍니다. 기름의 분비가 과도할 때 기름을 먹는 말라세지아 균이 지나치게 번식할 수 있습니다. 일단 너무 많이 번식하면 그것의 대사물도 지나치게 많아지는데, 이때 두피에 염증이 생기고 두피가 간지럽고 비듬이 생길 수 있습니다.[255]

왼쪽: 정상적인 피부 모공, 피지 분비가 많지 않아 막힘이 없다.
중간: 여드름 피부 모공 피지 과다 분비. 모공이 개방적이지 않다면, 피지는 보통 하얀색을 유지하고 짜면 흰색이다.
오른쪽 피부 피지가 과다 분비되고 모공이 열려 있다면, 피지는 보통 검은색인데, 이것이 바로 검은 여드름이다.(자료 출처 : https://reurl.cc/GNXyD)

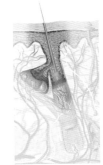 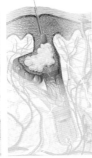 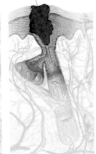

정상　　　　여드름　　　검은 여드름

피부의 피지선에서 피지가 과도하게 분비될 때 막히면 여드름이 생깁니다. 보통 여드름은 피부 밑에 싸여 있기 때문에 짜낸 피지는 하얀색입니다. 과다하게 막힌 유분이 개방적이면 검게 변하고 검은 여드름(블랙 헤드)이 생깁니다.

막힌 피지가 개방되거나 그렇지 않거나 피지는 영양이 풍부하기 때문에 세균을 쉽게 끌어들일 수 있습니다. 세균이 번식하면 여드름은 세균에 감염돼 염증을 일으키기 쉽고 빨갛고 부어오릅니다.

왜 과도한 양의 피지를 분비할까요? 피지 분비를 자극하는 호르몬은 남성 호르몬입니다. 남성 호르몬은 남자와 여자의 생식기관을 원활하게 성숙시키는 호르몬입니다. 그래서 사춘기 남자와 여자는 남성 호르몬의 분비가 보다 왕성할 수 있습니다. 이것이 왜 여드름이 사춘기에 그렇게 흔한가 하는 이유입니다.

그 외에도 남자와 여자의 부신이 모두 남성 호르몬을 분비하기 때문입니다.[256] 따라서 부신이 불균형하면 피지선의 피지 분비량이 불균형이 될 수 있습니다.

그렇기 때문에 아이가 설탕을 너무 많이 먹거나 밤에 잠을 설치거나 시험 전후에 얼굴에 여드름이 가득 생기기 쉽습니다. 이 밖에 우유를 마시거나 유제품을 먹어도

부신 불균형의 주원인
● 설탕 과다[257]
● 수면 부족
● 스트레스가 많다
● 알레르기
● 자극물 과다 섭취, 카페인 음료, 초콜릿 등

여드름을 유발하기 쉽습니다. 우유에 있는 친수성의 혈장 단백질이 유사 인슐린 성장인자를 증가시키기 때문입니다.

유사 인슐린 성장인자는 남성호르몬 분비를 자극하기 때문에 자세히 살펴보면 아기가 우유를 많이 마셨을 때 피부가 안 좋아진 것을 알 수 있습니다.[258]

어떻게 여드름/비듬/머리 기름을 예방하나?

● 설탕을 줄이고, 우유를 줄이고, 일찍 잔다.

사춘기 아이들은 보통 외모에 신경을 많이 씁니다. 단지 그들에게 설탕을 줄이고 일찍 자라고 요구한다면 그들은 원하지 않을 것입니다. 하지만 아이에게 설탕을 줄이고, 우유를 줄이고, 일찍 자는 것이 여드름을 줄일 수 있다고 알려 주면 보통 그들은 기꺼이 협조할 것입니다.

● 스트레스를 줄이기

요즘 아이들은 어른보다 스트레스가 적지 않습니다. 어른들은 늘 아이가 먹고 입을 걱정이 없으니, 공부만 잘 하면 되지 무슨 근심거리가 있겠는가? 라고 생각합니다. 사실 아이가 사는 세상은 어른들보다 넓습니다. 그들은 온라인에서 관리해야 할 사교가 있고, 현실 생활에서도 관리해야 할 사교가 있습니다. 사춘기 아이들은 책 속의 지식뿐만 아니라, 다른 사람들과 어떻게 지내는지 배우고 있습니다. 반면 인간적으로 어울리는 스트레스는 수업의 압박 못지않게 다 합치면, 아이의 스트레스는 항상 매우 많습니다. 하지만 어른들은 종종 아이들의 스트레스가 돈을 버는 것과 상관없어서 진지하게 생각하지 않습니다. 스트레스는 사실 경보입니다. 무시하면 아이는 배울 기회를 놓칩니다.

다음에는 아이가 스트레스를 받을 때 그들의 스트레스를 무시하지 마세요. 아이와 함께 스트레스를 직시하고, 어떻게 생활이나 태도를 고치고, 능력을 키우고, 자신의 환경을 변화시켜서 스트레스를 풀 수 있을 것인지 아이들을 가르쳐야 합니다. 이렇게 하는 것이야말로 스트레스를 대하는 올바른 방법입니다

● 알레르기 문제를 직시하다.

아이가 장기간 알레르기가 있다면 근원을 찾아 알레르기 문제를 근치하는 것이 좋습니다. (81쪽 참조)

● 커피, 차, 콜라, 에너지 드링크 그리고 담배를 줄인다.

아이가 하루 종일 손에 들고 있는 것은 끓인 물이 아니라 자극물이 들어 있는 것들입니다. 캔 차, 캔 커피, 진주 밀크 티, 콜라, 에너지 음료. 그 외에도 담배회사들은 항상 청소년을 중점 판매 대상으로 간주하기 때문에 현재 전자담배의 포장과 맛은 청소년들이 좋아하는 양식으로 디자인되어 청소년들 사이에서 유행하고 있습니다. 이런 것들은 모두 자극물을 함유하고 있습니다. 장기간 복용하면 부신을 망가뜨릴 수 있습니다. 부신이 무너지고 내분비계가 흐트러지면 여드름이 나기 쉽습니다.

부모들은 정보 메시지 방식으로 자극물이 여드름과 연관되어 있다는 것을 알 수 있도록 교육할 수 있고, 외모를 중요시하는 사춘기 아이들에게 이 물질들이 피부에 미치는 영향을 이해시켜야 합니다. 특히 과잉행동 장애를 치료하는 약은 그 자체로 자극물을 많이 함유하고 있습니다. 청소년이 이런 약을 복용하고 있을 경우 여드름 증상이 심해질 수 있다는 것을 상기시켜주세요.259)

● 천연 클린징 제품으로 세안

여드름에는 유분이 풍부합니다. 유분은 영양이 많아서 세균을 잘 흡수합니다. 세균이 자라면 염증이 생기기 쉬우므로 여드름을 관리하는데 청결이 중요합니다. 그러나 대부분의 시판 클린징 제품에 알코올, 그리고 화학 성분 함량이 높습니다. 이들 물질은 나쁜 균은 말할 것도 없고 좋은 균도 죽일 수 있습니다. 장기간 사용하면 피부의 균종을 교란시켜 균종의 불균형을 초래할 수 있습니다. 유익균은 면역체계에서 없어서는 안 될 일원입니다. 혼란을 일으키면 피부에서 면역력이 떨어져 염증을 일으키기 쉽습니다. 따라서 피부를 청결하게 하려면 완전히 천연적인 제품을 사용하는 것이 좋습니다.

● 디톡스 정화를 지원하는 건강보조식품을 추가한다.

호르몬 작용이 끝나면 먼저 간에서 분해하여 배출합니다. 간이 막혀 호르몬이 배출되지 않으면 몸 안에 남아 있는 호르몬의 양이 너무 높을 수 있습니다. 원래 피지선에서 분비되는 호르몬을 자극해서 작용을 하고 간에서 분해해서 배출하면 괜찮습니다. 하지만 간이 막혀 호르몬이 빠져나가지 못하면, 이들 호르몬은 나중에 피지선을 계속 자극해 과잉 분비를 일으킬 수 있습니다. 사춘기의 호르몬 생산량은 피크타임이기 때문에, 간에서 호르몬을 배출하는 속도가 항상 충분히 빠르지 않습니다. 이 시기에 여드름이 있는 경우 디톡스 정화를 지원하는 건강보조식품을 보충할 수 있습니다. 디톡스 정화 건강보조식품은 증상이 사라질 때까지 식후 한 알씩 먹을 수 있습니다.

● 배변이 원활하게 이루어지도록 한다.

성호르몬의 시조원료는 콜레스테롤이고 콜레스테롤은 지방류입니다. 성호르몬이 간에서 분해된 후 많은 부분은 유용성 폐기물입니다. 이러한 유용성 폐기물은 간에서 담즙을 따라 담으로 보내져, 다시 대변에서 체외로 배출됩니다. 아이가 변비에 걸려 성호르몬을 다 써버리지 못하면 얼굴에 여드름이 생길 수 있습니다. 따라서 여드름 위기를 해소하고 배변을 원활하게 해주는 것이 중요합니다.(변비 개선 방법, 248쪽 참조) 아이에게 배변을 촉진하는 건강보조식품을 보충할 수도 있습니다.

30 결막염/트라코마

온몸에 비타민 C가 가장 많이 함유된 곳은 부신을 제외하면 눈입니다. 눈은 산소가 항상 닿기 때문에 항산화 물질이 가장 필요합니다. 면역력이 떨어져서 눈의 가장 바깥과 눈꺼풀에 염증이 생기는 것이 결막염입니다. 결막염은 감기와 면역력이 떨어질 때 가장 자주 발생합니다.

면역력이 떨어지면 체내의 바이러스나 외래 바이러스가 침입할 수 있습니다. 눈은 언제나 열려 있는 입구입니다.

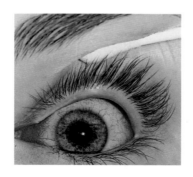

면봉으로 눈꺼풀을 펴는 결막염 눈
(자료 출처 : https://reurl.cc/VW8e5)

일반 감기와 마찬가지로 바이러스가 면역 체계에 침입해서 발견되면, 먼저 염증을 일으키게 됩니다. 염증이 생겨야 혈관이 확장되고 눈 안의 원래의 미세한 혈관이 확대됩니다. 원래의 '오솔길'은 현재 '고속도로'로 바뀌어 면역 군대를 다량으로 그리고 빠르게 감염되는 곳으로 보낼 수 있게 됩니다. 히스타민이 이때 면역세포를 혈관 밖으로 밀어내는 작업에 관여하기 때문에 결막염은 눈을 간지럽히기 일쑤입니다.

감기에 걸렸을 때 가래가 나오는 것과 마찬가지로 면역 군대가 적을 죽이기 시작하면 눈곱이 늘어납니다. 죽은 면역 군대와 바이러스는 배출되어야 해서 눈곱은 '눈의 가래'라고 말할 수 있습니다. 가끔 아침에 일어날 때 눈에 눈곱이 달라붙어 눈이 잘 안 떠질 수도 있습니다. 그것은 감기 후기 가래가 많은 것과 마찬가지입니다. 면역 군대가 승리하면 염증이 가라앉기 시작하고, 혈관이 더 이상 확장되지 않으면 눈이 붉지 않게 됩니다. 따라서 일반적으로 말하자면 바이러스성 결막염은 감기와 마찬가지로 스스로 낫게 됩니다.[260]

결막염이 바이러스에 의한 것이라면 항생제를 쓰는 것은 소용이 없습니다. 항생제는 바이러스를 죽이지 못하고 박테리아만 죽일 수 있습니다. 이때 어떤 의사들은 스테로이드가 함유된 안약을 처방합니다. 그것은 혈관을 수축시키는 역할을 합니다. 혈관이 수축되면 염증이 생기지 않아 좋아진 것처럼 보입니다. 그러나 이것도 '고속도로'가 좁아져 면역군이 환부에 달려와서 바이러스를 처리할 방법이 없어 증세가 경감되지만, 병의 근원이 호전되고 있는지는 알 수 없습니다.

아이가 결막염 병력이 없을 경우 일어날 때 눈곱이 많이 끼고 눈꺼풀이 잘 안 열리고 눈이 가려워지지 않는다면, 그것은 세균감염에 의한 결막염일 가능성이 높습니다. 보통은 바르는 항생제 연고로 치료합니다.

하지만 만약 아이가 알레르기 때문에 눈이 빨갛다면, 그것은 감염이 아닙니다. 그렇지만 알레르기 때문에 빨갛게 부어오를 수 있습니다. 혈관이 확장되어 바이러스에 감염되면 과민성 결막염이 형성됩니다.(알레르기 이해하기는 81쪽 참조)

또 다른 과립성 결막염(granular conjunctivitis)이 있는데, 속칭 트라코마라고 하여 클라미디아균에 감염된 것입니다. 눈꺼풀을 펴면 모래처럼 거친 알갱이가 있습니다. 아기들은 종종 수영할 때 감염됩니다. 이런 결막염은 세균감염이기 때문에 의사는 항생제 외용 연고로 치료하는 경우가 많습니다. 이런 항생제 연고는 눈에 직접 사용하며 신체의 다른 곳에 있는 균종에 미치는 영향이 미미해 치료에 좋습니다. 과립성 결막염 확진 후에는 약물치료를 최대한 빨리 하는 것이 좋습니다. 그렇지 않으면 하나의 단순한 감염이 각막(눈의 가장 바깥쪽)에 닿아 심각한 병을 초래할 수 있습니다.

결막염이 클라미디아균이거나 임질(gonorrhea) 같은 성병 감염이라면 약을 써야 합니다. 아이의 결막염이 도대체 어떤 것인지 의사에게 진찰을 받는 것이 좋습니다.

결막염은 어떻게 처리하나?

● 일찍 잔다.

면역 군대가 싸우려면 가장 필요한 것은 에너지입니다. 우리가 자야 할 때 깨어 있으면 잠들지 않을 때 에너지가 떨어집니다. 면역 군대는 에너지가 부족하면 무기력해져서 이 싸움에서 이길 수 없습니다.

● 설탕을 줄인다.

아이의 음식 조합이 잘못되어(설탕이 너무 많고 고기가 너무 적어) 혈당이 빨리 상승하면, 동등한 속도로 떨어질 것입니다. 혈당이 낮으면 에너지가 낮은 것과 마찬가지인데, 혈당이 신체의 주요 에너지이기 때문입니다. 에너지가 떨어지면 면역대군은 군량미를 끊는 것과 같습니다. 에너지가 없으면 싸울 기운도 없습니다.

● 아이 손의 청결에 주의한다.

바이러스형 결막염은 눈이 간지러워 아이가 계속 눈을 비비고 있을 수 있습니다. 평소에는 청결을 잘 하지 않아도 문제가 없지만 염증이 생겼을 때는 눈의 혈관이 확장됩니다. 면역 군대는 혈관을 밀어내고 환부에 도달하기 쉽지만, 외래의 것들도 쉽게 들어갈 수 있습니다. 결막염이 있는 동안에는 아이 손의 청결에 주의하는 것이 좋습니다. 어떤 결막염은 전염되기 때문에 아이와 접촉하는 사람들은 이 시기에 손을 자주 씻어야 합니다.

● **면역을 지원하는 건강보조식품을 보충한다.**

바이러스형이든 세균형이든 결막염은 면역체계가 전쟁을 치르고 있습니다. 이때가 면역을 지원할 좋은 시기입니다. 결막염 시기에는 증상이 호전되기 시작할 때까지 면역류 건강보조식품을 2~4시간에 1회 복용할 수 있습니다. 예를 들어 눈곱이 적어져서 간지럽지 않은 편이며, 눈이 그렇게 붉지는 않을 경우는 6시간에서 한 번에서 12시간에 한 번으로 바꿀 수 있습니다. 눈이 나아지면, 건강보조 식품 사용을 중지할 수 있습니다.

31 주의력결핍 과잉행동장애 (ADHD)

과잉행동장애 아동이 부모님을 골치 아프게 하는 것은 그들이 자신의 충동을 통제할 수 없고, 쉽게 좌절감을 느껴 화를 내고, 인내심도 없고, 집중할 수도 없기 때문입니다. 과잉행동장애 아동은 자신의 입과 몸을 통제할 수 없고, 항상 다른 사람과 말싸움이나 몸싸움을 합니다. 부주의해서 실수하기 쉽습니다. 이런 아이는 학교에서도 선생님을 골치 아프게 합니다. 가만히 앉아서 수업을 들을 수도 없고, 자꾸 움직이며 소음을 내고, 남의 활동을 방해할 수도 있기 때문입니다.

미국의 질병 통제와 예방 센터에서는 미국의 10명 가운데 한 아이가 과잉행동장애 아동이라고 추계하고 있습니다. 이전에 내가 학교에서 심리 상담을 할 때 연구 결과는 대부분 과잉행동장애가 유전자 유전이라고 했습니다.[261] 그러나 이 세대의 아이들은 전 세대에 비해 과잉행동장애 아동이 무려 500%나 증가했습니다. 어떤 유전자가 이처럼 빠른 돌연변이를 가지고 있습니까?[262]

새로운 연구는 마침내 음식에 초점을 맞추었습니다. 과잉행동장애 아동은 보편적으로 설탕을 과다하게 섭취했습니다. 학교에서 일하면서 얻은 가장 큰 깨달음은 학교에서 가장 쉽게 얻을 수 있는 마약이 대마초, 코카인, 알코올, 심지어 담배가 아니라 설탕이라는 사실이었습니다.

학교의 영양 점심에서부터 설탕의 양은 끔찍했습니다. '채식의 날'을 맞으면 전체 설탕 양이 폭발할 것입니다. 또한 아이가 어떤 일을 잘 하면 선생님의 인센티

브는 종종 사탕이었습니다. 어린이 생일이나 학부모가 동창을 초대해 먹는 음식은 설탕이 거의 전부입니다. 아이가 집을 나서기 전에 먹는 아침식사가 모두 옥수수 시리얼과 과일, 빵 등 고당분음식이니, 하루 종일 혈당이 요동치는 셈입니다. 아이가 사탕을 먹을 때마다 뇌에서 도파민이 풀려나와, 암페타민을 사용한 반응과 똑같습니다.[263] 왜 우리가 설탕을 먹으면 도파민을 방출할까요? 도파민은 우리 뇌의 장려 경로의 중심입니다. 즉 우리가 한 가지 일을 하는 것이 안전할 경우 뇌에서 도파민이 풀려나가고, 사람들은 매우 아름답게 느낄 것입니다. 그 멋진 기억을 다시 경험하기 위해 우리는 같은 일을 다시 한 번 하고 싶어 합니다. 그래서 도파민이 풀려나가면 일종의 인센티브가 됩니다.

옛날 옛적에는 슈퍼마켓이 없었기 때문에 사람들은 어떤 음식이 독이 있는지, 어떤 음식을 안전하게 먹을 수 있는지 혀로 맛보는 수밖에 없었습니다. 자연계에서 단맛이 나는 모든 것들은 대부분 독이 없습니다. 또 에너지가 우리의 생존에 매우 중요하고, 혈당이 우리의 주요 에너지원이었기 때문에 혈당이 높을 때 도파민을 대량으로 방출합니다.[264] 그게 바로 왜 우리가 설탕이 있는 것만 먹으면 도파민이 풀려나가는가 하는 이유입니다. 왜냐하면 몸은 다음에 그것을 또 먹으라고 하기 때문입니다.

진화 과정에서 신체는 언제인가 우리의 음식에 이렇게 집중된 당분이 있고, 하루 동안 설탕이 든 것을 그렇게 많이 먹게 될 것을 전혀 생각하지 못했습니다. 그래서 설탕은 암페타민보다 중독되기 쉽습니다. 왜냐하면 설탕은 문화에서 마약의 이미지보다 훨씬 낫기 때문입니다. 이것이 바로 설탕에 중독된 아이들이 난동을 부리기 시작하면, 마약 중독에 걸린 사람이 마약을 달라고 아우성치는 것과 다를 바 없는 이유입니다.

만약 아이가 하루 종일 먹은 것이 모두 고당분이라면, 뇌는 계속해서 도파민을 방출합니다. 도파민이 과할 때 세포 상단의 수신기를 지나치게 자극하며, 세포가 견디지 못해서 수신기를 거두어들입니다. 이때 오히려 수신기가 줄었습니다. 수신기가 적으면 도파민 메시지가 전달되지 않아 도파민 부족 증상이 갑자기 나타납니다. 이것이 바로 도파민 저항입니다. 인슐린 저항과 마찬가지로 도파민 저항은 도파민 부족이 아니라 도파민 '과다'에 의해 발생합니다.

도파민은 또한 '동력 분자'라고 불립니다. 그것은 경로가 성공적으로 작동할 수 있도록 장려하는 대장입니다. 도파민이 있으면 사람은 동력을 가지고 전념할 수 있고 효율적이며 주의력이 오래갑니다. 도파민이 생기면, 사람들은 즐거움을 누릴 수 있습니다.

그래서 도파민이 저항하면 도파민이 부족한 증상이 나타나기 때문에 사람들이 집중력을 잃습니다. 동력과 효율이 없어져 충동을 통제할 능력이 없어지는 것이 과잉행동장애 증후군입니다.

게다가 도파민 없이는 재미를 즐길 수 없습니다. 위험부담이 높은 행동을 통해서만 도파민을 많이 자극하고 정상이라고 느낍니다. 이것이 바로 왜 과잉행동장애를 가진 사람들이 자신 또는 다른 사람들을 해치는 행동을 자주 하는가 하는 이유입니다. 이런 행위들은 생각 없이 거리로 뛰쳐나올 수도 있고, 자신을 통제할 방법이 없습니다. 큰 소리로 말하거나 필요 없는 물건을 잔뜩 사거나,

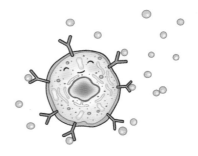

도파민 세포에 꽂힌 수신기, 메시지 전달

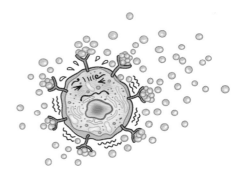

도파민이 너무 많아서, 세포는 이렇게 많은 자극을 견디지 못한다.

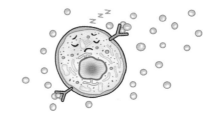

세포는 수신기를 걷어 올렸고 수신기는 줄었고, 도파민의 양이 얼마나 크든 간에, 세포는 여전히 메시지를 수신하지 못하고 도파민 저항을 형성합니다.

참지 못하고 급우를 때리기도 합니다.

도파민 저항이 생길 때 사람들은 더 많은 자극을 받아야 재미를 느낄 수 있습니다. 그래서 이런 사람들은 중독성 문제가 생기기 쉽습니다. 그들은 더 많은 설탕, 알코올, 약물, 도박, 섹스로 재미를 느껴야 합니다. 평범하고 평온한 생활은 그들의 욕구를 충족시킬 수 없습니다.

그럼 왜 과잉행동장애는 여자보다 남자가 더 많은가요? 주된 차이는 요산이 분해되는 속도에서 발생합니다. 우리가 설탕을 먹을 때, 너무 많은 양의 설탕과 요산이 같은 파이프이기 때문에 신체는 우선 혈당을 배출해야 합니다.(혈당을 잘 처리하지 못하면, 에너지 대란으로 생명에 위험이 있습니다.) 요산을 체내로 돌려보낼 때는 요산량이 높아집니다. 요산이 지나치면 통제력을 잃기 쉬워서 충돌하기

건강 TIPS

과잉행동장애 약물이 중독을 초래하지 않을까?

과잉행동장애 약물의 주성분은 암페타민과 리탈린(Ritalin)입니다. 그것들은 중추신경의 자극물입니다. 그것들이 자극하는 것은 도파민의 방출입니다.[268] 약물 자극에 의한 도파민의 증가는 이미 적어진 수신기를 일시적으로 깨우기 때문에 일시적으로 증상이 완화됩니다. 하지만 더 이상 자극이 지속되면 세포는 자극에 견디지 못해 수신기를 회수하게 됩니다. 이것이 바로 약물 자극의 결과가 더 심각한 도파민 저항을 유발하는 이유입니다. 그러니까 이런 약을 복용하면 처음에는 효과가 있지만, 시간이 좀 지난 후에는 효과가 없어지기 시작합니다. 반드시 조제량을 늘리거나 약을 바꾸어야 합니다.[269]

이것은 암페타민을 사용하는 사람들과 마찬가지로 처음에는 약간만 사용해도 매우 흥분한 상태가 됩니다. 그러나 앞으로 같은 흥분을 유지하려면 조제량을 가중해야 합니다. 이러한 약물은 도파민 저항의 근본원인을 바로 잡는 것이 아니라, 도파민을 과잉 자극합니다. 오히려 약물 사용은 자극을 늘려 중독을 키웁니다. 이것이 바로 왜 이런 약물을 사용하는 사람들이 오히려 치료를 받지 않은 사람들보다 알코올 중독, 약물 중독, 그리고 니코틴 중독의 문제가 더 쉽게 나타나는가 하는 이유입니다.[270][271]

쉽습니다. 265)266)

하지만 요산 배출에 대해서는 남녀가 다릅니다. 여성호르몬이 요산배설에 관여하는데, 여학생의 여성호르몬이 많기 때문에 요산배설은 남학생보다 빠르게 진행됩니다. 이게 바로 왜 먹는 음식은 분명히 똑같은데 통풍과 과잉행동장애가 있는 남학생의 수가 여자보다 많은가 하는 이유입니다. 267)

어떻게 과잉행동장애에서 멀어지나?

● 설탕을 천천히 뺀다.

도파민 과다 배출은 과도한 설탕 자극의 결과이기 때문에 도파민 저항을 고치려면 반드시 설탕을 빼야 합니다. 여기서 가리키는 설탕은 디저트나 음료, 간식에 들어가는 설탕뿐만 아니라 밀가루, 밥, 과일에 들어가는 설탕을 포함합니다. 부모들은 반드시 어떤 음식에 설탕이 들어 있는지를 아이들에게 교육한 후에 천천히 설탕을 빼줄 계획을 세우기 시작해야 합니다.

왜 설탕을 빼는 속도를 천천히 해야 합니까? 설탕을 많이 먹는 것에서 전혀 먹지 않는 것으로 바뀌면 몸과 마음이 극도로 박탈감을 느끼기 때문입니다. 우리가 박탈감을 느낄 때 벼락부자의 마음이 나타나게 됩니다. 그것이 다음에 또 닥칠 때 전혀 통제할 수 없고, 꼭 많이 먹어야 한다는 것입니다.

이 밖에 설탕 중독은 암페타민 중독과 마찬가지로 빨리 빼면 몸에서 여러 증상이 나타납니다. 또 너무 빨리 빼면 아이가 몹시 갖고 싶어 해서 야단법석을 떨어, 가족관계의 충돌이 높아집니다. 그러니 아기에게서 설탕을 뺄 때는 수단이 너무 격렬하지 않아야 하고, 부드럽고 견고히 하는 것이 가장 효과적입니다.

● 솔직하게 아이와 소통하고 책략을 세운다.

과잉행동장애 아이는 충동을 억제하지 못하고 종종 사고를 치기 때문에 이미 '순하지 않다'라는 꼬리표가 붙어 있습니다. 오래 되면 아이는 이 라벨들을 자신의 개성의 일부로 취급할 것입니다.

부모들은 아이들에게 음식이 그의 행동과 어떻게 연관되어 있는지를 교육할 수 있습니다. 아이로 하여금 자신의 진짜 개성과 음식으로 인한 행동을 분리할 수 있게 해야 합니다. 우리가 스스로를 '나쁜애'나 '게으른뱅이' 라고 생각하지 않을 때, 그것을 바꿀 수 있는 동력이 생깁니다.

아이가 자신의 몸 상태를 파악한 후, 설탕을 빼는 동안 그가 견디기 힘들 것이라는 것을 알려주세요. 그것은 마약을 복용한 사람에게 마약이 없는 것과 같기 때문입니다. 아이가 이 중독시기를 무사히 보낼 수 있도록 학부모가 어떤 협조를 필요로 하는지, 아이와 함께 전략을 짜야 합니다. 아이가 주도하도록 하여야, 강요 당했다고 느끼지 않을 것입니다. 그래야 설탕 중독을 끊고 나서 상처와 가족 관계의 문제가 파생되지 않을 수 있습니다.

● **음료수를 천천히 줄이고 설탕대체 음료를 줄인다.**

지금은 아이들만 음료수를 마시는 습관이 있는게 아니라 사실 어른도 마찬가지입니다. 그래서 아이가 설탕을 줄일 때 어른이나 가족 모두가 함께 참여해야만 합니다. 외식할 때 음료수를 추가 주문하지 않고, 슈퍼마켓 매장에서 물건을 살 때 습관적으로 음료수를 집으로 옮기지 않아야 합니다. 과잉행동장애 아이들은 대부분 물 마시는 것을 싫어합니다. 음료수를 천천히 빼는 동안 먼저 물에 과일을 조금 넣어도 됩니다.(즙을 내지 말고 잘라낸 과일 조각을 넣으세요.) 원래 매일 끼니마다 음료를 마신다면, 하루에 한 끼만 마시는 것으로 줄일 수 있습니다. 다른 식사는 과일이 들어간 물을 마시면서, 이러한 유추로 서서히 감소시킵니다. 음료수가 다 빠지면 물 마시는 습관도 세우는데, 이때 물에 있는 과일 조각을 천천히 줄일 수 있습니다. 아이가 물이 맛있다고 느낄 때 과잉행동장애가 곧 사라질 것입니다.

많은 학부모들이 음료의 설탕이 좋지 않다고 생각하여 설탕 대체 음료로 바꿉니다. 사실 감미료는 전체 내분비 시스템에 대한 피해가 설탕보다 더 큽니다. 과잉행동장애 아동에게는 더더욱 감미료(설탕 대체)를 손대지 않도록 해야 합니다. 주된 이유는 도파민이 혈당이 상승할 때만 분비되는 것이 아니라, 사실 단맛만으로도 자극할 수 있으니까 감미료, 과당의 영향은 똑같습니다. 따라서 가장 먼저 빼야 할 것은 아스파탐 대체설탕과 고과당 시럽을 넣은 음료입니다.

특히 흑설탕도 설탕이라는 것을 상기시켜야 합니다. 흑설탕은 달지 않은 편이지만 혈당에 영향을 미치는 정도가 백설탕보다 덜하지는 않습니다. 종종 흑설탕은 먹으면 달지 않아서, 우리는 더 많이 추가하여 오히려 혈당을 더 크게 흔듭니다.

● 신경을 돋우는 건강보조식품을 보충한다.

설탕과 자극성 약물의 작용으로 신경이 흥분되고, 이로 인해 사람이 원기 왕성해지며, 동기부여, 주의력 집중, 충동 억제가 있을 수 있습니다. 그래서 설탕을 빼거나 약을 뺄 때 가장 큰 문제는 사람이 기운이 없어져서, 피곤함과 초조함, 집중력이 분산되어 충동과 기분을 제대로 다스리지 못하는 점입니다. 따라서 과잉행동장애 아동이 설탕을 줄일 때, 맥주 효모균이나 부신을 지원하는 신경을 맑게 하는 건강보조식품을 복용할 수 있습니다. 이 기간은 아침에 일어날 때 한 알, 오후 3시 전에 한 알 더 먹을 수 있습니다. 의사와 협의하여 약을 줄일 경우에는 원하는 만큼 복용할 수 있습니다.

특히 이런 종류의 건강보조식품은 신경계를 흥분시킬 수 있으므로, 오후 3시 이후에는 더 이상 복용하지 않아야 합니다. 처음에 먹기 시작하자 증상이 경감되면, 방향이 올바른 것을 뜻합니다. 중간에 잠이 안 오거나 증상이 다시 나타나기 시작하면 감량해야 한다는 뜻입니다. 더 이상 복용할 필요가 없을 정도로 줄인 후 냉동실에 보관할 수 있습니다. 스트레스가 쌓이고 증상이 있을 때 건강보조식품을 재활용하여 균형 상태로 돌아오도록 돕습니다.

아이가 음식의 불균형을 겪으면 어떤 건강식품을 먹어도 완쾌를 도울 수 없다는 것을 명심하세요.

32 자폐증/아스퍼거증후군

자폐증은 뇌의 신경 발달에 문제가 생긴 병입니다. 현재 미국에는 36명의 아이들 중 한 명꼴로 자폐증 아이가 있습니다. 자폐증 아이의 가장 큰 증상은 바로 사교에 문제가 있는 것입니다. 언어적 표현과 비언어적인 표현에 어려움이 있을 수 있습니다. 이 아이들은 같은 동작을 되풀이 하고, 특히 규칙적인 패턴을 가지는 것들을 좋아합니다. 예를 들어 반복되는 소리, 둥근 물건, 컴퓨터 프로그래밍이 있습니다. 자폐아는 규칙적인 패턴을 좋아하기 때문에, 그들은 항상 물건을 마음에 드는 법칙에 따라 잘 배열하고 잘 정돈해야 합니다. 이를 막거나 일상생활의 규율이 흐트러지면 화를 냅니다.

자폐아는 몇 가지 뚜렷한 신체적 증세를 보이고 있습니다. 거꾸로 기어 다니고, 밥을 먹을 때는 흰 밥과 흰 밀가루만 먹고, 고기와 반찬을 일체 먹지 않습니다. 그 외에도 자폐아는 보통 사람들과 달리 소리, 접촉, 그리고 빛에 극도로 민감할 수

자폐아의 이상한 사교 행위 중 가장 현저한 특징

- 사람의 눈을 보면서 말하는 경우가 드물다.
- 스스로 끊임없이 이야기를 하는데(중얼거리다), 종종 다른 사람의 반응을 무시하고 다른 사람이 말을 못하게 한다.
- 다른 사람과 오래 지속되는 언어 교류가 드물다.
- 얼굴 표정이나 행동 반응이 상황과 맞지 않다.
- 타인의 관점과 견해를 이해하지 못한다.

있습니다. 보통 사람들이 견딜 수 있는 소리, 접촉과 강한 빛을, 자폐아는 견딜 수 없을지도 모릅니다.

자폐증은 증상의 심각도에 따라 하나의 족보를 형성합니다. 아스퍼거증도 이 족보에 들어 있습니다. 그러나 아스퍼거증 환자들은 언어와 지능에 장애가 없습니다.

자폐증 족보		
경도 ↓ 중도	아스퍼거증 ⬇	언어와 아이큐에는 지장이 없다. 대부분의 생활 기능은 스스로 처리할 수 있다.
	가벼운 자폐 ⬇	가벼운 언어와 지적 장애. 대부분의 생활 기능은 스스로 처리할 수 있다.
	중도자폐 ⬇	어떤 언어와 지능지수 장애. 스스로 어떤 생활 기능을 처리한다.
	심한 자폐	전면 생활 기능에 장애가 있다

자폐증의 발병 원인

● 중금속 중독

요즘 식수와 건축의 규범은 매우 엄격하여 우리가 수도관과 건재 때문에 중금속을 접할 기회가 적습니다. 요즘 아동들이 중금속을 대량으로 접할 기회는 대개 백신에서 옵니다. 대부분의 백신은 알루미늄과 수은을 함유하고 있습니다. 알루미늄은 백신의 면역 보조제 (adjuvants)입니다. 이 면역 보조제의 작용은 면역 체계의 반응을 유발합니다. 면역이 반응을 일으켜야만 백신에 소개된 병균을 인지할 수 있습니다. 면역이 이 병균을 인지해야 항체가 생기고 백신이 효과가 있습니다.

예전에는 알루미늄이 신체에 의해 빨리 대사될 수 있다고 생각했습니다. 그러나 현재의 연구는 알루미늄이 대사되지 않을 뿐더러 그것이 신체에 미치는 영향이 아주 오래 지속된다는 것을 발견했습니다. 면역체계가 근육에 주입된 알루미늄을 발견하면 병균으로 간주해 림프계 안으로 가지고 들어갑니다. 림프가 신체의 면역 요지이기 때문입니다. 알루미늄은 혈액을 따라 림프관으로 흘러 들어가고, 다시 림프를 따라 뇌로 들어갑니다. 알루미늄은 뇌신경을 심각하게 손상시킬 수 있습니다. 272)273) 274)275)

알루미늄 면역 보조제를 함유한 백신	활성 백신(백신 안의 바이러스는 아직 살아있는 것)은 보통 알루미늄 면역 보조제가 없다
● 파상풍 백신 ● A형 간염 백신 ● B형 간염 백신 ● 인간 유돌바이러스 백신 ● 폐렴 연쇄상구균 백신	● 홍역 백신 ● 이하선염 ● 독일 홍역 ● 수두 ● 로타 바이러스

아이가 한살 반 전 백신을 통해 접촉할 수 있는 알루미늄 함량이 4925 mcg에 달합니다. 276)(아래의 표 참조). 알루미늄은 기억, 인지, 동작, 언어에 영향을 주고, 혈뇌 장벽을 파괴하고(즉 뇌를 보호하는 한쪽 벽), 신경 작동을 해치는 신경독성 물질입니다. 277) 알루미늄 중독은 자폐증뿐만 아니라 장기 피로, 근육통, 관절통증, 편두통, 불면증, 간질, 학습장애를 초래할 수 있으며, 자가 면역계의 질환을 일으킬 수 있습니다. 278)

백신에는 수은 외에도 티오메르살이 많이 들어 있습니다. 수은은 신경독의 일종으로 지용성 물질로 쉽게 혈액뇌장벽을 넘어 신경에 해를 끼칩니다. 279) 티오메르살은 백신의 방부제입니다. 백신의 병균은 모두 단백질이기 때문에 방부제가 없으면 부패합니다.

알루미늄 중독의 영향 요인
● 다른 병균 감염 여부 ● 신체 구조의 성장이 건전한지 여부(특히 혈액뇌장벽, 신경 성장) ● 건강 상태 ● 개인적인 체질(면역계의 반응) ● 알루미늄과 접촉하는 양과 속도

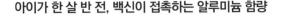

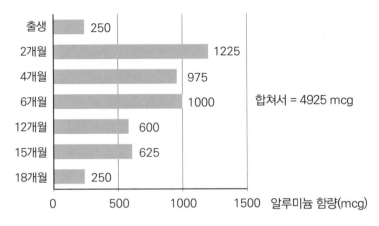

어린이 한 살 반 전 백신이 접촉하는 알루미늄 함량(자료 출처 : 백신제조업체 제품 DM 및 미국 질병통제 및 예방센터 2016년 어린이 예방접종 시간표)

● 설탕은 중금속 중독을 가속화 한다.

자폐아는 거의 모두 사탕을 좋아합니다. 설탕을 먹지 못하는 것은 그들을 죽이는 것과 같습니다. 빨리 사탕을 얻기 위해 쌀밥과 밀가루만 먹고 배를 채웁니다. 자폐아들이 이처럼 쌀밥, 밀가루를 선호하는 것은 수은과 같은 중금속이 장내 생태계를 심각하게 불균형하게 만들어서 장균의 생태가 심하게 불균형할 경우 칸디다균의 번식이 지나치게 많아지면, 아이는 사탕을 쉽게 좋아하게 됩니다.

이 밖에도 칸디다균 자체는 일종의 생체 흡착제이며 수은과 같은 중금속을 흡착할 수 있습니다.[280] 칸디다균이 과도하게 증식하면, 이 사람은 과도한 중금속 흡착으로 인해 중금속 축적 문제가 발생할 가능성이 더 높습니다. 이처럼 중금속은 칸디다균의 과다 번식을 유발시키고[281], 칸디다균은 중금속을 흡착하는 악순환을 일으킵니다.

칸디다균의 주식은 설탕이기 때문에 칸디다균이 너무 많이 번식할 경우, 사람이 당을 좋아하게 되어 설탕을 먹지 않으면 안 됩니다. 아이가 일단 편식을 하면 사탕을 잘 먹습니다. 장균류의 불균형이 더욱 심해집니다. 이것이 바로 왜 일반적으로 자폐아의 금속 중독이 심각한 동시에 그들이 대부분 심각한 장균 생태 불균형을 가지고 있는가 하는 이유입니다.[282] 문제는 칸디다균의 대사물인 아세트알데히드(acetaldehyde)도[283] 신경독이라는 점입니다. 그래서 아이가 설탕을 과다하게 먹으면, 신경을 영구적으로 손상시킬 수도 있습니다. 중금속과 아세트알데히드 독에 독을 가해 뇌의 발달에 심각한 지장을 초래합니다.

건강 TIPS

무수은 백신은 정말 무수은인가?

무수은 백신(thimerosal free vaccine)의 의미는 제로 칼로리 콜라와 비슷합니다. 사실 제로 칼로리 콜라는 제로 칼로리가 아니고, 칼로리가 어느 기준보다 낮을 뿐입니다. 판매할 때 제로 칼로리를 선언하는 것을 허용했습니다. 무수은 백신도 수은이 전혀 없는 것이 아니라 수은 함량이 기준 이하이기 때문에 무수은이라고 부릅니다.

어떻게 자폐증을 멀리하나?

자폐증은 빨리 치료할수록 효과가 좋습니다. 아이가 어릴수록 신경계 자활 능력이 좋기 때문입니다. 아이가 이미 증상이 있다면 다음과 같이 할 수 있습니다.

● 균형 잡힌 식사

균형 잡힌 식사는 두 가지 일을 해낼 수 있습니다. 즉 '사탕을 빼는 것'과 '평온한 에너지'를 유지하는 것입니다. 이 두 가지 모두 신경에 중독된 아이들에게 매우 중요합니다. 설탕을 뺐기 때문에 칸디다균이 주식이 없어져서 지나치게 번식하지 않습니다. 에너지의 균형은 신경에 중독된 아이들에게 특히 중요합니다. 에너지가 안정되고 영양이 풍부하면(소화가 잘 되어 흡수도 잘 된다는 전제 조건) 간이 항상 영양과 결합하여 중금속을 배출할 수 있습니다. 그렇지 않고 아이가 설탕이 너무 많아 혈당을 뒤흔들어놓으면 혈당이 떨어질 때 에너지가 부족합니다. 에너지가 부족하면 독소를 배출하지 못하여 독소가 더 많이 축적됩니다.

● 소화를 지원한다.

대부분의 자폐아는 장균이 이미 균형을 잃었기 때문에 소화가 잘 되지 않고 변비가 상시적이며 대변과 방귀 냄새가 매우 심합니다. 그러므로 이 순환을 바로 잡으려면 처음에 소화와 배변을 지원하는 건강 보조식품을 보충하는 것이 매우 필요합니다. 한 끼에 한 알씩 조금씩 늘려가며 방귀와 대변의 냄새가 나지 않을 때까지 첨가합니다. 아이가 소화보조식품을 먹지 않고 방귀나 대변의 냄새가 나지 않으면 소화가 정상으로 돌아온 것이므로 더 이상 지원할 필요가 없습니다.

● 생물막을 타파한다.

자폐아의 칸디다균 불균형은 모두 심각합니다. 칸디다균이 번식을 많이 하면 자신을 보호하기 위한 생물막이 생깁니다. 면역 군대나 약물은 죽이지 못하기 때문에 유산균만을 복용하는 것이 별로 도움이 되지 않습니다. 이럴 때는 막을 깨뜨릴 소화보조제를 복용하는 것이 좋습니다. 지나치게 번식한 균의 생물막을 깨뜨려야만 면역 군대나 유산균이 신체내 균종의 균형을 도울 수 있습니다.[284][285]

● 킬레이션(chelation therapy) 치료법

자폐증의 신경 손상은 중금속 중독에서 오는 것이어서 완쾌하려면 체내의 과다한 중금속을 제거해야 합니다. 킬레이션 치료는 체내 중금속을 효과적으로 제거할 수 있습니다. 그러나 킬레이션 치료는 체내에 싸인 중금속을 움직여서 배출하기 때문에 혈액으로 돌아가야만 합니다. 따라서 킬레이션 치료가 제대로 처리되지 않으면 2차 중독으로 이어질 수 있습니다. 킬레이션을 치료할 부서를 찾을 때 반드시 그 부서의 신용을 알아보고 평가해야 합니다. 만약 이 킬레이션 센터가 당신에게 알아들을 수 있는 말로 중금속을 어떻게 배출하는지를 설명해 줄 수 없거나 인내심이 없다면, 그들은 적합하지 않을 것입니다.

시중에서 수많은 킬레이션 건강보조식품을 찾을 수 있습니다. 하지만 조합에 따른 킬레이션 물은 체질에 따라 다양한 반응을 초래할 수 있습니다. 양과 조합을 제대로 파악하지 못하면 체내 전해질의 불균형이 심할 수 있습니다. 생명의 위험을 초래할 수도 있고, 신경의 영구 손상을 초래할 수도 있습니다. 이것이 바로 왜 킬레이션 센터가 모두 먼저 환자의 체내 지수를 측정하여 환자의 중금속과 전해질의 상황을 파악한 후에야 조제하는가 하는 이유입니다. 그래서 자가 킬레이션 치료를 하지 말 것을 강력히 권고합니다.[286]

건강 TIPS

건강보조식품의 과다로 중금속 중독

금속 중독의 정의에는 중금속 과다 외에도 미네랄 과다가 포함되어 있습니다. 내가 클리닉에서 중금속 과다량을 측정한 환자들은 모두 주위 환경에 중금속이 있기 때문이 아니었습니다. 그들에게는 매일 여러 종류의 비타민과 미네랄을 삼키는 공통의 습관이 있었습니다. 그들은 모두 특별히 진지한 사람들로서 매일 이런 건강보조식품을 대부분 10년, 20년 동안 쉬지 않고 먹어 왔습니다.

그러나 다량의 외래 및 집중 미네랄은 체내 미네랄의 균형에 심각한 영향을 줄 수 있습니다. 체내 미네랄의 양은 중금속의 거취와 가장 직접적인 연관이 있습니다. 그래서 체내 미네랄이 부족할 때는 중금속에 중독되기 쉽고, 미네랄이 너무 많아도 중금속에 중독되기 쉽습니다.[287] 건강보조식품의 과다 섭취에 따른 피해에 관한 연구가 많아짐에 따라, 각국의 건강보조식품 일일 권장 섭취량 표시에 대한 요구도 점점 엄격해지고 있습니다. 그러나 건강보조식품의 규제에는 여전히 두 가지 문제가 있습니다.

1. 음식의 섭취량을 고려하지 않았습니다.

비록 건강보조식품의 미네랄 함량이 기준을 초과하지 않아도 여러분이 복용할 때 이미 음식에서 섭취한 양을 고려하지 않았습니다. 전혀 고려하지 않았기 때문에 평상시에 보충하는 건강보조식품이 국제 표준의 일일 섭취량을 초과하지 않아도 과다할 수 있습니다. 예를 들어 성인 칼슘의 일일 권장 섭취량은 1000mg입니다. 만약 한 사람이 매일 1000mg의 칼슘 건강보조식품을 복용하고 음식에서 매일 먹는 칼슘을 더하면 과다하게 됩니다.

2. 필요에 따라 복용한 것을 교육하지 않았습니다.

대만에서는 국민 건강보조식품의 과다 복용을 염려하여, 감시 기관에서 일일 조제량을 제한하고 있습니다. 즉 보건식품업자는 소비자가 하루에 얼마나 먹을 수 있는가 교육할 수 있지만, '수요에 따라 복용'을 권장할 수는 없습니다. 수요가 다르지만 동일한 조제량을 복용하면 다음과 같은 문제가 발생할 수 있습니다.

수요가 있는 사람들은 매일 복용하는데, 여전히 조제량이 너무 느리고 적어서 정방향 순환으로 돌아가는데 협조하지 못할 수도 있습니다. 예를 들어 감기 걸린 사람은 감염으로 비타민 C가 많이 빠져나갑니다. 이때 하루 권장 섭취량의 비타민 C만을 복용하는 것은 부족하며 면역력을 제대로 도울 수 없습니다.

수요가 없는 사람들이 매일 복용하면 비타민, 미네랄이 너무 많아 몸을 고르지 못한 상태로 만들 수도 있습니다. 예를 들어 갑상선이 건강한 사람이 하루에 35개의 나선조를 먹으면 요오드 과다로 인한 역효과로 갑상선 문제가 생길 수 있습니다.

그래서 건강보조식품의 섭취량의 규정은 개인의 욕구에 따라 건의와 지도를 할 수 없다면, 서양인의 몸 구조에 동양인을 위해 제약하는 것만큼 위험합니다.

미네랄이 우리 몸 안에서 작동할 때 먹는 만큼 많은 것은 아닙니다. 그 거취는 보통 부갑상선과 부신과 같은 선체에 의해 조절됩니다. 그것들이 혈액 안과 신체 안에 얼마나 많은 미네랄을 보존해야 하는지를 장악합니다. 그래서 신체검사 보고서에 미네랄 결핍이 있을 경우 바로 미네랄을 보충하는 것에 찬성하지 않습니다. 미네랄 불균형이 있는 경우 먼저 소화를 검사하고 선체를 지원해야 선체가 몸의 필요에 따라 미네랄을 조절할 수 있습니다. 만약 한 사람이 미네랄 불균형이 전혀 없는데도 계속 미네랄을 보충한다면 항상 많은 근육, 뼈, 신경의 문제를 만들어냅니다.

건강 TIPS

백신을 이렇게 맞으면, 피해를 최저로 줄일 수 있다.

모두가 수은의 피해를 점점 더 이해함으로써 새로운 백신으로 무수은 처방이 나왔습니다. 그러나 '무수은 백신'은 여전히 소량의 수은을 함유하고 있어서 아이가 한 번에 몇 가지를 맞으면 합할 경우 양이 적지 않습니다. 예를 들어 무수은 백신 두 개를 맞으면, B형 간염과 DPT백신과 같이 6mcg의 수은을 접할 수 있습니다. 독감 백신(25mcg)을 추가하게 되면 6+25=31mcg의 수은을 접하게 됩니다.[288]

어린이에게 백신을 접종할 때 과다한 수은에 접촉하지 않도록 하려면 다음과 같이 완치된 자폐아의 어머니가 권장하는 백신 브랜드와 접종 시점을 참고하면 됩니다.[289]

과다한 수은과의 접촉을 피하는 백신 접종 방식

접종시간	종류	브랜드	수은함량
출산 전	독감 백신은 맞지 않는다		
태어남	B형간염	Recombivax	0
1개월	B형간염	Recombivax	0
2 개월	DPT백신	Daptacel 或infarix	0
4개월 (오합일 선택하면)	오합일백신(백후, 파상풍, 비세포성 백일해, 해모필루스 인플루엔자균 및 불활화 소아마비 혼합백신(IPV)	Pediatrix	0
4개월	독감 백신은 맞지 않는다		
6개월	독감 백신은 맞지 않는다		
	B형간염	Recombivax	0
	오합일백신(백후, 파상풍, 비세포성 백일해, 해모필루스 인플루엔자균 및 불활화 소아마비 혼합백신	Pediatrix	0

아이가 백신을 접종할 때는 반드시 건강이 좋은 상태를 선택해야 합니다. 백신은 바이러스를 몸에 침투시켜 면역체계가 그것과 만나게 하여 이 바이러스가 어떻게 생겼는지 기억하게 하는 역할을 합니다. 다음에 그것이 다시 들어올 때 바로 잡을 수 있는 것이 이른바 백신 면역력입니다. 그래서 이 과정에서 병균을 접촉하지 않은 것이 아니라 단지 접촉한 양이 적거나 약한 것입니다. 이것이 왜 많은 아이들이 백신을 접종한 후에도 여전히 병의 증상을 보이는가 하는 이유입니다. 그렇다면 백신은 아이가 가장 건강하고 면역력이 좋은 경우에만 접종해야 합니다.

아이가 감기에 걸리거나 알레르기 증상이 있을 때는 면역력이 낮아서 그때 백신을 접종할 경우 면역 체계는 전혀 처리하지 못하거나 백신의 병균을 인지할 힘이 없을 수 있습니다. 백신 면역력을 얻지 못할 뿐 아니라 몸을 상하게 할 수도 있습니다. 그러니 아이에게 예방접종을 할 시기를 반드시 신중하게 선택해야 합니다.

33 척추측만/발의 비대칭

척추측만과 발의 비대칭은 성장하고 있는 어린이들에게 잘 생깁니다. 주된 원인은 아이가 성장할 때 각 부위의 성장 속도가 항상 비대칭적인 것입니다. 좌우 비대칭이면 척추가 좌우로 휘어지며, 앞뒤 비대칭적이라면 척추가 앞뒤로 굽고, 등이 굽은 것처럼 보입니다.[290)291)]

척추는 신체를 지탱하는 기둥입니다. 만약 그것이 구부러지면 많은 증상이 나타납니다. 아동의 성장적인 비대칭은

> **척추가 굽으면 흔히 나타나는 증상**
>
> - 등, 어깨, 목통, 허리 이하가 아프다.
> - 흉강 또는 심장 질환
> - 변비
> - 생리통
> - 어깨 비대칭
> - 머리가 한 가운데 있지 않다.
> - 몸 양쪽 비대칭
> - 한쪽 갈비뼈가 다른 쪽보다 높다.
>   (앞쪽으로 기울었다)
> - 골반 높이가 다르다.
> - 팔의 길이가 다르다.
> - 척추판 석회화

흔한 현상이지만 아이의 활동량이 적으면서 성장 비대칭까지 더해지면, 자세가 점점 굳어지고 뼈 성장의 비대칭이 성인이 될 때까지 지속될 가능성이 큽니다.

정상적인 성장 비대칭은 척추측만과 발의 비대칭을 초래할 수 있는 것을 제외하고, 부신이 피곤해도 이런 문제가 생기기 쉽습니다.[292)] 왜냐하면 부신은 혈당 조절 외에도 체내 미네랄을 조절하기 때문입니다. 그것은 콩팥 위에 앉아서 미네랄이 소변을 따라가게 하거나 미네랄을 남기게 합니다. 만약 미네랄의 균형이 맞지

않으면 뼈 성장에 문제가 생길 것입니다.[293]

부신이 피곤할 수 있는 3대 요인은 스트레스를 많이 받고, 늦게 자고, 설탕을 먹은 것으로, 성장 중인 아이의 생활특징입니다. 음식 조합 오류(설탕이 너무 많고 고기가 너무 적음)는 혈당이 빠르게 상승한 후 또 급격하게 떨어집니다. 이 에너지가 심각하게 부족할 때 지방을 태우는 것으로 혈당과 에너지를 올리기에는 부족하며, 단백질을 태워야만 합니다.[294][295] 우리 몸에서 가장 큰 단백질 공급원은 콜라겐입니다. 콜라겐은 신체 결체 조직의 원료로 인대는 그 가운데 한 가지입니다. 콜라겐이 부족하면 인대가 뼈를 고정시키지 못할 수도 있습니다. 사타구니 인대(서혜인대라고도 함)의 힘이 부족하면 척추측만과 발의 비대칭을 만들 수 있습니다.

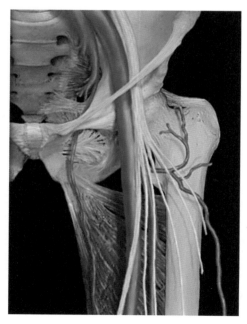

녹색 부분이 바로 사타구니 인대이다.(작자 : Ryan Johnson)

어떻게 척추측만/발의 비대칭을 예방할까?

● 균형 잡힌 식사

영양의 균형 잡힌 식사로, 혈당이 매 끼니마다 요동치지 않도록 유지합니다. 혈당이 안정되어야 미네랄과 콜라겐이 풍부해지고 뼈와 인대가 건강합니다.

● 소화에 신경을 쓴다.

미네랄 분해는 위산에 의존하기 때문에 아이가 스트레스를 많이 받고 식사를 서두른다면, 미네랄은 설령 먹는다고 해도 흡수되지 않으니다. 296)297)298)299)300)301) 아이가 골격에 문제가 있으면 먼저 아이의 소화 상황을 점검해야 합니다. 제대로 소화가 된 음식은 방귀와 대변을 보면 냄새가 나지 않을 것입니다. 아이가 소화에 문제가 있으면 소화를 지원하는 건강보조식품을 복용할 수 있습니다. 매 끼니마다 한 알씩 조금씩 늘려가면서 대변과 방귀의 냄새가 나지 않을 때까지 첨가합니다. 아이의 소화가 잘 되면 항상 충분한 영양을 가지고 소화액을 분비하기 때문입니다. 이때 소화를 지원하는 건강보조식품을 먹으면 오히려 위가 타거나 설사를 할 수 있습니다. 이때는 소화보조식품의 양을 줄여야 합니다.

● 충분한 일광욕

칼슘이 몸에서 쓸 수 있는 것은 비타민 D에 의존합니다. 우리가 가장 잘 사용할 수 있는 비타민 D는 햇볕에 쬐어서 얻은 것입니다. 아이가 매일 집에 있으면 일광욕이 부족하여 미네랄의 불균형을 초래하기 쉽습니다. 매일 밖에 나가 뛰어다니며 활동하도록 아이들을 독려해야 합니다.

● 바른 자세

앉아서 TV를 보고, 컴퓨터를 보고, 휴대전화를 하고, 그리고 털썩 주저앉는 것이 요즘 아이들의 가장 흔한 자세입니다. 이런 잘못된 자세는 성장 비대칭을 더 심각하게 만들 수 있습니다. 부모는 아이에게 자세가 뼈와 가슴의 성장에 미치는 영향에 대해 교육하고 자세를 정확하게 하도록 가르치는 것이 좋습니다. 굽은 등을 예방하는 작은 기구를 시중에서 찾아볼 수 있습니다. 등에 붙이고 등을 굽히면 진동합니다.

34 빈혈

빈혈은 큰 병처럼 들리지 않습니다. 적혈구가 조금 적어졌을 뿐이지 않나요? 사실 적혈구는 우리를 위해 산소를 운반합니다. 적혈구가 부족하면 산소 부족과 같습니다. 장기간 산소 부족은 위험합니다. 왜냐하면 신경계는 3분만 산소가 부족하면 괴사를 시작하기 때문입니다. 산소가 부족한 경우 발효당으로만 에너지를 얻을 수 있습니다. 그런데 이런 환경은 바로 암세포 성장의 온상입니다.

빈혈은 아래 표에 열거된 증상 외에도, 빈혈을 하는 아이도 얼음, 종이, 딱딱한 판지, 머리카락, 흙, 돌과 같이 영양가 없는 것을 좋아할 가능성이 높습니다. 이런 행위를 피카(또는 폭식증)라고 합니다. 이런 행위는 대부분 철분이 부족해서 생깁니다. 많은 사람들은 빈혈이 철분이 부족해서 생긴 이상 철분을 보충하면 되지 않을까 생각을 합니다.

사실 빈혈은 그렇게 간단하지 않습니다.

빈혈의 흔한 증상
● 살결이 창백하고 핏기가 없다.
● 입술이 희끗희끗하다. 창백하다
● 눈꺼풀 안쪽이나 손톱에 핏기가 없다.
● 화를 잘 내다.
● 피곤하다.
● 피부가 누렇다.
● 오줌 색깔은 콜라 같다.
● 호흡이 가빠지다.
● 심장 박동이 빠르다.
● 손이나 발이 붓다.
● 두통
● 머리가 어질어질하다.

빈혈의 형성 원인

● 피가 부족하다.

외부의 상처가 많으면 쉽사리 빈혈이 됩니다. 그 외에도 생리가 너무 많아도 혈액이 부족하기 쉽습니다. 내가 가장 자주 볼 수 있고, 또한 가장 자주 간과한 내출혈은 장, 위의 궤양입니다. 궤양이나 장루는 피가 약간 빠지고 대변 색깔이 다르게 보이지 않을 수 있습니다. 단, 만든 피보다 잃은 피가 많으면 빈혈이 됩니다.[302][303](이런 문제를 근본적으로 치료하려면 81쪽, 256쪽 참조)

● 영양실조

매초 2백만 개의 적혈구가 골수에서 생산됩니다. 이렇게 많은 양과 빠른 생산은 충분한 원료에 의존합니다. 조혈 원료로 우리가 잘 아는 철 이외에 구리, 아연, 비타민 및 엽산이 필요합니다. 그 외에도 야채, 지방, 그리고 단백질이 필요합니다. 즉 아이가 매일 흰 밀가루, 흰 밥이나 정크 푸드만 먹는다면 영양실조로 빈혈이 생길 수 있습니다. 혈액을 만드는 데 필요한 충분한 원료를 섭취하지 않았기 때문입니다. 특히 조혈의 또 다른 중요한 영양소인 비타민 B12는 고기, 달걀, 유제품에서만 찾을 수 있음을 상기해야 합니다. 그래서 채식주의자는 비타민 B12가 심각하게 부족하게 됩니다. 비타민 B12의 결핍은 악성 빈혈을 유발하기 쉽습니다. 이것이 바로 채식주의자 아이들이 일반적으로 창백한 원인입니다.

● 소화불량

그럼 매일 철분을 많이 섭취해야 충분할까요? 사실 우리의 장은 하루에 2mg의 철분만 흡수하면 충분히 보충할 수 있습니다. 철이 너무 중요하기 때문에 우리의 몸은 마그네슘, 칼슘, 아연, 칼륨 등 각종 미네랄을 배출할 수 있지만 철을 배출하는 어떠한 메커니즘도 없이 진화되었습니다.[304] 사실 피를 만드는 데 필요한 철은 2mg보다 훨씬 많습니다. 하지만 피를 만드는 데 필요한 철은 대부분 재활용된 철을 사용합니다. 우리 몸에서 유일하게 철이 빠져나가는 곳은 죽은 표피나 피를 흘릴 때입니다. 몸이 철에 대해서는 '사재기증'이 있다고 할 수 있습니다.

비록 하루에 필요로 하는 철의 양이 매우 적지만, 우리가 철을 먹을 수 있는가는 그것이 흡수될 수 있는가에 전적으로 달려 있습니다. 그래서 대부분의 철분 결핍성 빈혈은 사실 소화 문제에서 비롯된 것입니다. 위산이 너무 적으면 철분은 소장에 흡수되기 어렵습니다.[305] 위산과 소화효소가 부족할 때 비타민 B12는 단백질로부터 분해되지 않고 자연스럽게 흡수되지 않습니다. 그래서 소화불량이 악성 빈혈의 가장 큰 원인입니다.[306]

이것이 바로 왜 몸에 무엇인가 부족할 때 무작정 대량 보충하기 전에 그것이 소화에 흡수되지 않아서 부족했던 것은 아닌가를 먼저 생각해 보아야 하는 이유입니다. 잊지 마세요. 소화가 안 되면 무엇을 먹어도 흡수가 안 됩니다.

● 신장 부상

신장은 조혈과 가장 직접적인 연관이 있습니다. 그것은 신체의 혈중 산소 함유량을 조사하는 책임을 지고 있습니다. 산소 함유량이 부족하면 신장은 적혈구 생성소를 분비하여 골수에게 적혈구를 만들어내도록 명령을 내립니다. 많은 아이들이 음료를 오래 마시면서 물을 마시지 않아 장기간 탈수가 되고, 게다가 장기간의 고당분 음식 때문에 어린 나이에 벌써 신장에 상처를 입었습니다. 신장이 손상되면 적혈구 생성이 부족해 빈혈이 생길 수 있습니다.

● 면역 체계의 불균형

빈혈은 적혈구 부족 때문입니다. 적혈구 부족은 적혈구가 충분히 만들어지지 않았을 수도 있지만 적혈구가 너무 빨리 분해되었을 수도 있습니다. 적혈구의 일반적인 생명 기간은 120일입니다. 그것이 망가지고, 늙고, 일을 할 수 없을 때, 면역 체계안의 거대한 대식세포들이 그들을 삼킵니다. 대식세포가 오래된 적혈구를 삼킨 뒤 적혈구 안의 철을 회수해 간과 비장에 다시 넣어 재활용합니다. 면역이 조절되지 않고 항진 상태이면 대식세포가 과다한 적혈구를 먹어 치울 수 있어 적혈구 수가 부족하게 됩니다.

● 약물로 인한 빈혈

상당히 많은 항생제가 빈혈을 유발할 수 있습니다. 이는 항생제가 나쁜 균과 함께 좋은 균도 죽이기 때문입니다. 항생제의 가장 큰 부작용은 장내의 좋은 균을 죽이는 것입니다. 장내의 좋은 균은 우리의 소화뿐만 아니라 담즙과 빌리루빈을 분리하는데 도와줍니다. 이 과정은 조혈과 밀접한 관계가 있습니다.[307] 빌리루빈은 장균에 의해 분변 담즙 색소로 분해되어 대변의 클래식한 브라운색으로 주어집니다. 이것이 항생제를 먹으면 종종 대변의 색깔이 바뀔 수 있는 이유입니다.

빈혈을 일으킬 수 있는 약물[308]

- Cephalosporins 항생제
- Nonsteroidal anti-inflammatory drugs, NSAIDs 진통제
- Dapsone 항생제
- Penicillin 페니실린
- Levofloxacin 항생제
- Phenazopyridine 진통제
- Nitroflurantoin 항생제
- Quinidine 부정맥 약물
- Levodopa 파킨슨병 약물
- methyldopa 고혈압 약물

이상의 약물 외에도 스테로이드 약물은 빈혈을 유발할 수 있습니다. 이는 스테로이드 약물이 적혈구의 성숙을 억제하기 때문입니다.[309]

빈혈에 철분 보충은 정말 효과가 있나?
보충하면 할수록 부족하니 조심하세요.[310][311][312][313]

이전의 빈혈 표준 치료는 철분 보충이었습니다. 하지만 최신 연구에서는 철분을 보충하면 할수록 부족해질 수 있다는 것을 발견했습니다. 철분 보충에 대한 우리의 견해에서 혁명적인 변화는 헵시딘(hepcidin)에 대한 이해에서 비롯되었습니다. 말 그대로 헵시딘은 혈중 철분 함량을 조절하는 골키퍼입니다. 혈액 속의 철분이 상승하면 헵시딘이 분비되어 철이 혈액 순환으로 들어가는 것을 억제합니다.

하지만 헵시딘은 동시에 염증에 매우 민감합니다. 몸에 염증이 생길 때도 헵시딘은 올라가고 혈액 속의 철분 함량 상승을 억제합니다. 그래서 염증이 오래되면 빈혈도 생깁니다. 문제는 바로 이것입니다. 철분이 너무 많으면 반드시 염증을 일으킬 것입니다.

왜냐하면 그것은 균이 우리와 같이 철을 필요로 해서 장균이 철을 얻으면 번식이 과하게 되기 때문입니다. 균이 일단 번식을 많이 하면 장에 염증이 생기고, 장에 염증이 오래되면 헵시딘이 계속 과하게 되고, 철분이 혈액 속에서 상승하는 것을 억제하여 빈혈이 형성됩니다. 만약 장에 염증이 생길 때 염증을 가라앉히기 위해 스테로이드 치료를 하면, 스테로이드도 빈혈을 일으킬 수 있어 설상가상입니다.

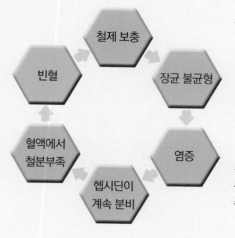

철분을 보충하는데, 오히려 철분이 부족하여, 더욱 심각한 악순환을 초래하였다.

이것은 바로 제가 클리닉에서 흔히 볼 수 있는 경우입니다. 특별히 철분을 보충한 사람들의 장균검사보고서에 철을 먹는 균이 과다하게 들어있어 균종의 생태 불균형을 초래하고 장에 염증을 일으키는 수치가 높아집니다. 장에 염증이 생겼을 때 가장 흔한 치료법은 스테로이드 약물로 염증을 가라앉히는 것입니다. 스테로이드 약물의 차단반응은 염증입니다. 이렇게 반복적으로 염증을 일으켜 빈혈은 더 심해지고 철제를 더 많이 보충하고, 스테로이드 약물을314) 더 독하게 쓰는 악순환의 고리가 더 단단히 묶여져 있습니다.

어떻게 빈혈을 예방하나?

● 궤양의 근원을 근치한다.

아이가 위나 장의 궤양이 있다면 궤양의 근원을 찾아내야 합니다. 헬리코박터균에 의한 것인가? 스트레스 때문인가? 아니면 음식 조합의 불균형 때문인가? 원인을 찾아 그것을 제거합니다. 궤양의 근원을 찾지 않고 소염만 하다 보면 염증은 계속 재발할 것입니다.

● 포괄적인 영양, 균형

아이는 편식 상태에서 전면적이고 균형 잡힌 영양을 얻을 수는 없습니다. 밥만먹고 밀가루만 먹으면 영양가가 별로 없습니다. 학부모는 배불리 먹기만을 바랄 것이 아니라 영양가 있는 음식을 충분히 먹었는지, 고기도 먹었는지, 야채도 먹었는지 살펴보아야 합니다. 탄수화물류에 대해서도 알아보고, 빵이나 시리얼 같은 가공식품이라면 그 안에 도대체 무엇을 넣었는지 알아보아야 합니다.

● 소화 문제를 유의한다.

요즘 아이들의 스트레스는 우리가 생각하는 것보다 훨씬 많습니다. 어린아이는 마치 스펀지처럼 어른들이 받는 스트레스를 그대로 흡수합니다. 당신이 그들에게 말할 필요도 없이 그들은 느낄 수 있고 피할 수도 없습니다. 게다가 학업과 사교적 스트레스까지, 이러한 이중적인 스트레스가 적절히 해소되지 않으면 소화에 영향을 미칠 수 있습니다. 소화액 분비 부족, 음식물을 제대로 분해 못함, 영양 흡수 안 됨, 소화액을 만드는 원료 부족 등은 심각한 소화 문제를 일으킬 수 있습니다.

아이의 대변과 방귀의 냄새가 매우 고약하다면 소화류 건강보조식품을 보충할 수 있습니다. 한 끼에 한 알씩 먹는 것으로부터 서서히 증가시켜, 대변과 방귀의 냄새가 나지 않을 때까지 첨가합니다. 이렇게 한동안 먹으면 아이의 소화액 분비가 늘어나기 시작합니다. 갑자기 설사를 하거나, 위가 따갑거나 할 경우, 그것은 건강보조식품이 과다해서 양을 줄일 수 있다는 것을 의미합니다.

때때로 매끼 식사가 아니고 하루에 한 끼 식후에만 먹어도 되고. 건강보조식품을 전혀 먹지 않아도 대변과 방귀의 냄새가 나지 않으면 건강보조식품이 필요 없다는 신호로 받아들이면 됩니다.

● 알레르기 문제를 근치한다.

아이가 알레르기 문제가 있을 경우 확실한 것은 체내에 염증이 지속된다는 것입니다. 우리는 이제 오랫동안 염증을 일으켜 헵시딘의 불균형을 초래하고 결국 빈혈을 만든다는 것을 알고 있습니다.(알러지 알기~ 81쪽 참조)

● 약물의 부작용 인식하기

빈혈을 일으킬 수 있는 많은 약물들이 있으므로 약물을 복용하기 전에 인터넷에 접속해서 이 약물의 부작용을 확실히 알아내는 것이 좋습니다.

갓난아기 분유에 철분을 보충하는 것이 좋을까?

철분이 너무 많으면 장균의 불균형을 초래하고[315], 장기간 염증을 일으켜서 더욱 심각한 빈혈을 가져올 수 있습니다. 미시간 대학이 이끄는 장기간의 연구에 의하면 분유에 철분을 더하는 것이 오히려 아이들이 향후 10년 동안 더 느리게 성장할 수 있다는 사실을 발견했습니다.[316]

문제는 바로 지금 분유에 철분을 넣는 것뿐만 아니라 아침식사로 시리얼, 음료, 빵에 철분을 넣는 것입니다. 모두가 빈혈을 두려워하기 때문에 상품의 판매를 위해서 업자들이 무엇이든 철분을 첨가합니다. 소비자들은 철분이 많으면 많을수록 좋다고 생각합니다. 종종 지나치게 많습니다. 이 때문에 많은 아이들의 장균 생태계와 소화기 계통은 일찍이 철분을 보충한 우유를 먹을 때 균형을 잃었습니다.

35 구내염/입안이 헌다

　우리가 잠을 잘 못 자고, 잘 먹지 못하고, 스트레스를 많이 받고, 상처가 완쾌(수술, 외상, 내상)된 경우, 구내염이나 입안이 헐기 쉽습니다. 입술에 있는 단순 포진(herpes simplex)은 바이러스에 의해 발생합니다. 또 구강궤양(mouth ulcer)도 흔합니다. 아래 사진의 두 가지 구강 문제는 면역체계 저하와 영양 불균형에서 비롯된 경우가 많습니다.

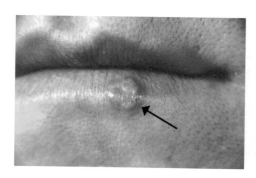

입술에 난 포진(자료 출처 : https://reurl.cc/QVdNo)

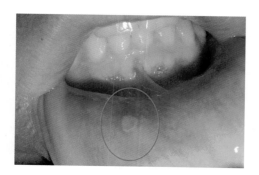

구강 궤양(자료 출처 : https://reurl.cc/jm7ay)

　우리가 잠을 잘 못 자거나, 잘 먹지 못하거나, 스트레스를 많이 받고, 상처가 완쾌될 때 가장 힘든 것은 바로 부신입니다. 부신은 전신의 비타민 C가 가장 많이 축적된 곳 중 하나입니다.(다른 하나는 눈) 그래서 부신이 피곤하면 비타민 C가 빨리 빠져나갑니다. 비타민 C는 우리 면역력의 주력이고[317], 뿐만 아니라 결체 조직의 생성을 이끄는 중요한 공신이기도 합니다. 구강 안의 표피 아래가 결체 조직입니다. 그래서 비타민 C가 부족하면 입이 잘 헐고 잘 낫지 않습니다.[318]

어떻게 구내 염/입안이 허는 것을 피할 수 있나?

● 설탕 줄이기

보통 반복적으로 구내 염/입안이 헐게 되는 과정은 꼭 디저트를 과다하게 먹는 것은 아니지만, 거의 탄수화물이나 과일을 과다하게 먹습니다. 많은 사람들이 통밀, 현미, 과일은 양에 관계없이 건강하다고 생각합니다. 사실 이들은 높은 양의 설탕을 함유하고 있습니다. 설탕을 많이 먹을 경우 부신은 혈당 조절에 협조하느라 지치고 면역력이 떨어지기 쉽습니다.[319] 구내 염/입안이 허는 것은 '설탕이 과하다'는 경보입니다. 설탕을 빼야 할 때라고 알려주는 것입니다.

● 스트레스를 줄이고 일찍 잔다.

스트레스를 많이 받거나 늦게 자거나 잠을 충분히 자지 못할 경우 부신을 망가뜨릴 수 있습니다. 부신이 피곤하면 비타민 C가 많이 빠져나가 면역력이 떨어집니다. 그래서 구내 염/입안이 헐 때는 일찍 자고 스트레스를 줄여야 합니다.

● 면역체계를 지원하는 건강보조식품을 보충한다.

구내 염/입안이 헐은 경우 면역 체계를 지원하는 건강보조식품을 보충할 수 있습니다. 4~6시간마다 한 번. 그것은 증상을 경감시키지는 못하지만 치유시간을 단축시킬 수 있습니다. 증상이 끝나면 면역 건강보조식품의 사용을 중지할 수 있습니다.

● 맥주 효모균을 보충한다.

맥주 효모균의 다양한 비타민 B, 그리고 글루칸 분자는 면역 체계를 크게 지원할 수 있습니다.[320] 구내 염/입안이 헐은 동안 맥주 효모 알약 두 알씩 식전 또는 식후에 먹을 수 있습니다.

건강 TIPS

비타민 C와 위궤양

위 속의 궤양은 입 속의 궤양과 매우 유사합니다. 마찬가지로 결체 조직이 파괴되어 제때에 완쾌되지 못한 데 따른 것입니다. 그래서 비타민 C가 부족한 사람들은 구강궤양뿐만 아니라 위궤양을 일으키기도 쉽습니다.[321]

위궤양의 다른 원인들은 『근치음식 당신을 만성질환에서 벗어나게 합니다 』를 참조하세요.

36 구강 수포

  이 병은 사람의 목숨을 앗아가지는 않지만, 정말 짜증나게 합니다. 음식을 먹거나 먹을 생각을 하면 뺨쪽 구강에서 물집이 생깁니다. 이것이 바로 침관 협착('salivary duct structure' 또는 'salivary duct stenosis')입니다.[322]

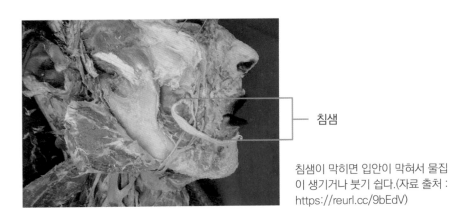

침샘

침샘이 막히면 입안이 막혀서 물집이 생기거나 붓기 쉽다.(자료 출처 : https://reurl.cc/9bEdV)

  이 경우는 타액선 염 및 타액선 결석을 일으키기 쉽습니다. 침관 협착은 침샘이 좁아지거나 막히면서 유발됩니다. 침 분비량이 적어질 때 침은 체류 때문에 점액전(粘液栓, mucous plug)을 형성하여 침샘을 막을 수도 있습니다. 음식을 먹을 때 침이 다시 분비되는데, 바로 앞의 막힘으로 인해 부어오르기 시작합니다. 이때 선체가 스트레스를 받으면 아프거나 불편해집니다. 마지막으로 점액전은 높아지는 압력에 의해 느슨해집니다. 침이 입안에 부드럽게 들어가고 물집이나 부은 부위가 사라집니다.

어떻게 구강 수포를 예방하나?

● 갑상선을 지원한다.

침 분비는 갑상선의 건강과 연관이 깊습니다. 따라서 타액의 문제가 있으면 갑상선을 지원하는 것이 좋습니다.(220쪽 및 『근치음식 당신을 만성질환에서 벗어나게 합니다 』 130~136쪽 참조)

● 잠자는 자세나 이를 가는 습관에 주의한다.

침이 너무 적게 분비되어 침샘의 점액전이 형성되기 쉽다는 것 외에도 압착(내리누르다)은 침샘을 좁게 만들 수 있습니다. 그래서 잠자는 자세가 중요합니다. 항상 물집이 생기는 쪽은 모두 잠자는 쪽입니다. 그런 경우라면 반듯하게 누워 자거나 다른 쪽으로 바꿔서 자도 좋습니다.

이를 가는 힘은 매우 큽니다. 야간방호 조치를 제대로 하고 교정기를 착용하지 않으면 침샘이 상할 수 있어 방해를 받을 수 있습니다. 만약 침샘이 손상되었다면 가벼운 수술로 막힌 침샘을 나누어 주어야 문제를 근치할 수 있습니다. 그렇지 않고 음식을 먹으면 침샘이 막힙니다. 침에는 탄수화물을 분해하는 효소가 있기 때문에 이때 침샘이 막혀 탄수화물의 소화에 지장이 생길 수 있습니다.

37 청소년의 정서적 동요/두통

청소년기에 체형 변화 외에 가장 눈에 띄는 것은 정서적 파동입니다. 어른들은 종종 이상하게 생각하는데, 사소한 일인데 왜 청소년들의 반응이 그렇게 클까요? 평온했던 가정생활은 아이가 청소년기에 접어들면서 시끌벅적해집니다. 많은 사람들은 이것이 호르몬의 탓이라고 생각하지만, 이 말은 절반만 맞습니다. '시상하부-뇌하수체-부신' 축은 우리의 스트레스를 다루는 핵심입니다. 아이가 청소년기에 접어들면서 처리해야 할 스트레스 외에도 호르몬의 생산량이 크게 늘어납니다. '시상하부-뇌하수체-부신' 축은 청소년기에도 성호르몬 분비에 크게 관여합니다. 그것은 특히 청소년기에 작업량이 무겁기 때문에 청소년들이 스트레스에 직면할 때 내압성이 낮다고 할 수 있습니다. 내압의 핵심인 '시상하부-뇌하수체-부신'은 성호르몬 제조에 참여해야 해서 관리할 수 있는 여유가 없습니다. 이것이 왜 청소년들이 스트레스와 충돌할 때 반응이 이렇게 예민한가 하는 이유입니다. 그들의 체내의 생리 화학 자원이 스트레스를 처리하기에 충분하지 않다고 말할 수 있습니다.[323]

그 외에도 청소년들은 원래부터 쉽게 나타나는 정서적 기복, 여기에 혈당의 기복까지 더해지면 더 과장되고 뚜렷해집니다. 혈당이 높을 때 우리는 세상을 정복할 수 있다고 느낍니다. 혈당이 낮을 때 분비를 자극하는 부신은 원래 우리를 맹수와 싸우게 하고 도망치게 하려고 고안되었습니다. 그래서 이런 때에 어떤 사람들은 툭하면 죽고살기로 논쟁하기 쉽고, 싸움을 걸기 마련입니다. 또 어떤 사람들은 무엇을 보아도 피하고 싶어 하며, 자신이 반드시 죽는다고 느낍니다. 약간의 좌절이나 작은 충돌에 부딪히면 스스로 헤어나지 못할 정도로 우울할 수도 있고, 눈물을 그치지 않을 수도 있습니다.[324]

그래서 청소년기에 매우 감성적이고 감정의 파동이 심한 것은 정상입니다. 하지만 이런 감정의 표현이 과장되어 가족 운영과 가족생활에까지 영향을 미친다면 음식에 설탕이 너무 많이 들어 있는 것이 일반적입니다. 머리는 몸무게의 2%에 불과하지만 몸 전체의 20%의 에너지를 사용합니다. 뇌의 주요한 에너지원은 설탕이기 때문에 우리는 혈당이 빠르게 떨어지고 에너지가 불안정할 때 뇌는 가장 잘 느낍니다. 신경도 에너지가 부족하기 때문에 아픈 경보를 보내고, 이유 없이 머리에 통증을 느낍니다.

어떻게 청소년의 정서적 동요/두통을 피할 수 있나?

바로 청소년기에 '시상하부-뇌하수체-부신'의 축이 유난히 힘들고, 설탕이 과하지 않도록 근치음식을 먹는 것이 더욱 더 필요합니다. 이 시기에 아이가 근치음식을 먹으면 정서파동의 상황이 훨씬 온화해집니다. 아이가 골고루 먹기 때문에 혈당이 안정되기 쉽습니다. 혈당의 안정=에너지의 안정. 에너지가 안정되면 두통이 잘 생기지 않습니다.

설탕의 과다 외에도 또 다른 청소년 두통의 가장 흔한 원인은 탈수에 의한 것입니다. 물은 혈청에 가장 많이 함유된 영양으로 물이 부족할 때 산소가 부족하기 쉽습니다. 산소가 부족하기만 하면 신경이 괴사하기 시작하고, 그 경보는 바로 통증입니다. 따라서 청소년들이 자주 두통을 겪는다면 하루 물 섭취량이 충분한지 살펴보아야 합니다.

맺음말

천연 음식의 좋은 점은 몸이 안다

내게는 두 딸이 있습니다. 큰 아이를 기를 때 음식과 건강의 관계를 잘 몰라서 근본적으로 마구잡이로 길렀습니다. 이로 인해 큰 딸아이가 자랄 때 어떤 병도 있었습니다. 우리는 매일 병원으로 뛰어다녔고, 그녀에게 얼마나 많은 약을 먹였는지 모릅니다. 당시 아이가 아파서 온 집안이 잠도 못 잤고, 집안은 하루 종일 엉망진창이 되었습니다. 막내딸에게 지금 옛날 일을 꺼내면 아직도 가슴이 두근거린다고 합니다.

나중에 나는 영양에 대해 배웠고, 우리 집에 음식 혁명을 일으켰습니다. 자신과 아이들의 건강을 통째로 뒤바꾸고 아이의 신체 자활 능력의 신기함을 증명하였습니다. 몸이 약하고 병이 많은 아이는 제대로 먹은 후 병이 생기지 않는 것이 아니라 아프면 스스로 치유됩니다. 우리는 더 이상 병원에 자주 돌아다니지 않았기 때문에 아이들과 함께 보낼 수 있는 시간이 더 많아졌습니다. 이것이 나로 하여금 시장에 갈 때마다 사찰과 교회에 들어간 것처럼 느끼게 해주었습니다. 나는 천연 음식이 우리 집의 건강과 즐거움을 가져다준 것에 대해 더없이 감사와 찬양으로 충만해 있습니다.

하지만 천연 음식의 힘이 그만큼 강하기 때문에 남용될 수도 있습니다. 저는 단일 식재료로 꾸준히 아이의 몸을 보양하는 사람이 아이에게 진정한 건강을 가져다준 것을 본 적이 없습니다. 예를 들어 칼슘, 철분, 비타민, 유산균, 인삼, 보약을 꾸준히 먹이는 식입니다. 음식이 몸에 들어가 몸을 이용하는 것은 하나의 과정입니다. 아이가 먹기만 하면 되는 게 아닙니다. 음식물이 들어가면 소화해야 하고,

소화한 후에는 흡수해야 하며, 흡수한 후에는 몸이 다 쓴 폐기물도 배출해야 합니다. 먹으면서 소화시키지 못하면 흡수가 안 됩니다. 또는 흡수하여 사용 후 폐기물이 배출되지 않으면 문제가 생길 수 있습니다.

　그래서 아이를 위해 보양식과 음식을 준비하기 전에 아이의 소화가 잘 되나? 먹은 것이 배출이 되나? 꼭 물어보아야 합니다.

먹은 게 제대로 보충되었나?

● 소화하지 못하면 곧 독이 된다.

　만약 신체검사 지수가 너무 낮다면 대량으로 그 음식을 무작정 보충해야 할 이유가 없습니다. 요즘 음식은 충분하고, 무엇이든지 잘 먹고, 균형 있게 먹는다면, 먹지 못할 이유가 없습니다. 그런데 몸에 부족하다는 신호가 나타나면 소화가 안 돼서 그런 것 같습니다. 음식을 제대로 소화하지 않으면 몸에 결코 흡수되지 않습니다. 제대로 소화하지 못한 것은 '영양'이 아니라 '독'입니다. 이때 소화가 안 되는 것을 대량으로 몸에 부으면 독만 늘어납니다. 그래서 지수가 너무 낮으면 첫 번째로 물어보아야 할 것은 소화가 되었는가? 입니다.

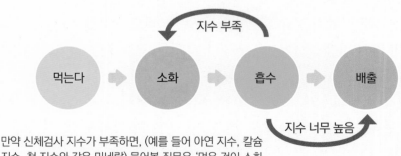

만약 신체검사 지수가 부족하면, (예를 들어 아연 지수, 칼슘 지수, 철 지수와 같은 미네랄) 물어볼 질문은 '먹은 것이 소화 되었습니까?'입니다.
만약 지수가 너무 높으면, (예를 들어 호르몬 지수, 혈액지질 지수) 물어볼 질문은 '먹은 것이 순조롭게 배출되었습니까?' 입니다.

● 배출하지 않았는데 계속해 보양하는 것은 더욱 독이 된다.

신체검사 지수가 너무 높을 때 온 가족이 출동하여 이것을 사고 저것을 사고자 합니다. 아무래도 아무 것도 하지 않으면 안 된다는 생각이 듭니다. 사실 지수가 너무 높은 것은 배출이 안 되었을 가능성이 매우 높습니다. 다 빠져나갈 수 없는데 당신이 또 다른 물건을 첨가하는 것은 괜히 짐을 더하는 것이 아닐까요? 그러니까, 지수가 너무 높으면 첫 번째로 물어볼 것은 배설하는 것이 어떤가? 배출은 됐나요? 입니다.

그렇게 어린 아이가 아무런 스트레스도 받지 않았는데 어떻게 소화가 안 되냐고 물어보실 겁니다. 아기들은 어려서 자신의 스트레스는 없지만, 그들은 스펀지처럼 어른들의 스트레스를 직접 흡수할 수 있습니다. 아이가 소화가 잘 안 되는 현상이 있다면 당신은 '그가 무슨 스트레스를 받는가?'가 아니라 '내가 무슨 스트레스를 받는가?'를 물어보아야 할 것입니다.

마지막으로 나는 모든 가정에 연구는 단지 이론일 뿐이며 결코 법칙이 아니라는 것을 상기시키고자 합니다. 매번 연구의 성과는 복잡한 신체 작동에 대해 우리가 단편적인 사실만 알고 있다는 것을 일깨워줍니다. 그러므로 여러분의 집은 어떻게 먹고, 어떻게 마시고, 어떻게 움직여야 건강과 즐거움을 가져다 줄 수 있는가? 자신의 신체 반응에 귀를 기울이고 여러분에게 가장 적합한 방법을 찾아야 합니다. 결국은 그게 음식을 근치하는 정신입니다. 음식을 근치하는 것은 '꼭 어떻게 먹느냐'는 음식법이 아닙니다. 음식을 근치하는 가장 중요한 핵심은 몸의 소리를 듣고 자신에게 맞는 음식 조합을 찾아내고 맞추는 것입니다.

참고자료

PART 1 아이는 어떻게 먹어야 할까?

9 아이는 육신으로 만든 것이니 전반적인 영양이 필요하다

1. http://www.whfoods.com/genpage.php?tname=nutrientprofile&dbid=104; https://ndb.nal. usda. gov/ndb/foods/show/05112?fgcd=&manu=&format=&count=&max=25&offset=&sort= default &order=asc&qlookup=Chicken%2C+roasting%2C+meat+and+skin%2C+cooked%2C+roaste d&ds=&qt=&qp=&qa=&qn=&q=&ing=; https://ndb.nal.usda.gov/ndb/foods/show/11 739?fgcd =&manu=&format=&count=&max=25&offset=&sort=default&order=asc&qlookup =Broccoli %2C+raw&ds=&qt=&qp=&qa=&qn=&q=&ing= .

11 근치음식은 아이들의 성장과 학습을 돕는다

2. Le Révérend, B., Edelson, L., and Loret, C. (2014, Feb). Anatomical, functional, physiological and behavioural aspects of the development of mastication in early childhood. Br J Nutr, 111(3): 403-14.

3. Chia, C.W., Shardell, M., Tanaka, T., Liu, D. clinical implications. Clin Endocrinol, 51 (2): 205-15.

12 부모가 가장 자주 겪는 아이의 음식 문제

4. Le Révérend, B., Edelson, L., and Loret, C. (2014, Feb). Anatomical, functional, physiological and behavioural aspects of the development of mastication in early childhood. Br J Nutr, 111(3): 403-414.

5. Lieberman, D. (2011). The evolution of the human head. Belknap Harvard, Cambridge, Massachusetts.

6. Kutoba, K., Momose, T., Abe, A., Narita, N., Ohtomo, K., Minaguchi, S., Funakoshi, M., Sasaki, Y., and Kojima, Y. (2003, Dec). Nuclear medical PET-study in the causal relationship between mastication and brain function in human evolutionary and developmental processes. Ann Anat, 185(6): 565-9.

7. Cotert, H. and Aras, E. (Feb, 1999). Mastication, deglutition and speech considerations in

prosthodontic rehabilitation of a total glossectomy patient. Journal of Oral Rehabilitation, 26(1): 75-9.

8. Morris, S.E. and Dunn-Klein, M. (2000). Pre-feeding Skills: A Comprehensive Resource for Mealtime Development (2nd ed.). Austin, TX: PRO-ED, Inc.

PART 2 아이의 이 병들은 어떻게 생기나? 어떻게 개선해야 하나?

3 너무 빨리 자라거나 자라지 않는다

9. Hoppe, C., Molgaard, C., and Michaelsen, K.F. (2006). Cow's milk and linear growth in industrialized and developing countries. Annu Rev Nutr, 26: 131-173.

10. VanderLaan, W. (1971, Aug). Changing concepts on the control of growth hormone secretion in man. Calif Med, 115(2): 38-46.

11. Stang, J. and Story, M. (Eds). (2005). Guidelines for Adolescent Nutrition Services.

12. Vgontzas, A.N., Mastorakos, G., Bixler, E.O., Kales, A., Gold, P.W., and Chrousos, G.P. (1999, Aug). Sleep deprivation effects on the activity of the hypothalamic-pituitary-adrenal and growth axes: Potential clinical implications. Clin Endocrinol, 51 (2): 205-15.

13. Branum, A., Rossen, L., and Schoendorf, K. (2014, Mar). Trends in caffeine intake among US children and adolescents. Pediatrics, 133(3): 386-93.

14. Yeh, J. and Aloia, J. (1986, June). Differential effect of caffeine administration on calcium and vitamin D metabolism in young and adult rats. Journal of Bone and Mineral Research, 1(3): 251-8.

15. MacDonald, R. (2000, May). The role of zinc in growth and cell proliferation. Journal of Nutrition, 130(5): 1500-1508S.

4 천식/알레르기/비염/아토피성 피부염/건선

16. Slominski, A., Wortsman, J., Paus, R., Elias, P.M., Tobin, D.J., and Feingold, K.R. (2008). Skin as an endocrine organ: Implications for its function. Drug Discovery Today: Disease Mechanisms, 5(2), 137-44.

17. Schmid-Wendtner, M.H. and Korting, H.C. (2006). The pH of the skin surface and its impact on the barrier function. Skin Pharmacol Physiol, 19(6): 296-302.

18. Benhadou, F., Mintoff, D., Schnebert, B., and Thio, H.B. (2018, Jun). Psoriasis and microbiota: A systematic review. Diseases, 6(2): 47.

19. Di Giuseppe, M., et al. (2003). Nelson Biology 12 (p.473). Toronto: Thomson Canada.

20. Pavlovic, D., Virres, N., Zedda, C., Fournier, M., and Aubier M. (1998). Effects of corticosteroids on epithelial structure and smooth muscle function of rat trachea. Eur Respir J, 11: 575-82.

21. Simone, D.A., et al. (1987). The magnitude and duration of itch produced by intracutaneous

injections of histamine. Somatosens Res, 5:81-92.

22. Greaves, M.W. (1976, Oct). Anti-inflammatory action of corticosteroids. Postgraduate Medical Journal, 52: 631-33.

23. Craddock, C.G. (1978, Apr). Corticosteroid-induced lymphopenia, immunosuppression, and body defense. Ann Intern Med, 88(4): 564-6.

24. McKay, L.I. and Cidlowski, J.A. (2003). Physiologic and Pharmacologic Effects of Corticosteroids. In: Kufe, D.W., Pollock, R.E., Weichselbaum, R.R., et al. (Eds). Holland-Frei Cancer Medicine. 6th edition. Hamilton (ON): BC Decker; 2003.

25. Craddock, C.G. (1978, Apr). Corticosteroid-induced lymphopenia, immunosuppression, and body defense. Ann Intern Med, 88(4): 564-6.

26. Vojdani, A. and Vojdani, C. (2015). Immune reactivity to food coloring. Altern Ther Health Med, 21 (Suppl) 1:52-62.

27. 資料來源: Daily per capita Consumption of Food AFC 1950-2010 (compiled by Laura, J. and Stevens, M.S., Purdue, used with permission) Arnold, L., Lofthouse, N., and Hurt, E.(2012, Jul). Artificial food colors and attention-deficit/hyeractivity symptoms: Conclusions to dye for. Neurotherapeutics, 9(3): 599-609.

28. Riiser, A. (2015). The human microbiome, asthma, and allergy. Allergy Asthma Clin Immunol, 11:35.

29. Slominski, A., Wortsman, J., Paus, R., Elias, P.M., Tobin, D.J., and Feingold, K.R. (2008). Skin as an endocrine organ: Implications for its function. Drug Discovery Today: Disease Mechanisms, 5(2), 137-44.

30. Cingi, C., Conk-Dalay, M., Cakli, H., and Bal, C. (2008, Oct). The effects of spirulina on allergic rhinitis. Eur Arch Otorhinolaryngol, 265(10): 1219-23.

31. Thornhill, S. and Kelly, A. (2000). Natural treatment of perennial allergic rhinitis. Altern Med Rev, 5(5): 448-54.

32. Lantz, R.C., Chen, G.J., Solyom, A.M., Jolad, S.D., and Timmermann, B.N. (2005). The effect of turmeric extracts on inflammatory mediator production. Phytomedicine, 12: 445-52.

33. Hauser, Anja E. and Höpken, Uta E. (2015). B cell localization and migration in health and disease. Molecular Biology of B Cells, Elsevier (pp.187-214).

34. Kurosaki, T., Kometani, K., and Ise, W. (2015, Feb). Memory B cells. Nature Reviews Immunology, 15(3): 149-59.

35. Ichinose, F., Roberts, J., and Zapol, W., (2004, Jun). A selective pulmonary vasodilator: Current uses and therapeutic potential. Circulation, 109(25): 3106-3111.

36. Putensen, C., Hörmann, C., Kleinsasser, A., and Putensen-Himmer, G. (1998, Jun). Cardiopulmonar effects of aerosolized prostaglandin E1 and nitric oxide inhalation in patients with acute respiratory distress syndrome. AM J Respir Crit Care Med, 157(6 Pt 1): 1743-7.

5 습진/두드러기

37. Boguniewicz, M. and Leung, D.Y. (2011). Atopic dermatitis: A disease of altered skin barrier and immune dysregulation. Immunological Reviews, 242(1): 233-46.

6 작은 육종

38. Zeidi, M. and North, J.P. (2015, Jun). Sebaceous induction in dermatofibroma: A common feature of dermatofibromas on the shoulder. J Cutan Pathol, 42(6): 400-5.

39. Morgan, R.M., Patterson, M.J., and Nimmo, M.A. (2004). Acute effects of dehydration on sweat composition in men during prolonged exercise in the heat. Acta Physiol Scand, 182(1): 37-43.

40. Pullar, J.M., Carr, A.C., and Vissers, M. (2017). The Roles of Vitamin C in Skin Health. Nutrients, 9(8): 866.

7 사마귀

41. Loo, S.K. and Tang, W.Y. (2014). Warts (non-genital). BMJ Clinical Evidence, 1710.

42. Jackson, R. (1955). The topical use of hydrocortisone and hydrocortisone acetate. Can Med Assoc, 72: 931.

8 잘 웃지 않는다/균형 감각이 나쁘다

43. Nagy, E. (2011). The newborn infant: A missing stage in developmental psychology. Infant and Child Development, 20(1): 3-19.

44. Miller, G. (2007, May). Neurological disorders. The mystery of the missing smile. Science, 316(5826): 826-7.

45. Sigmundsson, H. (2005). Disorders of motor development (clumsy child syndrome). J Neural Transm Suppl, 69: 51-68.

46. Iwata, K. (1977). Toxins produced by candida albicans. Contrib Microbiol Immunol, 4: 77-85.

47. Berman, S., Kuczenski, R., McCracken, J., and London, E. (2009, Feb). Potential adverse effects of amphetamine treatment on brain and behavior: A review. Mol Psychiartry, 14(2): 123- 42.

48. Harris, J.B. and Blain, P.G. (2004, Sep). Neurotoxicology: What the neurologist needs to know. J Neurol Neurosurg Psychiatry, 75 (Suppl 3): iii29-34.

9 소아의 요로 감염

49. Hilt, E.E., et al. (2014). Urine is not sterile: Use of enhanced urine culture techniques to detect resident bacterial flora in the adult female bladder. J Clin Microbiol, 52: 871-6.

50. Thomas-White, K., Kumar, N., Kuiken, M., Putonti, C., Stares, M., Hilt, E., Lawley, T., et al.(2018). Culturing of female bladder bacteria reveals an interconnected urogenital microbiota. Nature Comm, 9: 1557.

51. Finucane, T.E. (2017, Mar). "Urinary Tract Infection" and the microbiome. Am J Med, 130(3): e97-8.

52. Costello, E.K., Stagaman, K., Dethlefsen, L., Bohannan, B.J., and Relman, D.A. (2012). The application of ecological theory toward an understanding of the human microbiome. Science, 336:1255-62.

53. Guay, D.R. (2009). Cranberry and urinary tract infections. Drugs, 69(7): 775-807.

10 질 가려움증/혀 백태

54. da Silva Dantas, A., Lee, K.K., Raziunaite, I., Schaefer, K., Wagener, J., Yadav, B., and Gow, N.A. (2016). Cell biology of Candida albicans-host interactions. Current Opinion in Microbiology, 34: 111-118.

55. Ganapathy, D.M., Joseph, S., Ariga, P., and Selvaraj, A. (2013). Evaluation of the influence of blood glucose level on oral candidal colonization in complete denture wearers with Type-II Diabetes Mellitus: An in vivo Study. Dental Research Journal, 10(1): 87-92.

11 편도선염/비염/편도선 결석

56. Masieri, S., Trabattoni, D., Incorvaia, C., De Luca, M., Dell'Albani, I., and Leo, G. (2014). A role for Waldeyer's ring in immunological response to allergens. Current Medical Research and Opinion, 2014:30(2).

57. Kempen, M.J., Rijkers, G.T., and Cauwenberge, P.B. (2000, May). The immune response in adenoids and tonsils. Int. Arch Allergy Immunol, 122(1): 8-19.

58. Scadding, G.K. (1990, Feb). Immunology of the tonsil: A review. J R Soc Med, 83(2): 104-7.

59. Deak, T. (2008, Apr). Immune cells and cytokine circuits: Toward a working model for understanding direct immune-to-adrenal communication pathways. Endocrinology, 149(4): 1433-5.

60. Yang, J.H., Bhargava, P., McCloskey, D., Mao, N., Palsson, B.O., and Collins, J.J. (2017, Dec). Antibiotic-induced changes to the host metabolic environment inhibit drug efficacy and alter immune function. Cell Host Microbe, 22(6): 757-65.

61. Buckley, T.M. and Schatzberg, A.F. (2005, May). On the interactions of the hypothalamic-pituitary-adrenal (HPA) axis and sleep: Normal HPA axia activity and circadian rhythm, exemplary sleep disorders. J Clin Endocrinol Metab, 90(5): 3106-14.

62. Kaltianen, E., Wiksten, J., Aaltonen, L.M., Ilmarinen, T., Hagstrom, J., and Blomgren, K.(2017, Nov). The presence of minor salivary glands in the peritonsillar space. Eur Arch Otorhinolaryngol, 274(11): 3997-4001.

63. Theuwissen, E., Smit, E., and Vermeer, C. (2012, Mar). The role of vitamin K in soft-tissue calcification. Adv Nutr, 3(2): 166-73.

64. Hill, M.J. (1997, Mar). Intestinal flora and endogenous vitamin synthesis. Eur J Cancer Prev, 6 (Suppl 1): S43-5.

65. Belkaid, Y. and Hand, T. (2014, Mar). Role of the microbiota in immunity and inflammation. Cell, 157(1): 121-41.

66. Grootveld, M., Atherton, M.D., Sheerin, A.N., Hawkes, J., Blake, D.R., Richens, T.E., et al.(1998, Mar). In vivo absorption, metabolism, and urinary excretion of-unsaturated aldehydes in experimental animals: Relevance to the development of cardiovascular diseases by the dietary ingestion of thermally stressed polyunsaturate-rich culinary oils. J Clin Invest, 101(6): 1210-8.

67. Burton, M.J., Glasziou, P.P., Chong, L.Y., and Venekapm, R.P. (2014, Nov). Tonsillectomy or adenotonsillectomy versus non-surgical treatment for chronic/recurrent acute tonsillitis. The

Cochrane Database Syst Rev, 19(11): CD001802.

68.   Scadding, G.K. (1990, Feb). Immunoligy of the tonsil: A review. J R Soc Med, 83(2): 104-7.

12 인플루엔자/폐렴/위장염/장 바이러스(노로 바이러스)

69.   Barr, J., Auro, R., Furlan, M., Whiteson, K., Erb, M., Pogliano, J., Stotland, A., Wolkowicz, R., Cutting, A., Doran, K., Peter, S., Youle, M., and Rohwer, F. (2013, Jun). Bacteriophage adhering to mucus provide a non-host-derived immunity. PNAS, 110 (26): 10771-6.

70.   Morrow, G. and Abbott, R. (1998, Feb). Conjunctivitis. Am Fam Physician, 57(4): 735-46.

71.   Hegland, K., Bolser, D., and Davenport, P. (2012, Jul). Volitional control of reflex cough. J Appl Physiol, 113(1): 39-46.

72.   Evan, S., Repasky, E., and Fisher, D. (2015, May). Fever and the thermal regulation of immunity: The immune system feels the heat. Nat Rev Immunol, 15(6): 335-49.

73.   Bernheim, H.A. (1986, Mar-Apr). Is prostaglandin E2 involved in the pathogenesis of fever?Effect of interleukin-1 on the release of prostaglandins. Yale J Biol Med, 59(2): 151-8.

74.   Vig, M. and Kinet, J.P. (2009, Jan). Calcium signaling in immune cells. Nat Immunol, 10(1): 21-7.

75.   Crocetti, M., Moghbeli, N., and Serwint, J. (2001). Fever phobia revisited: Have parental misconceptions about fever changed in 20 years? Pediatrics, 107(6): 1241-6.

76.   Sullivan, J.E. and Farrar, H.C. (2011, Mar). Fever and antipyretic use in children. Pediatrics, 127(3): 580-7.

77.   Earn, D., Andrew, P., and Bolker, B. (2014, Mar). Population-level effects of suppressing fever. Proc Biol Sci, 281(1778): 20132570.

78.   Fromm, D. (1987, May). How do non-steroidal anti-inflammatory drugs affect gastric mucosal defenses. Clin Invest Med, 10(3): 251-8.

79.   Spiller, R.C. (2002, Dec). Roles of nerves in enteric infection. Gut, 51(6): 759-62.

80.   Blikslager, A. and Jones, S. (2002). Role of the enteric nervous system in the pathophysiology of secretory diarrhea. J Vet Intern Med, 16: 222-8.

81.   Lowen, A.C., Mubareka, S., Steel, J., and Palese, P. (2007). Influenza virus transmission is dependent on relative humidity and temperature. PLOS Pathogens, 3(10): e151.

82.   Morf, J. and Schibler, U. (2013, Feb). Body temperature cycles gatekeepers of circadian clocks. Cell Cycle, 12(4): 539-40.

83.   Rodriguez, E. (2012). Causes of night fever: Why it's higher later. Retrieved from http://thesurvivaldoctor.com/2012/10/10/causes-of-night-fever-why-its-higher-later/

84.   Forsythe, P. (2011, Apr). Probiotics and lung diseases. Chest, 139(4): 901-8.

85.   Kumar, M., Prasad, S.K., and Hemalatha, S. (2014, Jan). A current update on the phytopharmacological aspects of Houttuynia cordata Thunb. Parmacogn Rev, 8(15): 22-35.

86.   Belongia, E.A., Kieke, B.A., Donahue, J.G., Greenlee, R.T., Balish, A., Foust, A., Lindstrom, S., and Shay, D.K. (2009, Jan). Effectiveness of inactivated influenza vaccines varied substantially with antigenic match from the 2004-2005 season to the 2006-2007 season. J Infect Dis, 199(2): 159-67.

87. McLean, H.Q., Thompson, M.G., Sundaram, M.E., Kieke, B.A., Murthy, K., Piedra, P.A., Zimmerman, R.K., Belongia, E.A., et al. (2015, May). Influenza vaccine effectiveness in the United States during 2012-2013: Variable protection by age and virus type. J Infect Dis, 211(10): 1529-40.

88. Zimmerman, R.K., Nowalk, M.P., Chung, J., Jackson, M.L., Jackson, L.A., Petrie, JG., Flannery, B., et al. (2016, Dec). 2014-2015 Influenza vaccine effectiveness in the United States by Vaccine Type. Clin Infect Dis, 63(12): 1564-73.

89. Lenzer, J. (2015). Center for Disease Control and Prevention: Protecting the private good?BMJ, 350: h2362.

90. McLean, H., Thompson, M., Sundaram, M., Meece, J., McClure, D., Freidrich, T., and Belongia, E. (2014, Nov). Impact of repeated vaccination on vaccine effectiveness against influenza A (H3N2) and B during 8 seasons. Clin Infect Dis, 59(10): 1375-85.

91. Classen, B. (2014). Review of vaccine induced immune overload and resulting epidemic of type 1 diabetes and metabolic syndrome, emphasis on explaining the recent accelerations in the risk of prediabetes and other immune mediated diseases. Mol Genet Med, 2014, S1: 025.

92. Joshi, A.Y., Iyer, V.N., Hartz, M.F., Patel, A.M., and Li, J.T. (2012, March-Apr). Effectiveness of trivalent inactivated influenza vaccine in influenza-related hospitalization in children: A case-control study. Allergy Asthma Proc, 33(2): e23-7.

93. King, J.C. Jr., Treanor, J., Fast P.E., Wolff, M., Yan, L., Iacuzio, D, Belshe, R.B., et al.(2000, Feb). Comparison of the safety, vaccine virus shedding, and immunogenicity of influenza virus vaccine, trivalent, types A and B, live cold-adapted, administered to human immunodeficiency virus (HIV)-infected and non-HIV-infected adults. J Infect Dis, 181(2): 725-8.

94. Payne, D.C., Edwards, K.M., Bowen, M.D., Keckley, E., Peters, J., Esona, M.D, Gentsch, J.R. et al. (2010, Feb). Sibling transmission of vaccine-derived rotavirus (Rota Teq) associated with rotavirus gastroenteritis. Pediatrics, 125(2): e438-41.

95. Rubin, L.G., Levin, M.J., Ljungman, P., Davies, E.G., Avery, R., Tomblyn, M., et al. Infectious Disease Society of America. (2014, Feb). 2013 IDSA clinical practice guideline for vaccination of the immunocompromised host. Clin Infect Dis, 58(3): 309-18.

96. Hanley, K. (2011, Dec). The double-edged sword: How evolution can make or break a live-attenuated virus vaccine. Evolution, 4(4): 635-43.

13 맹장염/충수염

97. Smith, H., Park, W., and Kotze, S. (2017). Morphological evolution of the mammalian cecum and cecal appendix. Comptes Rendus Palevol, 16(1): 39.

98. Im, G.Y., Modayil, R.J., Lin, C.T., Geier, S.J., Katz, D.S., Feuerman, M., and Grendell, J.H. (2011, Dec). The appendix may protect against Clostridium difficile recurrence. Clin Gastroenterol Hepatol, 9(12): 1072-7.

99. Ramdass, M., Quillan, S., Milne, D., Mooteeram, J., and Barro, S. (2015, Feb). Association between the appendix and the fecalith in adults. Can J Surg, 58(1): 10-4.

100. Roblin, X., Neut, C., Darfeuille-Michaud, A., and Colombel, J.F. (2012, Apr). Local appendiceal

dysbiosis: The missing link between the appendix and ulcerative colitis. Gut, 61(4): 635-6.

101. Minneci, P.C., Mahida, J.B., Lodwick, D.L., Sulkowski, J.P., Nacion, K.M., Cooper, J.N., Deans, K.J., et al. (2016, May). Effectiveness of patient choice in nonoperative vs. surgical management of pediatric uncomplicated acute appendicitis. JAMA Surg, 151(5): 408-15.

102. Oprita, R., Bratu, M., Oprita, B., and Diaconescu, B. (2016). Fecal transplantation - the new, inexpensive, safe, and rapidly effective approach in the treatment of gastrointestinal tract diseases. Journal of Medicine and Life, 9(2): 160-2.

103. U.S. Department of Health and Human Services. (2016). Enforcement policy regarding investigational new drug requirements for use of fecal microbiota for transplantation to treat Clostridium difficile infection not responsive to standard therapies. Retrieved from https://www.fda.gov/downloads/biologicsbloodvaccines/guidancecomplianceregulatoryinformati on/guidances/vaccines/ucm488223.pdf.

104. 周鎮宇. (2017). 台灣首例個案：哥哥新鮮便便救了五歲弟弟. 中時電子報. 資料來源：http://www.chinatimes.com/realtimenews/20171228001936-260405.

14 중이염

105. Swarts, J., Casselbrant, M., Teixeira, M., Mandel, E., Richert, B., Banks, J., El-Wagaa, J., and William, D. (2014, Jun). Eustachian tube function in young children without a history of otitis media evaluated using a pressure-chamber protocol. Acta Otolaryngol, 134(6): 579-87.

106. Abrahams, S. and Labbok, M. (2011, Dec). Breastfeeding and otitis media: A review of recent evidence. Current Allergy and Asthma Reports, 11: 508.

107. Brown, C.E. and Magnuson, B. (2000, Aug). On the physics of the infant feeding bottle and middle ear sequela: Ear disease in infants can be associated with bottle feeding. Int J Pediatr Otorhinolaryngol, 54(1): 13-20.

108. Honda, K., Tanke, M., and Kumazawa, T. (1998). Otitis media with effusion and tubal tonsil. Acta Otolaryngol Suppl, 454: 218-21.

109. van Bon, M.J., Zielhuis, G.A., Rach, G.H., and van den Broek, P. (1989, May). Otitis media with effusion and habitual mouth breathing in Dutch preschool children. Int J Pediatr Otorhinolaryngol, 17(2): 119-25.

110. Le Révérend, B., Edelson, L., and Loret, C. (2014, Feb). Anatomical, functional, physiological and behavioural aspects of the development of mastication in early childhood. Br J Nutr, 111(3): 403-14.

111. Youniss, S. (1991, Apr). The relationship between craniomandibular disorders and otitis media in children. Cranio, 9(2): 169-73.

112. Ramirez, L.M., Ballesteros, L.E., and Sandoval, G.P. (2010, Jan-Feb). Tensor veli palatine and tensor tympani muscles: Anatomical, functional and symptomatic links. Acta Otorrinolaringol Esp, 61(1): 26-33.

113. Tuz, H., Onder, E., and Kisnisci, R. (2003). Prevalence of otologic complaints in patients with temporomandibular disorder. American journal of orthodontics and dentofacial orthopedics,

123(6): 620-3.

114. Bernstein, J. (1996, May). Role of allergy in eustachian tube blockage and otitis media with effusion: A review. Otolaryngology Head and Neck Surgery, 114(4): 562-8.

115. Bezáková, N., Damoiseaux, R., Hoes, A., Schilder, A., and Rovers, M. (2009, Jun). Recurrence up to 3.5 years after antibiotic treatment of acute otitis media in very young Dutch children: Survey of trial participants. BMJ, 338: b2525.

116. Qureishi, A., Lee, Y., Belfield, K., Birchall, J., and Daniel, M. (2014, Jan). Update on otitis media-prevention and treatment. Infect Drug Resist, 7: 15-24.

117. Rosenfeld, R.M., Shin, J.J., Schwartz, S.R., Coggin, R., Gagnon, L., Hackell, J.M., Corrigan, M.D., et al. (2016, Feb). Clinical practice guideline: Otitis media with effusion (update). Otolaryngol Head Neck Surg, 154 (1 Suppl): S1-41.

118. Trompette, A., Claustre, J., Caillon, F., Jourdan, G., Chayvialle, J.A., and Plaisancié, P. (2003, Nov). Milk bioactive peptides and beta-casomorphins induced mucus release in rat jejunum. J Nutr, 133(11): 3499-503.

119. Niittynen, L., Pitkäranta, A., and Korpela, R. (2012, Apr). Probiotics and otitis media in children. Int J Pediatr Otorhinolaryngol, 76(4): 465-70.

120. Skovbjerg, S., Roos, K., Holm, S.E., Grahn Håkansson, E., Norwrouzian, F., Ivarsson, M., Adlerberth, I., and Wold, A.E. (2009, Feb). Spray bacteriotherapy decreases middle ear fluid in children with secretory otitis media. Arch Dis Child, 94(2): 92-8.

15 코피가 난다

121. Carr, A.C. and Maggini, S. (2017, Nov). Vitamin C and immune function. Nutrients, 9(11): 1211.

122. "Vitamin K." (2014, July). Micronutrient Information Center, Linus Pauling Institute, Oregon State University, Corvallis, OR. Retrieved 2 October 2018.

123. Aydin, S. (2017). Can vitamin K synthesis altered by dysbiosis of microbiota be blamed in the etiopathogenesis of venous thrombosis? Biosci Microbiota Food Health, 36(3): 73-4.

124. Zaura, E., Nicu, E., Krom, B., and Keijser, B. (2014). Acquiring and maintaining a normal oral microbiome: Current perspective. Front Cell Infect Microbiol, 4:85.

125. Adam, S.E., Arnold, D., Murphy, B., Carroll, P., Green, A.K., Smith, A.M., and Brading, M. G. (2017). A randomized clinical study to determine the effect of a toothpaste containing enzymes and proteins on plaque oral microbiome ecology. Sci Rep, 7: 43344.

126. Thomas, L.D., Elinder, C.G., Tiselius, H.G., Wolk, A., and Akesson, A. (2013, Mar). Ascrobic acid supplements and kidney stone incidence among men: A prospective study. JAMA Intern Med, 173(5): 386-8.

127. "Vitamin K." (2014, July). Micronutrient Information Center, Linus Pauling Institute, Oregon State University, Corvallis, OR. Retrieved 2 October 2018.

16 장미진/수족구병

128. Imanpour, A., Nwaiwu, O., McMaughan, D., DeSalvo, B., and Bashir, A. (2017, Aug). Factors

associated with antibiotics prescriptions for the viral origin diseases in office-based practices, 2006-2012. JRSM Open, 8(8): 2054270417717668.

17 거식증/폭식증

129. Mayer, M.G., Cowley, M.A., and M ü nzberg, H. (2008). Mechanism of leptin action and leptin resistance. Annu Rev Physiol, 70: 537-56.

130. Atalayer, D., Gibson, C., Konopacka, A., and Geliebter, A. (2014, Jan). Ghrelin and eating disorders. Pro Neuropsychopharmacol Bio Psychiatry, 40: 70-82.

131. Brownley, K.A., Holle, A.V., Hamer, R.M., Via, M.L., and Bulik, C.M. (2013). A double-blind, randomized pilot trial of chromium picolinate for binge eating disorder: Results of the binge eating and chromium (BEACh) study. Journal of Psychosomatic Research, 75(1): 36-42.

132. André, R., Gabrielli, A., Laffitte, E., and Kherad, O. (2017, Feb). Atypical scurvy associated with anorexia nervosa. Ann Dermatol Venereol, 144(2): 125-9.

133. Koizumi, M., Kondo, Y., Isaka, A., Ishigami, A., and Suzuki, E. (2016, Dec). Vitamin C impacts anxiety-like behavior and stress-induced anorexia relative to social environment in SMP30/GNL knockout mice. Nutr Res, 36(12): 1379-91.

134. De Alvaro, M.T., Munoz-Calvo, M.T., Barrios, V., Martinez, G., Martos-Moreno, G.A., Hawkins, F., and Argente, J. (2007). Regional fat distribution in adolescents with anorexia nervosa: Effect of duration of malnutrition and weight recovery. Eur J Endocrinol, 157: 473-9.

135. Mayo-Smith, W., Hayes, C.W., Biller, B.M., Klibanski, A., Rosenthal, H., and Rosenthal, D.I.(1989). Body fat distribution measured with CT: Correlations in healthy subjects, patients with anorexia nervosa, and patients with Cushing syndrome. Radiology, 170: 515-8.

136. Ghoch, M., Calugi, S., Lamburghini, S., and Grave, R. (2014, Sep). Anotrexia nervosa and body fat distribution: A systematic review. Nutrients, 6(9): 3895-912.

137. Brooks, E.R., Ogden, B.W., and Cavalier, D.S. (1998). Compromised bone density 11.4 years after diagnosis of anorexia nervosa. J Womens Health, 7: 567-74.

138. Tsujino, N. and Sakurai, T. (2012, Jul). Circadian rhythm of leptin, orexin and ghrelin. Nihon Rinsho, 70(7): 1121-5.

139. Goel, N., Stunkard, A.J., Rogers, N.L., Van Dongen, H.P.A., Allison, K.C., O' Reardon, J.P., Dinges, D.F., et al. (2009). Circadian rhythm profiles in women with night eating syndrome. Journal of Biological Rhythms, 24(1): 85-94.

140. Sinha, M.K., Opentanova, I., Ohannesian, J.P., Kolaczynski, J.W., Heiman, M.L., Hale, J., Caro, J.F., et al. (1996). Evidence of free and bound leptin in human circulation. Studies in lean and obese subjects and during short-term fasting. Journal of Clinical Investigation, 98(6): 1277-82.

141. Stice, E., Davis, K., Miller, N.P., and Marti, C.N. (2008). Fasting increases risk for onset of binge eating and bulimic pathology: A 5-year prospective study. Journal of Abnormal Psychology, 117(4): 941-6.

142. Malina, R.M., Koziel, S., and Bielicki, T. (1999). Variation in subcutaneous adipose tissue distribution association with age, sex, and maturation. Am J Hum Biol, 11(2): 189-200.

18 생리(월경) 장애

143. Maybin, J.A. and Critchley, H.O.D. (2015). Menstrual physiology: Implications for endometrial pathology and beyond. Human Reproduction Update, 21(6): 748-61. http://doi. org/10.1093/humupd/dmv038

144. Maybin, J.A. and Critchley, H.O.D. (2015). Menstrual physiology: Implications for endometrial pathology and beyond. Human Reproduction Update, 21(6): 748-61. http://doi. org/10.1093/humupd/dmv038

145. Salker, M.S., Nautiyal, J., Steel, J.H., Webster, Z., Šuurovi, S., Nicou, M., Brosens, J.J., et al. (2012). Disordered IL-33/ST2 activation in decidualizing stromal cells prolongs uterine receptivity in women with recurrent pregnancy loss. PLOS One, 7(12): e52252.

146. Critchley, H.O.D., Kelly, R.W., Brenner, R.M., and Baird, D.T. (2001, Dec). The endocrinology of menstruation—A role for the immune system. Clin Endocrinol (Oxf), 55(6): 701-10.

147. King, A.E., Critchley, H.O.D., and Kelly, R.W. (2003). Innate immune defences in the human endometrium. Reproductive Biology and Endocrinology: RB&E, 1: 116. http://doi. org/10.1186/1477-7827-1-116

148. Dosiou, C., Lathi, R.B., Tulac, S., Huang, S.T., and Giudice, L.C. (2004, May). Interferon-related and other immune genes are downregulated in peripheral blood leukocytes in the luteal phase of the menstrual cycle. J Clin Endocrinol Metab, 89(5): 2501-4.

149. Maybin, J.A. and Critchley, H.O.D. (2015). Menstrual physiology: Implications for endometrial pathology and beyond. Human Reproduction Update, 21(6): 748-61.

150. Altemus, M., Redwine, L., Leong, Y.M., Yoshikawa, T., Yehuda, R., Detera-Wadleigh, S., and Murphy, D.L. (1997, Aug). Neuropsychopharmacology, 17(2): 100-9.

151. Shang, Y., Gurley, K., Symons, B., Long, D., Srikuea, R., Crofford, L.J., Yu, G., et al. (2012). Noninvasive optical characterization of muscle blood flow, oxygenation, and metabolism in women with fibromyalgia. Arthritis Research & Therapy, 14(6): R236.

152. Maybin, J.A. and Critchley, H.O.D. (2015). Menstrual physiology: Implications for endometrial pathology and beyond. Human Reproduction Update, 21(6): 748-61.

153. Hagenfeldt, K. (1987, Jul). The role of prostaglandins and allied substances in uterine haemostasis. Contraception, 36(1): 23-35.

154. Westwick, J. (1977). Prostaglandins and model aspects of thrombosis. Postgraduate Medical Journal, 53(625): 663-6.

155. Gross, S., Tilly, P., Hentsch, D., Vonesch, J.L., and Fabre, J.E. (2007). Vascular wall – produced prostaglandin E2 exacerbates arterial thrombosis and atherothrombosis through platelet EP3 receptors. The Journal of Experimental Medicine, 204(2): 311-20.

156. Pinho-Riberiro, F.A., Verri, W.A. Jr., and Chiu, I.M. (2017, Jan). Nociceptor sensory neuron-immune interactions in pain and inflammation. Trends Immunol, 38(1): 5-19.

157. Maybin, J.A. and Critchley, H.O.D. (2015). Menstrual physiology: Implications for endometrial pathology and beyond. Human Reproduction Update, 21(6): 748-61.

158. Maybin, J.A. and Critchley, H.O.D. (2015). Menstrual physiology: Implications for endometrial

pathology and beyond. Human Reproduction Update, 21(6): 748-61.

159.	Kaitu'u-Lino, T., Morison, N., Salamonsen, L. (2007, Oct). Estrogen is not essential for full restoration after breakdown: Lessons from a mouse model. Endocrinology, 148(10): 5105-111.

160.	Gaynor, L. M. and Colucci, F. (2017). Uterine Natural Killer Cells: Functional distinctions and influence on pregnancy in humans and mice. Frontiers in Immunology, 8: 467.

161.	Piiroinen, O. and Kaihola, H.L. (1975). Uterine size measured by ultrasound during the menstrual cycle. Acta Obstet Gynecol Scand, 54(3): 247-50.

162.	Rocha Filho, E.A., Lima, J.C., Pinho Neto, J.S., and Montarroyos, U. (2011). Essential fatty acids for premenstrual syndrome and their effect on prolactin and total cholesterol levels: A randomized, double blind, placebo-controlled study. Reproductive Health, 8: 2.

163.	Fischer, R., Konkel, A., Mehling, H., Blossey, K., Gapelyuk, A., Wessel, N., Schunck, W.H., et al. (2014). Dietary omega-3 fatty acids modulate the eicosanoid profile in man primarily via the CYP-epoxygenase pathway. Journal of Lipid Research, 55(6): 1150-64.

164.	Yue, G.G.L., Cheng, S.W., Yu, H., Xu, Z.S., Lee, J.K.M., Hon, P.M., Lau, C.B.S. et al. (2012). The role of turmerones on curcumin transportation and P-glycoprotein activities in intestinal Caco-2 cells. Journal of Medicinal Food, 15(3): 242-52.

165.	Rathnavelu, V., Alitheen, N.B., Sohila, S., Kanagesan, S., and Ramesh, R. (2016). Potential role of bromelain in clinical and therapeutic applications. Biomedical Reports, 5(3): 283-8.

166.	Horrobin, D.F. (1983, Jul). The role of essential fatty acids and prostaglandins in the premenstrual syndrome. J Reprod Med, 28(7): 465-8.

167.	Akin, M.D., Weingand, K.W., Hengehold, D.A., Goodale, M.B., Hinkle, R.T., and Smith R.P.(2001). Continuous low-level topical heat in the treatment of dysmenorrhea. Obstet Gynecol, 97(3): 343-9.

168.	Ghayur, M.N. and Gilani, A.H. (2005, Jan). Ginger lowers blood pressure through blockade of voltage-dependent calcium channels. J Cardiovasc Pharmacol, 45(1): 74-80.

169.	Stjärne, P., Lundblad, L., and Lundberg, J.M. (1993, Sep). Mechanical stimulation and capsaicin evoked vasodilation by parasympathetic reflex mechanism in the pig nasal mucosa. Acta Otolaryngol, 113(5): 649-54.

170.	Kaye, A.D., Nossaman, B.D., Ibrahim, I.N., Feng, C.J., McNamara, D.B., Agrawal, K.C., and Kadowitz, P.J. (1995, Mar). Analysis of responses of allicin, a compound from garlic, in the pulmonary vascular bed of the cat and in the rat. Eur J Pharmacol, 276(1-2): 21-6.

171.	Brown, J. and Brown, S. (2010). Exercise for dysmenorrhoea. Cochrane Database Syst Rev, 2: CD004142.

172.	Russell, R. (2001). Non-steroidal anti-inflammatory drugs and gastrointestinal damage—problems and solutions. Postgraduate Medical Journal, 77(904): 82-8.

173.	Schuster, V.L., Chi, Y., and Lu, R. (2015). The prostaglandin transporter: Eicosanoid reuptake, control of signaling, and development of high-affinity inhibitors as drug candidates. Transactions of the American Clinical and Climatological Association, 126: 248-57.

174.	Norn, S., Permin, H., Kruse, P.R., and Kruse, E. (2009). From willow bark to acetylsalicylic acid. Dan Medicinhist Arbog, 37: 79-98.

175. Sheena, T. (2017). Nature's electric potential: A systematic review of the role of bioelectricity in wound healing and regenerative processes in animals, humans, and plants. Front Physiol, 8:627.

176. Lorne, M. (2014, Feb). Constructing and deconstructing the Gate Theory of pain. Pain, 155(2): 210-6.

177. Tugay, N., Akbayrak, T., Demirtürk, F., Karakaya, I.C., Kocaacar, O., Tugay, U., and Karakaya, M.G. (2007, May-Jun). Effectiveness of transcutaneous electrical nerve stimulation and interferential current in primary dysmenorrhea. Pain Med, 8(4):295-300.

178. Tashani, O. and Johnson, M.I. (2009). Transcutaneous electrical nerve stimulation (TENS) a possible aid for pain relief in developing countries? Libyan J Med, 4(2): 62-5.

179. Whittle, B.J. (2003, Jun). Gastrointestinal effects of nonsteroidal anti-inflammatory drugs. Fundam Clin Pharmacol, 17(3): 301-13.

180. Sostres, C., Gargallo, C., and Lanas, A. (2013). Nonsteroidal anti-inflammatory drugs and upper and lower gastrointestinal mucosal damage. Arthritis Res Ther, 15 (Suppl 3): S3.

181. Schmeltzer, P.A., Kosinski, A.S., Kleiner, D.E., Hoofnagle, J.H., Stolz, A., Fontana, R.J., et al. Drug-Induced Liver Injury Network (2016, Apr). Liver injury from nonsteroidal anti-inflammatory drugs in the United States. Liver Int, 36(4): 603-9.

182. Batlouni, M. (2010, Apr). Nonsteroidal anti-inflammatory drugs: Cardiovascular, cerebrovascular and renal effects. Arq Bras Cardiol, 94(4): 556-63.

183. Lee, M., Silverman, S.M., Hansen, H., Patel, V.B., and Manchikanti, L. (2011, Mar-Apr). A comprehensive review of opioid-induced hyperalgesia. Pain Physician, 14(2): 145-61.

184. Servick, K. (2016, Nov). Why painkillers sometimes make the pain worse, retrieved from http://www.sciencemag.org/news/2016/11/why-painkillers-sometimes-make-pain-worse

185. Godersky, M.E., Vercammen, L.K., Ventura, A.S., Walley, A.Y., and Saitz, R. (2017). Identification of non-steroidal anti-inflammatory drug use disorder: A case report. Addictive Behaviors, 70: 61-4.

186. Nicole, W. (2014). A question for women's health: Chemicals in feminine hygiene products and personal lubricants. Environmental Health Perspectives, 122(3): A70-5.

19 자궁내막증/난소낭종/월경 유방부종/자궁근종/자궁내막 이위증/자궁선근증

187. Paterni, I., Granchi, C., Katzenellenbogen, J., and Minutolo, F. (2014, Nov). Estrogen receptor alpha (ER α) and beta (ER β): Subtype-selective ligands and clinical potential. Steroids, 0:13-29.

188. Weihua, Z., Saji, S., Mäkinen, S., Cheng, G., Jensen, E., Warner, M., and Gustafsson, J.Å.(2000, May). Estrogen receptor (ER) β , a modulator of ER α in the uterus. Proc Natl Acad Sci USA, 97(11): 5936-41.

189. Hamed, H., Caleffi, M., Fentiman, I.S., Thomas, B., and Bulbrook, R.D. (1991). Steroid hormones in lymph and blood from women with early breast cancer. Eur J Cancer, 27(1): 42-4.

190. Isamil, A.A., El Ridi, M.S., Abdel Hay, A., Kamel, G., Talaat, M., and Fayek, K.I. (1967). Hormones in lymph. (D) Role of lymphatic vessels in absorption of intramuscularly injected 131-

I insulin and 131-I thyroxine. Acta Physiol Acad Sci Hung, 31(4): 321-30.

191. Albeaux-Fernet, M. and Franckson, J.R. (1952). Metabolism of steroid hormones in liver disease. I. Androgen overload and clearance test. Ann Endocrinol (Paris), 13(1): 35-54.

192. Jerman, L.F. and Hey-Cunningham, A.J. (2015, Mar). The role of the lymphatic system in endometriosis: A comprehensive review of the literature. Biol Reprod, 92(3): 64.

193. Bulun, S.E., Cheng, Y.H., Pavone, M.E., Xue, Q., Attar, E., Trukhacheva, E., Tokunaga, H., Utsunomiya, H., Yin, P., Luo, X., Lin, Z., Imir, G., Thung, S., Su, E.J., Kim, J.J., et al.(2010). Estrogen receptor-beta, estrogen receptor-alpha, and progesterone resistance in endometriosis. Seminars in Reproductive Medicine, 28(1): 36-43.

194. Agostinho, L., Cruz, R., Osório, F., Alves, J., Set ú bal, A., and Guerra, A. (2017). MRI for adenomyosis: A pictorial review. Insights into Imaging, 8(6): 549-56.

195. Sommer, S. and Fuqua, S.A. (2001, Oct). Estrogen receptor and breast cancer. Semin Cancer Biol, 11(5): 339-52.

196. Couse, J.F., Yates, M.M., Sanford, R., Nyska, A., Nilson, J.H., and Korach, K.S. (2004, Oct). Formation of cystic ovarian follicles associated with elevated luteinizing hormone requires estrogen receptor-beta. Endocrinology, 145(10): 4693-702.

197. Maruti, S.S., Lampe, J.W., Potter, J.D., Ready, A., and White, E. (2008). A prospective study of bowel motility and related factors on breast cancer risk. Cancer Epidemiology, Biomarkers & Prevention: A Publication of the American Association for Cancer Research, Cosponsored by the American Society of Preventive Oncology, 17(7): 1746-50.

198. Herynk, M.H. and Fuqua, S.A. (2007). Estrogen receptors in resistance to hormone therapy. Adv Exp Med Biol, 608: 130-43.

20 너무 뚱뚱하다/너무 말랐다

199. Nobile, C. and Johnson, A. (2015). Candida albicans biofilms and human disease. Annu Rev Microbiol, 69: 71-92.

21 폐경

200. Odongkara Mpora, B., Piloya, T., Awor, S., Ngwiri, T., Laigong, P., Mworozi, E.A., and Hochberg, Z. (2014). Age at menarche in relation to nutritional status and critical life events among rural and urban secondary school girls in post-conflict northern Uganda. BMC Women's Health, 14:66. doi:10.1186/1472-6874-14-66.

201. Kissinger, D. and Sanchez, A. (1987, May). The association of dietary factors with the age of menarche. Nutrition Research, 7(5): 471-9.

202. Stafford, D.E. (2005). Altered hypothalamic-pituitary-ovarian axis function in young female athletes: Implications and recommendations for management. Treat Endocrinol, 4(3): 147-54.

203. AskMayoExpert (2018). Secondary amenorrhea. Rochester, Minn.: Mayo Foundation for Medical Education and Research.

22 충치/입 냄새/이빨은 추위에 약하고 더위에 약하다

204. Driessens, F.C.M. (1982): Mineral Aspects of Dentistry. Monogr Oral Sci. Basel, Karger, vol 10: 72-90.

205. Steinman, R.R. and Leonora, J. (1971, Nov-Dec). Relationship of fluid transport through the dentin to the incidence of dental caries. J Den Res, 50(6): 1536-43.

206. Fish, E.W. and Ch, B. (1927, May). The circulation of lymph in dentin and enamel. The Journal of American Dental Association, 14(5): 804-17.

207. Solé-Magdalena, A., Mart í nez-Alonso, M., Coronado, C.A., Junquera, L.M., Cobo, J., and Vega, J.A. (2018, Jan). Molecular basis of dental sensitivity: The odontoblasts are multisensory cells and express multifunctional ion channels. Ann Anat, 215: 20-29.

208. Davari, Ar., Ataei, E., and Asarzadeh, H. (2013, Sep). Dentin hypersensitivity: Etiology, diagnosis and treatment; a literature review. J Dent (Shiraz), 14(3): 136-45.

209. Tieche, J.M. and Leonora, J. (1989, Mar). Biolotical and chemical evidence for the existence of a porcine hypothalamic parotid hormone-releasing factor. Biochem Biophys Res Commun, 159(3): 899-906.

210. Steinman, R.R. and Leonora, J. (1971, Nov-Dec). Relationship of fluid transport through the dentin to the incidence of dental caries. J Den Res, 50(6): 1536-43.

211. Steinman, R.R. and Leonora, J. (2005). Dentinal Fluid Transport. United States: Loma Linda University Press.

212. Dixon, J.B. (2010). Lymphatic lipid transport: Sewer or subway? Trends in Endocrinology and Metabolism: TEM, 21(8): 480-7.

213. Singla, N., Acharya, S., Martena, S., and Singla, R. (2014, Jul-Aug). Effect of oil gum massage therapy on common pathogenic oral microorganisms-a randomized controlled trial. J Indian Soc Periodontol, 18(4): 441-6.

214. Jung, J.H., Lee, C.H., Son, S.H., Jeong, J.H., Jeong, S.Y., Lee, S.W., Lee, J., and Ahn, B.C.(2017, Jun). High prevalence of thyroid disease and role of salivary gland scintigraphy in patients with xerostomia. Nucl Med Mol Imaging, 51(2): 169-77.

215. Venturi, S. and Venturi, M. (2009). Iodine in evolution of salivary glands and in oral health. Nutr Health, 20(2): 119-34.

216. Ullah, R., Zafar, M.S., and Shahani, N. (2017, Aug). Potential fluoride toxicity from oral medicaments: A review. Iran J Basic Med Sci, 20(8): 841-8.

217. Kanduti, D., Sterbenk, P., and Artnik, B. (2016, Apr). Fluoride: A review of use and effects on health. Mater Sociomed, 28(2): 133-7.

218. United States Environmental Protection Agency. Basic Information on PFAS. Retrieved from https://www.epa.gov/pfas/basic-information-pfas.

219. 資料來源: https://www4.water.gov.tw/04_services/ser_F_con.asp?bull_id=6120.

23 성조숙증/성만숙증

220. Soliman, A., De Sanctis, V., and Elalaily, R. (2014). Nutrition and pubertal development. Indian

journal of Endocrinology and Metabolism, 18(Suppl 1): S39-47.

221. Hoppe, C., Molgaard, C., and Michaelsen, K.F. (2006). Cow's milk and linear growth in industrialized and developing countries. Annu Rev Nutr, 26: 131-73.

222. Aksnes, L. and Aarskog, D. (1982, Jul). Plasma concentrations of vitamin D metabolites in puberty: Effect of sexual maturation and implication for growth. J Clin Endocrinol Metab, 55(1): 94-101.

223. Soliman, A., De Sanctis, V., and Elalaily, R. (2014). Nutrition and pubertal development. Indian Journal of Endocrinology and Metabolism, 18(Suppl 1): S39-47.

224. Soliman, A., De Sanctis, V., and Elalaily, R. (2014). Nutrition and pubertal development. Indian Journal of Endocrinology and Metabolism, 18(Suppl 1): S39-47.

225. Holgaard, C. and Michaelsen, K.F. (2006). Cow's milk and linear growth in industrialized and developing countries. Annu Rev Nutr, 26: 131-73.

226. Aksnes, L. and Aarskog, D. (1982, Jul). Plasma concentrations of vitamin D metabolites in puberty: Effect of sexual maturation and implication for growth. J Clin Endocrinol Metab, 55(1): 99-101.

227. Peper, J.S., Brouwer, R.M.,van Leeuwen, M., Schnack, H.G., Boomsma, D.I., Kahn, R.S., and Hulshoff Pol, H.E. (2010, Jan). HPG-axis hormones during puberty: A study on the association with hypothalamic and pituitary volumes. Psychoneuroendocrinology, 35(1): 133-40.

24 키가 잘 자라지 않는다/키가 너무 크다

228. McEvoy, B.P. and Visscher, P.M. (2009, Dec). Genetics of human height. Econ Hum Biol, 7(3): 294-306.

229. Cutler, G.B. Jr. (1997, Apr). The role of estrogen in bone growth and maturation during childhood and adolescence. J Steroid Biochem Mol Biol, 61(3-6): 141-4.

230. Lager I. (199). The insulin-antagonistic effect of the counterregulatory hormones. J Intern Med (Suppl), 735: 41-7.

231. Rochira, V., Kara, E., and Carani, C. (2015). The endocrine role of estrogens on human male skeleton. Int J Endocrinol, 2015: 165215.

232. 同 231。

25 잇몸염증/치석/치주병

233. Kina, J.R., Kina, J., Kina E., Kina M., and Soubhia, A. (2008, Jun). Presence of bacteria in dentinal tubules. J Appl Oral Sci, 16(3): 205-8.

234. Kreiger, N.S., Frick, K.K., and Bushinsky, D.A. (2004, Jul). Mechanism of acid-induced bone resorption. Curr Opin Nephrol Hypertens, 13(4): 423-36.

235. Liu, R., Bal, H.S., Desta, T., Krothapalli, N., Alyassi, M., Luan, Q., and Graves, D.T. (2006). Diabetes enhances periodontal bone loss through enhanced resorption and diminished bone formation. Journal of Dental Research, 85(6): 510-4.

236. Hienz, S.A., Paliwal, S., and Ivanovski, S. (2015). Mechanisms of Bone Resorption in

Periodontitis. Journal of Immunology Research, 2015: 615486.

237. Pussinen, P., Laatikainen, T., Alfthan, G., Asikainen, S., and Jousilahti, P. (2003, Sep). Periodontitis is associated with a low concentration of vitamin C in plasma. Clin Diagn Lab Immunol, 10(5): 897-902.

26 장기 변비/설사

238. Xinias, I. and Mavroudi, A. (2015). Constipation in Childhood. An update on evaluation and management. Hippokratia, 19(1): 11-9.

239. Hellström, P.M., Nilsson, I., and Svenberg, T. (1995, Apr). Role of bile in regulation of gut motility. J Intern Med, 237(4): 395-402.

240. Bielefeldt, K., Tuteja, A., and Nusrat, S. (2016). Disorders of gastrointestinal hypomotility. F1000 Research, 5, F1000 Faculty Rev-1897.

241. Yaylali, O., Kirac, S., Yilmaz, M., Akin, F., Yuksel, D., Demirkan, N., and Akdag, B. (2010). Does hypothyroidism affect gastrointestinal motility? Gastroenterology Research and Practice, 2009: 529802.

242. Wang, S.X. and Wu, W.C. (2005, Apr). Effect of psychological stress on small intestinal motility and bacteria and mucosa in mice. World J Gastrogenterol, 11(13): 2016-21.

243. Raizada, V. and Mittal, R.K. (2008). Pelvic floor anatomy and applied physiology. Gastroenterology Clinics of North America, 37(3): 493-509, vii.

244. Carvalhais, A., Da Roza, T., Vilela, S., Jorge, R.N., and Bø, K. (2018, Dec). Association between physical activity level and pelvic floor muscle variables in women. Int J Sports Med, 39(13): 995-1000.

245. Andrews, C.N. and Storr, M. (2011). The pathophysiology of chronic constipation. Canadian Journal of Gastroenterology, 25 (Suppl B): 16-21B.

246. Forootan, M., Bagheri, N., and Darvishi, M. (2018). Chronic constipation: A review of literature. Medicine, 97(20): e10631.

247. Erdogan, A., Rao, S.S., Thiruvaiyaru, D., Lee, Y.Y., Coss Adame, E., Valestin, J., and O'Banion, M. (2016). Randomised clinical trial: Mixed soluble/insoluble fibre vs. psyllium for chronic constipation. Aliment Parmacol Ther, 44(1): 35-44.

27 장조증/궤양성 결장염/셀리악병

248. Pascual, V., Dieli-Crimi, R., López-Palacios, N., Bodas, A., Medrano, L.M., and Núñez, C. (2014, May). Inflammatory bowel disease and celiac disease: Overlaps and differences. World J Gastroenterol, 7; 20(17): 4846-56.

28 자지 않거나 잘 못 잠/몽유/악몽/도한

249. Buckley, T.M. and Schatzberg, A.F. (2005, May). On the interactions of the hypothalamic-pituitary-adrenal (HPA) axis and sleep: Normal HPA axis activity and circadian rhythm, exemplary sleep disorders. J Clin Endocrinol Metab, 90(5): 3106-14.

250. Chrousos, G., Vgontzas, A.N., and Kritikou, I. (2000-2016). HPA Axis and Sleep. South Dartmouth(MA): MDText.com, Inc.

251. Payne, J.D. and Nadel, L. (2004). Sleep, dreams, and memory consolidation: The role of the stress hormone cortisol. Learning & Memory (Cold Spring Harbor, N.Y.), 11(6): 671-8.

252. Nagy, T., Salavecz, G., Simor, P., Purebl, G., Bódizs, R., Dockray, S., and Steptoe, A. (2015, Aug). Frequent nightmares are associated with blunted cortisol awakening response in women. Physiology & Behavior, 147:233-7.

253. Humphries, P., Pretorius, E., and Naudé, H. (2008, Apr). Direct and indirect cellular effects of aspartame on the brain. Eur J Clin Nutr, 62(4): 451-62.

254. Choudhary, A.K. and Lee, Y.Y. (2018, Jun). Neurophysiological symptoms and aspartame: What is the connection? Nutr Neurosci, 21(5): 306-16.

29 여드름/비듬/머리 기름

255. Rudramurthy, S.M., Honnavar, P., Dogra, S., Yegneswaran, P.P., Handa, S., and Chakrabarti, A. (2014). Association of Malassezia species with dandruff. The Indian Journal of Medical Research, 139(3): 431-7.

256. The role of androgen and androgen receptor in skin-related disorders. Archives of Dermatological Research, 304(7): 499-510.

257. Kumari, R. and Thappa, D.M. (2013, May). Role of insulin resistance and diet in acne. Indian J Dermatol Venereol Leprol, 79(3): 291-9.

258. Adebamowo, C.A., Spiegelman, D., Berkey, C.S., Danby, F.W., Rockett, H.H., Colditz, G.A., et al. (2008). Milk consumption and acne in teenagred boys. J Am Acad Dermatol, 58: 787-93.

259. Khajehpiri, Z., Mahmoudi-Gharaei, J., Faghihi, T., Karimzadeh, I., Khalili, H., and Mohammadi, M. (2014). Adverse reactions of Methylphenidate in children with attention deficit-hyperactivity disorder: Report from a referral center. Journal of Research in Pharmacy Practice, 3(4): 130-6.

30 결막염/트라코마

260. Azari, A.A. and Barney, N.P. (2013). Conjunctivitis: A systematic review of diagnosis and treatment. JAMA, 310 (16): 1721-9.

31 주의력결핍 과잉행동장애(ADHD)

261. Blum, K., Chen, A.L., Braverman, E.R., Comings, D.E., Chen, T.J., Arcuri, V., Blum, S. H., Downs, B.W., Waite, R.L., Notaro, A., Lubar, J., Williams, L., Prihoda, T.J., Palomo, T., Oscar-Berman, M., et al. (2008). Attention-deficit-hyperactivity disorder and reward deficiency syndrome. Neuropsychiatric Disease and Treatment, 4(5): 893-918.

262. Johnson, R.J., Gold, M.S., Johnson, D.R., Ishimoto, T., Lanaspa, M.A., Zahniser, N.R., and Avena, N.M. (2011). Attention-deficit / hyperactivity disorder: Is it time to reappraise the role of sugar consumption? Postgraduate Medicine, 123(5): 39-49.

263. Rada, P., Avena, N.M., and Hoebel, B.G. (2005). Daily bingeing on sugar repeatedly release

dopamine in the accumbens shell. Neuroscience, 134(3): 737-44.

264. Bello, N.T. and Hajnal, A. (2006). Alterations in blood glucose levels under hyperinsulinemia affect accumbens dopamine. Physiology & Behavior, 88(1-2): 138-45.

265. Cipriani, S., Desjardins, C.A., Burdett, T.C., Xu, Y., Xu, K., and Schwarzschild, M.A. (2012). Protection of dopaminergic cells by urate requires its accumulation in astrocytes. Journal of Neurochemistry, 123(1): 172-81.

266. Shao, X., Lu, W., Gao, F., Li, D., Hu, J., Li, Y., Cen, X., et al. (2016, Oct). Uric acid induces cognitive dysfunction through hippocampal inflammation in rodents and humans. J Neurosci, 36(43): 10990-1005.

267. Antón, F.M., Garc í a Puig, J., Ramo, T., González, P., and Ordás, J. (1986, Apr). Sex differences in uric acid metabolism in adults: Evidence for a lack of influence of estradiol-17 beta(E2) on the renal handling of urate. Metabolism, 35(4): 343-8.

268. Faraone, S.V. (2018, Apr). The pharmacology of amphetamine and methylphenidate: Relevance to the neurobiology of attention-deficit / hyperactivity disorder and other psychiatric comorbidities. Neurosci Biobehav Rev, 87: 255-270.

269. Berman, S., O'Neill, J., Fears, S., Bartzokis, G., and London, E.D. (2008). Abuse of amphetamines and structural abnormalities in the brain. Annals of the New York Academy of Sciences, 1141: 195-220.

270. Lambert , N.M. and Hartsough, C.S. (1998). Prospective study of tobacco smoking and substance dependencies among samples of ADHD and non-ADHD participants. J Learn Disabil, 31(6): 533-44.

271. Johnson, R.J., Gold, M.S., Johnson, D.R., Ishimoto, T., Lanaspa, M.A., Zahniser, N.R., and Avena, N.M. (2011). Attention-deficit / hyperactivity disorder: Is it time to reappraise the role of sugar consumption? Postgraduate Medicine, 123(5): 39-49.

32 자폐증/아스퍼거증후군

272. Shaw, C.A. and Tomljenovic, L. (2013). Aluminum in the central nervous system (CNS): Toxicity in humans and animals, vaccine adjuvants, and autoimmunity. Immunologic Research, 56 (2-3): 304-16.

273. Shaw, C.A., Seneff, S., Kette, S.D., Tomljenovic, L., Oller, Jr., J.W., and Davidson, R.M. (2014). Aluminum-induced entropy in biological systems: Implications for neurological disease. Journal of Toxicology, 491316.

274. Mold, M., Umar, D., King, A., and Exley, C. (2018, Mar). Aluminium in brain tissue in autism. J Trace Elem Med Biol, 46: 76-82.

275. Khan, Z., Combadi è re, C., Francois, A., Valérie, I., François, L., Exley, C., Cadussseau, J., et al. (2013). Slow CCL2-dependent translocation of biopersistent particles from muscle to brain. BMC Medicine, 11: 99.

276. Miller, N. (2016, Winter). Aluminum in childhood vaccines is unsafe. Journal of American Physicians and Surgeons, 21: 4.

277. Wennberg, A. (1994). Neurotoxic effects of selected metals. Scand J Work Environ Health, 20 Spec, No: 65-71.

278. 同 276。

279. Langford, N. and Ferner, R. (1999, Oct). Toxicity of mercury. J Hum Hypertens, 13(10): 651-6.

280. Podgorskiĭ, V.S., Kasatkina, T.P., and Lozovaia, O.G. (2004, Jan-Feb). Yeast-biosorbents of heavy metals. Mikrobiol Z, 66(1): 91-103.

281. Breton, J., Massart, S., Vandamme, P., De Brandt, E., Pot, B., and Foligné, B. (2013). Ecotoxicology inside the gut: Impact of heavy metals on the mouse microbiome. BMC Pharmacology & Toxicology, 14: 62.

282. Strati, F., Cavalieri, D., Albanese, D., De Felice, C., Donati, C., Hayek, J., Jousson, O., Leoncini, S., Renzi, D., Calabrò, A., De Filippo, C., et al. (2017). New evidences on the altered gut microbiota in autism spectrum disorders. Microbiome, 5(1): 24.

283. Mohd Bakri, M., The expression of Candida albicans acetaldehyde producing enzymes in C. albicans infected mucosal lesions: a potential role in some oral cancers. Univ of Otago, 2011.

284. von Rosenvinge, E.C., O'May, G.A., Macfarlane, S., Macfarlane, G.T., and Shirtliff, M.E.(2013). Microbial biofilms and gastrointestinal diseases. Pathogens and Disease, 67(1): 25-38.

285. Macfarlane, S. and Dillon, J.F. (2007, May). Microbial biofilms in the human gastrointestinal tract. J Appl Microbiol, 102(5): 1187-96.

286. Swaran, F. and Vidhu, P. (2010, Jul). Chelation in metal intoxication. Int J Environ Res Public Health, 7(7): 2745-88.

287. Wooltorton, E. (2003). Too much of a good thing? Toxic effects of vitamin and mineral supplements. CMAJ(Canadian Medical Association Journal = Journal de L'Association Medicale Canadienne), 169(1): 47-8.

288. Children's Hospital of Philadelphia. (2018, April 24). Vaccine Ingredients-Thimerosal. Retrieved from https://www.chop.edu/centers-programs/vaccine-education-center/vaccine-ingredients/ thimerosal.

289. Julie Obradovic. (2008, November 19). The Only Thimerosal Free Vaccination Schedule. Retrieved from https://www.ageofautism.com/2008/11/the-only-thimer.html.

33 척추측만/발의 비대칭

290. Thiesen, G., Gribel, B.F., and Freitas, M.P. (2015). Facial asymmetry: A current review. Dental Press Journal of Orthodontics, 20(6): 110-25.

291. Kanchan, T., Mohan, T.S., Pradeep, K.G., and Yoganarasimha, K. (2008, Apr). Skeletal asymmetry. J Forensic Leg Med, 15(3): 177-9.

292. Garcia-Zozaya, I.A. (2006). Adrenal insufficiency in acute spinal cord injury. The Journal of Spinal Cord Medicine, 29(1): 67-9.

293. Haller, G., McCall, K., Sadler, B., Antunes, L., Nikolov, M., Whittle, J., and Gurnett, C.(2018). A missense variant in SLC39A8 is associated with severe idiopathic scoliosis. Nature Communications, 9, 4171, 1-7.

294. Rui, L. (2014, Jan). Energy metabolism in the liver. Compr Physiol, 4(1): 177-97.

295. McKay, L. and Cidlowski, J.A. (2003). Physiologic and Pharmacologic Effects of Corticosteroids, Hamilton (ON): BC Decker.

296. Champagne, E.T. (1989). Low gastric hydrochloric acid secretion and mineral bioavailability. Adv Exp Med Biol, 249: 173-84.

297. Bronner, F., and Pansu, D. (1999, Jan). Nutritional aspects of calcium absorption. J Nutr, 129(1): 9-12.

298. Hess, M.W., Hoenderop, J.G., Bindels, R.J., and Drenth, J.P. (2012). Systematic review: Hypomagnesaemia induced by proton pump inhibition. Aliment Pharmacol Ther, 36:405-13.

299. Russel, R.M., Golner, B.B., Krasinski, S.D., et al. (1988). Effect of antacid and H2 receptor antagonists on the intestinal absorption of folic acid. J Lab Clinc Med, 112:458-63.

300. Iskandar, B.J., Nelson, A., Resnick, D., et al. (2004, Aug). Folic acid supplementation enhances repair of the adult central nervous system. Ann Neurol, 56(2): 221-7.

301. Sturniolo, G.C., Montino, M.C., Rosetto, L., Martin, A., and D'Inca a, R. (1991, Aug). Inhibition of gastric acid secretion reduces zinc absorption in man. J Am Coll Nutr, 10(4): 372-5.

34 빈혈

302. Gasche, C., Lomer, M.C., Cavill, I., and Weiss, G. (2004). Iron, anaemia, and inflammatory bowel diseases. Gut, 53(8): 1190-7.

303. National Institute of Diabetes and Digestive and Kidney Diseases. (2015, July). Gastritis. https://www.niddk.nih.gov/health-information/digestive-diseases/gastritis

304. Kohgo, Y., Ikuta, K., Ohtake, T., Torimoto, Y., and Kato, J. (2008). Body iron metabolism and pathophysiology of iron overload. International Journal of Hematology, 88(1): 7-15.

305. Jacobs, A. and Miles, P.M. (1969). Role of gastric secretion in iron absorption. Gut, 10(3): 226-9.

306. 同 305。

307. Finegold, S.M. (1969). Intestinal bacteria. The role they play in normal physiology, pathologic physiology, and infection. California Medicine, 110(6): 455-9.

308. MedlinePlus (2019, January 28). Drug-induced immune hemolytic anemia. https://medlineplus.gov/ency/article/000578.htm

309. Stellacci, E., Di Noia, A., Di Baldassarre, A., Migliaccio, G., Battistini, A., and Migliaccio, A.R. (2009). Interaction between the glucocorticoid and erythropoietin receptors in human erythroid cells. Experimental Hematology, 37(5): 559-72.

310. Gammella, E., Buratti, P., Cairo, G., and Recalcati, S. (2014, Aug). Macrophages: Central regulators of iron balance. Metallomics, 6(8): 1336-45.

311. Soares, M.P. and Hamza, I. (2016). Macrophages and Iron Metabolism. Immunity, 44(3): 492-504.

312. Cherayil, B.J., Ellenbogen, S. and Shanmugam, N.N. (2011). Iron and intestinal immunity. Current Opinion in Gastroenterology, 27(6): 523-8.

313. Kulnigg, S. and Gasche, C. (2006, Dec). Systematic review: Managing anaemia in Crohn's disease.

Alment Pharmacol Ther, 24(11-12): 1507-23.

314. Stellacci, E., Di Noia, A., Di Baldassarre, A., Migliaccio, G., Battistini, A., and Migliaccio, A.R. (2009). Interaction between the glucocorticoid and erythropoietin receptors in human erythroid cells. Experimental Hematology, 37(5): 559-72.

315. Alexeev, E.E., He, X., Slupsky, C.M., and Lönnerdal, B. (2017). Effects of iron supplementation on growth, gut microbiota, metabolomics and cognitive development of rat pups. PLOS One, 12(6).

316. Lozoff, B., Castillo, M., Clark, K.M., and Smith, J.B. (2012, Mar). Iron-fortified vs low-iron infant formula: Developmental outcome at 10 years. Arch Pediatr Adolesc Med, 166(3): 208-15.

35 구내염/입안이 헌다

317. Carr, A.C. and Maggini, S. (2017, Nov). Vitamin C and immune function. Nutrients, 9(11): 1211.

318. Blair, M.G., Pigman, W., and Holley, H.L. (1957, Apr). Vitamin C and diseases of the connective tissues. Rheumatism, 13(2): 52-8.

319. Gaby, A.R. (2006, Jun). Natural remedies for Herpes simplex. Altern Med Rev, 11(2): 93-101.

320. Stier, H., Ebbeskotte, V. and Gruenwald, J. (2014). Immune-modulatory effects of dietary Yeast Beta-1,3/1,6-D-glucan. Nutrition journal, 13:38.

321. Aditi, A. and Graham, D.Y. (2012). Vitamin C, gastritis, and gastric disease: A historical review and update. Digestive Diseases and Sciences, 57(10): 2504-15.

36 구강 수포

322. Koch, M. and Iro, H. (2017). Salivary duct stenosis: Diagnosis and treatment. Stenosi duttali salivari: Diagnosi e terapia. Acta Otorhinolaryngologica Italica: Organo Ufficiale Della Societ à Italiana di Otorinolaringologia e Chirurgia Cervico-Facciale, 37(2): 132-41.

37 청소년의 정서적 동요/두통

323. Romeo, R.D. (2013). The Teenage Brain: The Stress Response and the Adolescent Brain. Current Directions in Psychological Science, 22(2): 140-5.

324. Gonder-Frederick, L.A., Cox, D.J., Bobbitt, S.A., and Pennebaker, J.W. (1989). Mood changes associated with blood glucose fluctuations in insulin-dependent diabetes mellitus. Health Psychol, 8(1): 45-59.